Die „Monographien aus dem Gesamtgebiete der Neurologie und Psychiatrie“ stellen eine Sammlung solcher Arbeiten dar, die einen Einzelgegenstand dieses Gebietes in wissenschaftlich-methodischer Weise behandeln. Jede Arbeit soll ein in sich abgeschlossenes Ganzes bilden. Diese Vorbedingung läßt die Aufnahme von Originalarbeiten, auch solchen größeren Umfanges, nicht zu.

Die Sammlung möchte damit die Zeitschriften „Archiv für Psychiatrie und Nervenkrankheiten, vereinigt mit Zeitschrift für die gesamte Neurologie und Psychiatrie“, und „Deutsche Zeitschrift für Nervenheilkunde“ ergänzen. Sie wird deshalb Abonnenten zu einem Vorzugspreis geliefert.

Manuskripte nehmen entgegen

aus dem Gebiete der Psychiatrie:	Prof. Dr. M. Müller, Rüfenacht (Bern), Hinterhausstraße 28
aus dem Gebiete der Anatomie:	Prof. Dr. H. Spatz, 6 Frankfurt (Main)-Niederrad, Deutschordenstraße 46
aus dem Gebiete der Neurologie:	Prof. Dr. P. Vogel, 69 Heidelberg, Voßstraße 2

Monographien aus dem Gesamtgebiete der Neurologie und Psychiatrie

Heft 128

Herausgegeben von

M. Müller-Rüfenacht (Bern) · H. Spatz-Frankfurt

P. Vogel-Heidelberg

Friedrich Unterharnscheidt
Dieter Jachnik und Hans Gött

Der Balkenmangel

Bericht über Klinik, Pathomorphologie und Pathophysiologie der bisher mitgeteilten sowie von 33 eigenen Fällen von Balkenmangel und ihre differentialdiagnostische Abgrenzung

Mit 55 Abbildungen

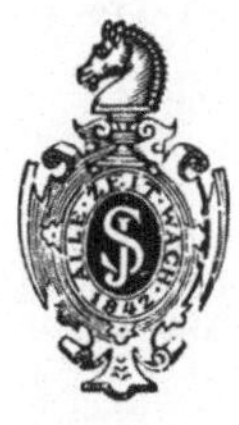

Springer-Verlag Berlin · Heidelberg · New York 1968

Friedrich Unterharnscheidt, M. D., Chief, Division of Neuropathology, Experimental Neurosurgery and Experimental Neurology, University of Texas Medical Branch, Galveston, Texas/USA

Dr. med. Dieter Jachnik, Landesobermedizinalrat an der Rheinischen Landesklinik für Jugendpsychiatrie Bonn

Dr. med. Hans Gött, Chefarzt des Viktoriastifts in Bad Kreuznach

ISBN-13:978-3-540-04284-6 e-ISBN-13:978-3-642-95074-2
DOI: 10.1007/978-3-642-95074-2

Library of Congress Catalog Card Number 68-8887.

Titel-Nr. 6460

Herrn Professor
Dr. Dr. h. c. Hugo Spatz
in tiefer Verehrung und Dankbarkeit
zum 80. Geburtstag
gewidmet

Geleitwort

Die Monographie „Der Balkenmangel“ von UNTERHARNSCHEIDT, JACHNIK und GÖTT enthält mehr als der Titel verspricht. Wenn auch der Balkenmangel im Mittelpunkt steht, so bemüht sich dieses Werk doch darüber hinaus eine Übersicht über den gegenwärtigen Stand des gewaltig angewachsenen Schrifttums über den Balken und das Septum pellucidum zu vermitteln. Sie folgt hiermit der Monographie des bekannten römischen Neurologen GIOVANNI MINGAZZINI „Der Balken, eine anatomische, physiologische und klinische Studie“, die im Rahmen der Monographien aus dem Gesamtgebiet der Neurologie und Psychiatrie 1922 in deutscher Sprache erschienen ist.

Das Kernstück bilden 33 eigene Fälle, bei denen in 23 Beobachtungen die Diagnose „Balkenmangel“ bzw. Balkenagenesie *zu Lebzeiten* gestellt worden war; bei 10 Fällen konnte über den Sektionsbefund berichtet werden. Mit diesem Material wurden 149 intra vitam diagnostizierte und 96 auch autoptisch festgestellte Fälle aus der Literatur verglichen. Auf diese Weise war es möglich, eine ungewöhnlich große Kasuistik zu überblicken und nach bestimmten Gesichtspunkten tabellarisch zu analysieren, wobei sich weitgehende Übereinstimmungen ergaben.

Genannt sei, daß die ersten Anfälligkeiten überwiegend im Säuglings- und Vorschulalter festgestellt werden. Cerebrale Anfallsleiden, Verzögerung der somatischen sowie der psychischen Entwicklung und Schädelmißbildungen stehen dabei im Vordergrund.

Der allgemeine somatische Befund war in etwa 1/5 der Fälle normal. Neurologische Störungen fehlten in 13% des eigenen Materials und in 13,8% der Fälle aus der Literatur. LIEPMANNS ideomotorische Apraxie war nicht nachweisbar. In der Literatur wurden 5,5% der Patienten mit Balkenmangel als „normal begabt“ bzw. „psychisch unauffällig“ bezeichnet. Bei 3 der eigenen Fälle lag das Intelligenzniveau „noch im Bereich der Norm“, jedoch waren Wesensauffälligkeiten vorhanden. Ein für Balkenmangel typisches Psychosyndrom konnte ebensowenig festgestellt werden wie spezifisch neurologische Symptome. Auf der anderen Seite verhalten sich die Autoren skeptisch gegenüber dem angeblichen Vorkommen von sog. „asymptomatischen“ Fällen.

Ausführlich werden 5 Fälle (davon 3 eigene) von Psychosen beschrieben. Das Bild ist mannigfaltig und unspezifisch.

Die pathologische Anatomie des Balkenmangels wird auf Grund 10 eigener Fälle illustriert. Die Bedeutung des die Seitenventrikel deformierenden „Balkenlängsbündels“ wird hervorgehoben. Auf eine vor kurzem erschienene Arbeit von Frau ROSENTHAL-WISSKIRCHEN wird Bezug genommen. Bei ihren 8 Fällen sind Septum, Fornix und Plexus choroideus erhalten geblieben und bewirken zusammen mit der ventralen Spitze des Balkenlängsbündels einen Abschluß der Seitenventrikel, der die Pneumencephalographie gestattet. Ein Ersatz für den Verlust der Verbindung der beiden Großhirnhemisphären kommt nicht zustande. Der Abschluß der Seitenventrikel und die radiäre Anordnung des dem Balkenlängsbündel benachbarten Gyrus cinguli werden von der Autorin im Sinne eines embryonalen Regulationsvorganges gedeutet. Sie weist hier auf Ähnlichkeiten des Balkenmangels mit dem Kleinhirnmangel hin, bei dem ebenfalls Fälle vorkommen, wo das Fehlen des Organs erst auf dem Sektionstisch festgestellt worden ist.

Für die Diagnosenstellung intra vitam ist heute die Pneumencephalographie von ausschlaggebender Bedeutung (23 eigene Fälle). Die typische „Stierhornform" im a. p. Strahlengang hängt mit dem Vorspringen des Balkenlängsbündels in den Seitenventrikeln zusammen.

In gesonderten Kapiteln wird über die Befunde nach Durchschneidung des Corpus callosum bei neurochirurgischen Eingriffen beim Menschen und über die sich oft widersprechenden Ergebnisse des Tierexperiments berichtet. Die Versuche von MYERS und Mitarbeitern und die Bedeutung des Balkens für die höheren Sehfunktionen werden besonders gewürdigt.

Sehr interessant ist ein historisches Kapitel, das sich eingehend mit den Ansichten des 17. und 18. Jahrhunderts über den Balken als „Sitz der Seele" beschäftigt. Es darf wohl gesagt werden, daß es auch heute noch überraschend ist, daß der Ausfall der großen neocorticalen Commissur, welche der Balken darstellt, beim Menschen anscheinend nicht konstant tiefere Störungen des höheren Seelenlebens nach sich zieht.

Seit der Monographie MINGAZZINIs liegt in dieser verdienstvollen Arbeit wieder ein umfassendes Nachschlagewerk für alle vor, die an den vielseitigen Problemen des Balkens interessiert sind. Sie werden hier nicht nur über die Tatsachen orientiert werden, sondern auch manche Anregung zu neuer Forschungsarbeit finden. Der Rätsel gibt es noch viele.

Frankfurt, August 1968

HUGO SPATZ
em. Direktor des Max-Planck-Instituts
für Hirnforschung in Frankfurt a. M.

Inhaltsverzeichnis

Der Balkenmangel

„Der morphologische Gedanke in der Krankheitsforschung hat sich auf kaum einem anderen Gebiet fruchtbarer erwiesen als bei den Erkrankungen des Nervensystems"

WILLIBALD SCHOLZ, 1936

I. Einleitung

Als 1922 MINGAZZINIS Monographie über den Balken erschien, waren als neue diagnostische Möglichkeit die pneumencephalographischen Methoden gerade von DANDY (1918; 1919) und BINGEL (1921) in die Neurologie eingeführt worden. Aber erst in den 30er Jahren wurden Agenesien* des Corpus callosum pneumencephalographisch intra vitam diagnostiziert. Eine Darstellung der Leistungsfähigkeit und Grenzen der modernen Kontrastverfahren Pneumencephalographie und Arteriographie sowie der Elektrencephalographie in der Diagnostik des Balkenmangels war bislang nicht unternommen worden; auch fehlte für die neuere Zeit eine Gesamtdarstellung der Klinik mit Vorgeschichte, und somatischen, neurologischen und psychopathologischen Befunden sowie der Differentialdiagnose und der Pathomorphologie des Balkenmangels. Die bisherigen Mitteilungen betrafen Einzelfälle oder zusammengestellte Kasuistiken, wie die von CARPENTER 1954 veröffentlichte Studie über 18 Balkenagenesien. Wir haben es deshalb unternommen, für eine Darstellung der gegenwärtigen Kenntnis von den Agenesien des Corpus callosum die seit MINGAZZINI erschienene Literatur heranzuziehen und mit den Befunden von 33 eigenen Fällen zu vergleichen.

Da in den letzten 10 Jahren bedeutende Ergebnisse im Hinblick auf die Funktion der Balkenformation erarbeitet wurden, erschien uns die Frage, ob ein klinisch erkennbares „Balkensyndrom" existiert, einer Überprüfung wert. Wir hielten es auch für angebracht, auf die Psychosen bei Balkenmangel einzugehen. Den zwei Mitteilungen aus dem Schrifttum stellen wir drei eigene Beobachtungen zur Seite. Wegen ihrer Seltenheit geben wir eine genaue Schilderung von Symptomatik und Verlauf und vergleichen mit anderen symptomatischen Psychosen. Es wird dabei versucht, die Problematik der Spezifität psychotischer Symptome bei körperlich begründbaren Psychosen aufzuzeigen.

* SPATZ bevorzugt die Bezeichnung „Balkenmangel". Der Ausdruck Balkenagenesie enthalte bewußt oder unbewußt eine bestimmte Ätiologie; Agenesie heiße nämlich, daß die betreffende Organanlage gar nicht entwickelt wurde. Dieser Nachweis lasse sich aber schwer mit Sicherheit führen. Wie seine umfangreichen experimentellen Untersuchungen erbrachten, können Einschmelzungsvorgänge infolge der „besonderen Reaktionsweise des unreifen Nervengewebes" praktisch ohne Residuen zu hinterlassen ablaufen. Während der Entwicklung zugefügte Schädigungen können totale Erweichungen zur Folge haben, die rasch und spurlos ausheilen und im Endzustand glattwandige Defekte ergeben (SPATZ). Wir kommen auf diese wichtigen Untersuchungen ausführlich zu sprechen.

Wie „bis in die letzten Jahre geheimnisvoll“ die funktionelle Bedeutung des Corpus callosum geblieben sei, bemerken noch 1956 Bremer, Brihaye u. Andre-Balisaux: denn es habe selbst 1949 McCulloch vergnügt feststellen können, daß die einzige ihm bekannte Funktion des Corpus callosum darin bestehe, eine epileptische Störung von einer Hemisphäre in die andere weiterzuleiten ...

Die Literatur über das Corpus callosum bis zum Jahre 1922 enthält Mingazzinis Monographie „Der Balken“. Sie gibt auch eine gute Zusammenfassung entwicklungsgeschichtlicher und anatomischer Untersuchungen. Die klassischen, systematischen Untersuchungen zur Physiologie von Septum, Hypothalamus und Area praeoptica sowie angrenzender Balken- und Stirnhirnbereiche legten W. R. Hess, M. Brügger u. V. Bucher (1946) vor. Eine monographische Darstellung der Neurophysiologie des Balkens gaben F. Bremer, J. Brihaye u. G. Andre-Balisaux (1956). Die Tumoren der Balkenregion, die wir nur streifen können, behandelten anhand ihres großen Untersuchungsgutes H. J. Colmant u. W. Grote (1959). Die Kolloidcysten des Septum pellucidum wurden zuletzt von de Morsier (1962) abgehandelt. Eine komparativ-anatomische Studie über das Septum bei Insectivoren und Primaten haben Stephan u. Andy (1962) vorgelegt, über das Septum der Katze berichteten Andy u. Stephan (1964). Über differentialdiagnostisch wichtige Prozesse, wie das cystisch erweiterte Cavum septi pellucidi und das sogenannte Cavum Vergae berichteten Bergleiter u. Fekas (1964) und Grahmann u. Peters (1964). Die Ergebnisse des Symposiums der CIBA-Foundation Study Group über die „Functions of the Corpus callosum“ sind in einer ausgezeichneten Monographie (1965) zusammengefaßt. Die Teilnehmer des Symposiums, die alle eigene experimentelle Untersuchungen auf diesem Gebiet aufweisen können, geben eine souveräne, lückenlose Zusammenfassung der experimentellen Forschung der letzten 15 Jahre, unter Hinzuziehung älterer Literatur.

Über das eigentliche Thema, den Balkenmangel, hinausgehend haben wir uns bemüht, eine Übersicht über die neuere den Balken und das Septum pellucidum betreffende Literatur zu geben.

II. Autoptisch diagnostizierte Agenesien des Corpus callosum

1. Totale Agenesien

Die erste Beschreibung dieser Entwicklungsstörung des Balkens — einer vollständigen Balkenagenesie — erfolgte 1812 durch Johann Christian Reil.

„Eine Frauensperson, von einigen 30 Jahren, die sonst gesund, aber stumpfsinnig war, doch, wie einige Fexe, von dem Dorfe, wo sie wohnte, für andere in die Stadt gehen und gemeine Botschaften ausrichten konnte, fiel auf einmal vor einem Bäckerladen um und starb schlagflüssig. Bei der Öffnung des Kopfes fand man außer einer mäßigen Anfüllung der Hirnhöhlen mit Wasser, daß der Balken in seiner Mitte — der Länge nach — getrennt war oder daß vielmehr der mittlere und freie Teil desselben in seinem ganzen Verlauf fehlte, die Sehhügel bloß lagen und beide Hirnhälften bloß durch die Commissur der Sehnerven, durch die vordere Commissur, die Haube der Hirnschenkel vor der Brücke, und durch die Vierhügel zusammengehalten wurden.“

Reil bemerkt, leider ohne nähere Einzelheiten anzugeben: „Man hat zwar schon einzelne ähnliche Beobachtungen gemacht, daß der Balken im Menschengehirn gefehlt hat.“

Weitere Mitteilungen über totale Balkenagenesien stammen von:

Ward (1846), Foerg (1855), Rokitansky (1858), Klob (1859/60), Kollmann (1861), Poterin-Dumontel (1862), Gaddi (1867), Stöcker (1868), Palmerini (1872/73), Calori

(1873), Molinverni (1874), Randaccio (1874), Eichler (1878), Turner (1878), Mangelsdorf (1880), Urquhart (1880/81), Anton, 2 Fälle (1883), Onufrowicz (1887), Rüdinger (1886), Kossowitsch (1892), Jelgersma (1890), Mingazzini (1897), Marchand (1899), Probst (1901), Banchi (1901), Arndt und Sklarek (1903), Banchi (1904), H. Vogt (1905), Archambault (1910), Levy-Valensi, 2 Fälle (1910), Klieneberger (1911), Mingazzini (1922), 2 Fälle, Paoli (1922), Tretiakoff u. Balestra (1922), E. Meyer (1925), de Crinis (1928), Hinrichs (1929), Gianelli (1931), de Morsier (1934), Juba (1934), de Morsier u. Mozer (1935), Regirer, 2 Fälle (1935), Segal (1935), Juba (1936), Salustri (1936), de Morsier (1937), Reeves u. Courville (1938), Kitasato u. Tarziri (1939), Shryock, Bernard u. Knighton (1940), Friedman u. Cohen (1947), Kirschbaum (1947), Tovo (1948), Urquiza, Albert u. Anastasio (1949), Fattovich (1949/50), A. Thomas u. Gruner (1951), van Epps, 3 Fälle (1953), Mosberg u. Voris (1954), sowie Rosenthal-Wisskirchen, 4 Fälle (1967).

2. Partielle Agenesien

Über partielle Balkenagenesien berichteten:

Chatto (1845), Paget (1846), Down (1861), Nobeling (1869), Birch-Hirschfeld (1867), Sander, 2 Fälle (1868), Jolly (1869), Nobiling (1869), Hagen (1872), Knox (1874), Randaccio (1874), Mierzejewsky (1874), Anton (1883), Deny (1888), Hochhaus (1893), Marchand (1899), Mirto (1901), Groz (1909), Kozowsky (1910), Cameron u. Nicholls (1921), Mingazzini (1922), Hecker (1923), Ayala (1924), L. Thomas (1929), Creutzfeldt u. Simons (1930), Baker u. Graves (1933), Hiresaki (1937), Merkel (1939), Verhaart (1942), van Epps (1953), Fattovich (1954), sowie Rosenthal-Wisskirchen, 4 Fälle (1967).

3. Agenesien kombiniert mit Balken-Lipomen

Beobachtungen von partiellen oder totalen Balkenagenesien kombiniert mit Balkenlipomen teilten mit:

Rockitansky (1856), Benjamin (1858), Parrot (1869), Coats (1874), Pugliese (1895), de Steigert, 2 Fälle (1902), Kirkbride (1903), Würth (1903), Ernst (1906), Sury (1907), Hübschmann, 2 Fälle (1921), Huddleson (1928), Rubinstein (1932), Honda u. Shirai (1933), Krainer (1935), Juba (1937), Gander (1937), Bannwarth (1939), Scheidegger (1939), Merkel (1941), Gaupp und Jantz (1942), Ehni u. Adson (1945), Amyot (1946), List, Holt u. Everett (1946), Sutton (1949), Riese (1949), Mullen u. Hannan (1950), Kinal, Rasmussen u. Hamby (1951), Luten (1951), Sheinmehl u. Lawrence (1951), Talairach, David, Fischgold u. Metzger (1951), Cant u. Astley (1952), Chiro (1952), Andersen (1953), Huber, Hammer u. Seitelberger (1953), Smith u. Weaver (1953), Brandenburg u. Ketz (1955), Nordin, Tesluk u. Jones (1955), Andre-Balisaux u. Brihaye (1956), Wolfson, Smith, Hanbery u. Luttrell (1957), Schnürer u. Zettergren, 2 Fälle (1959), sowie Rosenthal-Wisskirchen (1967).

III. Pneumencephalographisch intra vitam diagnostizierte Agenesien des Corpus callosum

Nach Einführung der Pneumencephalographie war es möglich, die Diagnose einer Balkenagenesie bereits intra vitam zu stellen. Als erster berichtete L. Guttmann 1929 über das Pneumencephalogramm eines Patienten, der 24 Std nach der Luftfüllung ad exitum kam. Bei dem nachträglichen Vergleich des Pneumencephalogramms mit dem Obduktionsbefund konnte das Röntgenbild als typisch für einen Balkenmangel gedeutet werden. Davidoff u. Dyke (3 Fälle) und Hyndman u. Penfield (5 Fälle) stellten 1934 diese Diagnose intra vitam mit Hilfe eines Pneumencephalogramms bzw. Ventrikulogramms. In der Folgezeit wurden weitere Beiträge über partielle oder totale Balkenagenesien mitgeteilt:

Hyndman u. Penfield, 5 Fälle (1937), Brenner, 4 Fälle (1939), Bannwarth, 5 Fälle (1939), Cass u. Reeves (1939), Foerster (1939), Köttgen (1939), Krüger, 2 Fälle (1939), Reeves (1939), Bannwarth (1940), Gowan u. Masten (1940), Kunicki u. Chorobski (1940), Mäurer (1940), Goldensohn, Clardy u. Levine (1941), Derbyshire u. Evans (1941), Lenshoek (1942), Palmgren u. Jonsell (1942), Pospiech, 3 Fälle (1942), Bunts u. Chaffee (1944), Echternacht u. Campbell, 2 Fälle (1946), Amyot (1948), Forster u. Windholz (1948), Savitzky u. Spinelli (1948), Stahl u. Morris, 9 Fälle (1948), Chusid, de Gutierrez-Mahoney u. Chaffee (1949), Tunestam, 2 Fälle (1950), Svaty u. Masek (1950), Sheinmel u. Lawrence (1951), Heine (1952), Hojman (1952), Zellweger, 7 Fälle (1952), Carpenter u. Druckemiller, 2 Fälle (1953), Brachfeld, Houstek u. Rubin, 4 Fälle (1953), Copello, de Maestri u. Durand (1953), Durand, 3 Fälle (1953), Santagati (1953), Sheldon u. Peyman, 2 Fälle (1953), van Epps, 12 Fälle, davon 8 pneumencephalographisch (1953), Carpenter, 18 Fälle (1954), Foght-Nielsen, Thomson u. Vesterdal, 4 Fälle (1954), Moffie, 3 Fälle (1955), Naiman u. Frazer, 2 Fälle (1955), Boeke u. Goudsmit (1955), Russel und Reitan (1955), Weickmann (1955), Fainsinger (1956), Krischek, 3 Fälle (1956), Verspreeuwen (1956), Zweymüller (1956), Bouchier (1957), Masseboeuf, Acquaviva, Kircher, Thevenot u. Bornstein, 2 Fälle (1957), Hankinson u. Amador, 14 Fälle (1957), Koch u. Doyle, 8 Fälle (1957), Knittel u. Schmidt, 2 Fälle (1958), Aldeghi u. Calvi (1958), Michaux, Duche u. Feld (1959), Fischer, 3 Fälle (1959), Thieffry, Lefebvre, Lepintre, Faure u. Masselin, 8 Fälle (1958), Jeeves, 3 Fälle (1965).

Die Relation der pneumencephalographisch diagnostizierten Balkenagenesien zur Gesamtzahl der ausgeführten Pneumencephalographien ist weitgehend von der Zusammensetzung des Krankengutes und der jeweiligen Klinik abhängig und hat daher nur bedingten Wert. Davidoff u. Dyke (1934) fanden in einer amerikanischen neurologischen Klinik unter 1100 Pneumencephalographien 3 Agenesien des Corpus callosum, Mäurer (1940) an einer deutschen Universitäts-Nervenklinik unter 1650 nur eine Beobachtung und Pospiech (1943) in einer deutschen Landesheilanstalt unter 1000 Pneumencephalogrammen 3 Fälle.

1904 berichtete Banchi von 61 veröffentlichten Agenesien des Corpus callosum und Mingazzini (1922) bezifferte ihre Zahl auf 71, davon 43 total und 28 partiell; Baker und Graves (1933) sprachen von 92, davon 51 total und 31 partiell, De Morsier (1935) von 100 und Lloyd u. Jacobson (1938) von über 100 Fällen.

Bei der Abfassung des Manuskriptes über die Hemmungsbildungen des Corpus callosum zeigte sich, daß es nicht möglich ist, diese Anlagestörungen gegenüber anderen in der Mittellinienregion abzugrenzen, ohne auch diejenigen des Septum pellucidum heranzuziehen und zu besprechen. Da zur diagnostischen Erkennung und Deutung der Fehlbildung der Balken- und Septumregion eine genaue Kenntnis der Entwicklungsgeschichte und Anatomie unerläßlich ist, haben wir die weit verstreute, teils schwer zugängliche Literatur gesichtet und soweit mitgeteilt, als uns zum Verständnis notwendig erschien. Ihre Darstellung erhebt daher nicht den Anspruch der Vollständigkeit; sie soll lediglich für den eine Hilfe sein, der sich mit Hemmungsmißbildungen der Balken-Septum-Region differentialdiagnostisch auseinanderzusetzen hat. Die betreffenden Kapitel zeigen, in welchem Maße entwicklungsgeschichtliche Probleme ungelöst geblieben sind.

Zusammenstellung der Agenesien des Corpus callosum

Pneumencephalographisch diagnostizierte Agenesien des Corpus callosum	146
Autoptisch festgestellte totale Agenesien des Corpus callosum	64
Autoptisch festgestellte partielle Agenesien des Corpus callosum	32
Mit Lipomen der Balkenregion kombinierte Agenesien des Corpus callosum (autoptisch und pneumencephalographisch)	43
Eigene Beobachtungen (23 pneumencephalographisch und 10 autoptisch)	33
Gesamtzahl	318

IV. Die bisher mitgeteilten, intra vitam diagnostizierten Agenesien des Corpus callosum: Vorgeschichte, allgemeiner, neurologischer und psychischer Befund mit tabellarischer Übersicht

Lfd. Nr.	Autoren:	Jahr:	Geschlecht:	Alter des Patienten bei: erstmaliger Beobachtung von Auffälligkeiten	Alter des Patienten bei: Diagnosestellung	Subjektive Beschwerden und Anlaß, sich in ärztliche Behandlung zu begeben:	Allgemeiner Befund (inkl. somatische Dysplasien, Anomalien innerer Organe, des Skeletes u. a.):	Neurologischer Befund:	Psychischer Befund:
1	Guttmann	1929	♂	*[1]	5 J.	Fokale Anfälle	normal	normal	Die Diagnose wurde zwar erst postmortal gestellt, dabei aber das Pneumencephalogramm zum Vergleich herangezogen
2	Davidoff u. Dyke	1 1934	♀	2 J.	6 J.	Fokale Anfälle Erbrechen	Pubertas praecox	Hemiparese li.	
3		2	♂	14 J.	21 J.	Fokale Anfälle Frontale Kopfschmerzen	normal	Li. Dysmetrie, Dysdiadochokinese. Homonymer Quadrantenausfall. Erhöhtes Reflexniveau	
4		3	♀	2,5 J.	3 J.	Retardierte Entwicklung	normal	normal	unterbegabt
5	Hyndman u. Penfield	1 1937	♂	4 J.	8 J.	Fokale Anfälle	Einwärtsschielen des rechten Auges	Nystagmus beim Aufwärtsblick. Intentionstremor rechte Hand. Abweichen der Zunge nach re.	

[1] bedeutet: seit Geburt.

Lfd. Nr.	Autoren:	Jahr:	Geschlecht:	Alter des Patienten bei: erstmaliger Beobachtung von Auffälligkeiten	Alter des Patienten bei: Diagnosestellung	Subjektive Beschwerden und Anlaß, sich in ärztliche Behandlung zu begeben:	Allgemeiner Befund (inkl. somatische Dysplasien, Anomalien innerer Organe, des Skeletes u. a.):	Neurologischer Befund:	Psychischer Befund:
6		2	♀	6 Mo.	18 Mo.	Petit mal-Epilepsie Retardierte Entwicklung	normal	normal	unterbegabt
7		3	♂	19 J.	21 J.	Petit mal-Epilepsie	normal	Hemiatrophie re.	unterbegabt
8		4	♂	?	2 J.	Retardierte Entwicklung	normal	normal	unterbegabt
9		5	♀	3,5 J.	5 J.	Petit mal-Epilepsie	normal	normal	
10	Brenner	2 1939	♀	*	18 Mo.	Retardierte Entwicklung	Vergrößerung der Schilddrüse, Myxödem	Hypotonie der Muskulatur	unterbegabt
11		3	♀	*	14 Mo.	Retardierte Entwicklung	Strabismus convergens	Hypotonie der Muskulatur. Athetoide Bewegungen der oberen Extremitäten	unterbegabt
12		4	♀	*	18 Mo.	Retardierte Entwicklung	Makroglossie. Strabismus convergens	normal	unterbegabt
13		5	♀	*	2,5 J.	Retardierte Entwicklung	Astasie, Abasie	Amyotonie	unterbegabt
14	Bannwarth	1 1939	♂	6 Mo.	28 J.	Retardierte Entwicklung	Bds. Genu valgum, Pes planus	Hemiparese li., Parese des N. oculomotorius	unterbegabt

15		2		♂	6 Mo.	11 J.	Retardierte Entwicklung. Epilepsie. Hemiparese rechts	Atrophie des Nervus opticus	Hemiparese li.	unterbegabt
16		3		♂	7 Mo.	7 Mo.	Retardierte Entwicklung	Brachycephalie	Beiderseits Spastik	unterbegabt
17		4		♀	6 Mo.	2 J.	Grand mal-Epilepsie. Retardierte Entwicklung	Mikrocephalie, Makroglossie	Spastische Paraparese. Athetoide Bewegungsunruhe	unterbegabt
18		5		♂	?	9 J.	Herabgesetztes Sehvermögen	Atrophie des N. opticus	Horizontaler und rotatorischer Nystagmus	
19	Cass u. Reeves		1939	♀	*	9 Mo.	Retardierte Entwicklung	normal	normal	unterbegabt
20	Foerster		1939	♂	18 J.	29 J.	Fokale Anfälle	normal. Diverticulum paraphysiae		
21	Köttgen		1939	♀	*	4 J.	Retardierte Entwicklung. Verzögerte Sprachentwicklung	normal. Strabismus divergens	normal	unterbegabt
22	Krüger	1	1939	♂	?	51 J.	Retardierte Entwicklung.	normal	normal	unterbegabt
23		2		♂			Fokale Anfälle	normal	Facialisparese rechts	unterbegabt
24	Bannwarth		1940	♂	16 J.	27 J.	Grand mal-Epilepsie	normal	Athetoide Bewegungsunruhe li. obere Extremität	
25	Gowan u. Masten		1940	♂	?	19 Mo.	Retardierte Entwicklung. Verzögerte Sprachentwicklung. Fokale Krampfanfälle	Hypertelorismus	Spastische Hemiparese li., Babinski positiv	unterbegabt

Lfd. Nr.	Autoren:	Jahr:	Geschlecht:	Alter des Patienten bei: erstmaliger Beobachtung von Auffälligkeiten	Alter des Patienten bei: Diagnosestellung	Subjektive Beschwerden und Anlaß, sich in ärztliche Behandlung zu begeben:	Allgemeiner Befund (inkl. somatische Dysplasien, Anomalien innerer Organe, des Skeletes u. a.):	Neurologischer Befund:	Psychischer Befund:
26	Kunicki u. Chorobski	1940	♂	*	21 Mo.	Retardierte Entwicklung	Atrophie des N. opticus	Nystagmus. Gesteigerte Reflexe. Beiderseits Babinski	unterbegabt
27	Mäurer	1940	♂	6 J.	33 J.	Retardierte Entwicklung	normal	Adiadochokinese. Fingertremor, Rigidität	unterbegabt
28	Goldensohn, Clardy u. Levine	1941	♀	*	11 J.	Grand mal-Epilepsie. Retardierte Entwicklung. Sexuelle Triebhaftigkeit, Neigung zu maniakalischer Erregung	Pubertas praecox Stigmata degenerationes. Strabismus divergens re.	Supranucleäre Facialisparese re., Fingertremor. Babinski pos.	unterbegabt I.Q. 80; Hypomanisch
29	Derbyshire u. Evans	1941	♀	6 J.	6 J.	Grand mal-Epilepsie, Cephalgien, Incontinentia alvi	Hypertelorismus. Keulenartige Füße. Hämangiom der Kopfhaut	Spastische Hemiparese li. Spastischer Gang	
30	Lenshoeck	1942	♂	?	21 J.	Epilepsie mit Wesensänderung	normal	Hemiparese re.	
31	Palmgren u. Jonsell	1942	♂	1 Mo.	2,5 J.	Ernährungsschwierigkeiten	normal	normal	

32	Pospiech	1	1942	♀	*	12 J.	Grand mal-Epilepsie. Retardierte Entwicklung	Colobom re., Chorioiditis. Strabismus convergens li.	Facialisparese re., Spastische Hemiparese	unterbegabt
33		2		♀	*	5 J.	Grand mal-Epilepsie. Retardierte Entwicklung	Abasie. Strabismus convergens	normal	unterbegabt; kann nicht sprechen
34		3		♀	*	11 J.	Retardierte Entwicklung		Spastischer Gang. Erhöhter Muskeltonus, Babinski re.	unterbegabt; kann nicht sprechen
35	Bunts u. Chaffee		1944	♂	5 Mo.	39 J.	Seit 5. Lebensmonat Grand mal-Epilepsie. Dämmerzustände. Frontale Kopfschmerzen. Starke Vergeßlichkeit	normal	Adiadochokinese li. Konzentrische Einengungen beider Gesichtsfelder, re. > li.	Arbeiter bei der Städt. Straßenbeleuchtung
36	Echternacht u. Campbell	1	1946	♀	*	7 Mo.	Retardierte Entwicklung. Ernährungsschwierigkeiten	Unterernährung, Flüssigkeitsverarmung, Spina bifida occulta	normal	unterbegabt
37		2		♂	14 J.	14 J.	Grand mal-Epilepsie	normal	Hemiparese li.	unterbegabt
38	Amyot		1948	♂	3 J.	3 J.	Grand mal-Epilepsie. Retardierte Entwicklung	normal	normal	
39	Forster u. Windholz		1948	♀	*	7 Mo.	Retardierte Entwicklung. Fokale Anfälle	normal Strabismus convergens	Rigidität. Beiderseits Babinski	unterbegabt

Lfd. Nr.	Autoren:	Jahr:	Geschlecht:	Alter des Patienten bei: erstmaliger Beobachtung von Auffälligkeiten	Alter des Patienten bei: Diagnosestellung	Subjektive Beschwerden und Anlaß, sich in ärztliche Behandlung zu begeben:	Allgemeiner Befund (inkl. somatische Dysplasien, Anomalien innerer Organe, des Skeletes u. a.):	Neurologischer Befund:	Psychischer Befund:
40	Savitzky u. Spinelli	1948	♀	*	6 Mo.	Grand mal-Epilepsie. Retardierte Entwicklung	Atrophie des N. opticus. Hydrocephalus		unterbegabt
41	Stahl u. Morris	1 1948	♂	40 J.	53 J.	Psychomotorische Anfälle und häufige epileptische Äquivalente		unauffällig einschließlich EEG	
42		2	♀	15 J.	18 J.	Wesensänderung		Hyperreflexie rechts	Wesensänderung
43		3	♀	?	?	Generalisiertes cerebrales Anfallleiden. Neu hinzutretend Hirndruckerscheinungen (Cephalgien, Nausea, Papillenödem)			
44		4	♂	56 J.	57 J.	Seit einigen Monaten Visusherabsetzung, seit 2 Wochen Jackson-Anfälle.	Visus: re. 2/10 li. 4/10		
45		5	♂	22 J.	36 J.	Kopfschmerzen. In den letzten 2 Monaten zunehmende Demenz			Zunehmende Demenz

46		6		♂	*	6 Mo.	Makrocephalie. Schädelumfang nimmt pro Monat um mehr als 1 cm zu			
47		7		♂	?	43 J.	Linksseitige frontoparietale Kopfschmerzen mit re. lateralen homonymen Hemianopsien			
48		8		♂	10 J.	10 J.	Re. zunehmende Hemiparese mit Sprachstörung seit 2 Monaten	Papillen verschwommen	Re. Hemiparese. Stereognostische Störungen. Angedeutete Aphasie	
49		9		♂	22 J.	24 J.	Narkolepsie. Infundibulo-tubuläres Syndrom			
50	Chusid, de Gutierez-Mahoney u. Chaffee		1949	♂	?	22 J.	Retardierte Entwicklung. Grand mal-Epilepsie	Beiderseits Pes cavus	Re. Hemiparese. Hemihypalgesie, -hypaesthesie	unterbegabt
51	Tunestam	1	1950	♂	4 J.	4 J.	Fokale Anfälle	Hydrocephalus	Beiderseits Babinski	
52		2		♀	*	5 Mo.	Fokale Anfälle	Hydrocephalus		
53	Svaty u. Masek		1950	♂	*	2 J.	Retardierte Entwicklung	Hydrocephalus, Strabismus convergens	Facialisparese links	unterbegabt
54	Sheinmel u. Lawrence		1951	♂	19 J.	24 J.	Grand mal-Epilepsie. Retardierte Entwicklung	normal	normal	unterbegabt
55	Zellweger	1	1952	♀	6 Mo.	$2^1/_2$ J.	Tonische Streckkrämpfe	Astasie, Abasie	Hypotonie der Muskulatur. Hyperreflexie	Idiotie

Lfd. Nr.	Autoren:	Jahr:	Geschlecht:	Alter des Patienten bei: erstmaliger Beobachtung von Auffälligkeiten	Alter des Patienten bei: Diagnosestellung	Subjektive Beschwerden und Anlaß, sich in ärztliche Behandlung zu begeben:	Allgemeiner Befund (inkl. somatische Dysplasien, Anomalien innerer Organe, des Skeletes u. a.):	Neurologischer Befund:	Psychischer Befund:
56		2	♂	*	$3^1/_2$ J.	3. Monat Abortus imminens wegen Myoma uteri. Körperliche und geistige Retardierung	Hypertelorismus. Vierfingerfurche, große Hände und Füße	Athetoide Bewegungen. Diplegia spastica, Nystagmus	Imbezillität
57		3	♀	6 Mo.	8 Mo.	Nick- und Blitzkrämpfe seit 6. Lebensjahr	Mikrocephalie. Epicanthus. Strabismus divergens	Muskelhypertrophie. Hyperreflexie. Pyramidenzeichen	Idiotie
58		4	♀	3 Wo.	10 Mo.	Tonisch-klonische Krampfanfälle ab 3. Lebenswoche	Cataracta pulverulenta bds. Chorio-atrophische Herde am Augenhintergrund links	Wechselnder Muskeltonus. Hyperreflexie. Pyramidenzeichen positiv	Idiotie
59		5	♂	*	2 J.	Mutter, Schwester, Tante und Großmutter der Mutter Schizophrenie. Verzögerte Entwicklung. Kann nur mit Unterstützung gehen	Hypertelorismus. Grobe, wenig differenzierte Ohren. Ogivaler Gaumen	Muskelhypotonie. Hyperreflexie	Idiotie

60		6		♂	*	13 J.	Verzögerte körperliche und geistige Entwicklung	Angewachsene Ohrläppchen. Hypoplastische Ohrmuschel re. Palatum ogivale, Polythelie. Syndactylie 2. und 3. Zehe, Kryptorchismus. Intern unauffällig	unauffällig	Imbezillität
61		7		♀	*	5 J.	Verzögerte Entwicklung. Stehen mit 3¼ J., kann mit 5 J. noch nicht laufen. Lallende Sprache	Mikrocephalie mit fliehender Stirn. Mongoloide Augenstellung. Klinodactylie. Vierfingerfurche. Große weiche Ohren	Muskelhypertrophie. Ataxie. Pyramidenbahnzeichen	Erethische Idiotie
62	HEINE		1952/ 1953	?	2 J.	5 J.	Seit 2. Lebensjahr „Lähmung“ li. Bein. Retardierte Entwicklung	Unauffälliger Befund	Unvollständige spastische Hemiparese links. Geringe Verkürzung linkes Bein. Fehlende Mitbewegungen und athetotische Bewegungen li. Arm	Intelligenzalter etwa 1—2 Jahre
63	CARPENTER und DRUCKE-	1	1953	♂	24 J.	24 J.	Krampfanfälle	normal	normal	
64	MILLER	2		♂	20 J.	20 J.	Krampfanfälle	normal	Schwach auslösbare Reflexe	
65	SANTAGATI		1953	♀	?	26 J.				Oligophrenie
66	SHELDON u. PEYMAN	1	1953	♂	10 J.	28 J.	Retardierte Entwicklung. Fokale Anfälle ohne Bewußtseinsverlust mit epigastrischer Aura	unauffällig	Astereognosie der linken Hand	unterbegabt

Lfd. Nr.	Autoren:		Jahr:	Geschlecht:	Alter des Patienten bei: erstmaliger Beobachtung von Auffälligkeiten	Alter des Patienten bei: Diagnosestellung	Subjektive Beschwerden und Anlaß, sich in ärztliche Behandlung zu begeben:	Allgemeiner Befund (inkl. somatische Dysplasien, Anomalien innerer Organe, des Skeletes u. a.):	Neurologischer Befund:	Psychischer Befund:
67		2		♂	$23^1/_2$ J.	24 J.	Retardierte Entwicklung. Fokale Anfälle, linksseitige Cephalgien	unauffällig	Pyramidenzeichen links	unterbegabt
68 69 70 71	Brachfeld, Houstek u. Rubin		1953	4 Pat. Sämtliche 4 Pat. körperlich und geistig retardierte Entwicklung. Tonus der Muskulatur herabgesetzt, abgeschwächte physiologische Eigenreflexe. Pathologische Pyramidenzeichen. 2 von 4 hatten generalisierte cerebrale Krampfanfälle.						sämtlich retardiert
72	Durand	1	1953	♀	2 Mo.	3 Mo. 8 Tg.	Motorische Unruhe. Erbrechen. Cerebrale Krampfanfälle	Mikrophthalmie rechts	Allgemeine Hypotonie der Muskulatur. Hyperreflexie	retardiert
73		2		♀	*	33 Tg.	Mikrocephalie. Starre der Muskulatur	Mikrocephalie. Augenhintergrund: Gefäßanomalien der Arterien u. Venen	Decerebrationsstarre. Hyperreflexie	
74		3		♂	?	$11^1/_2$ J.	Retardierte geistige Entwicklung	Nasenmißbildungen. Meningocele im Nasenbereich	Hypertelorismus d. Augen. Membrana epipapillare	retardiert
75	Van Epps		1953	—	Bei Beobachtung 1—4 wurde die Diagnose „Balkenmangel“ bei der Autopsie gestellt.					
		5		?	*	6 Tg.	Zunehmender Hydrocephalus	Hydrocephalus, 40,5 cm. Bilateraler Verschluß des Ductus lacrimalis		Exitus im Alter von 35 Tagen. Atresie des Foramen Luschka und Magendie. Cyste

								oberhalb des Cerebellums, kommunizierend mit 4. Ventrikel. Agenesie des Vermis cerebelli. Hypoplasie der Kleinhirnhemisphären
76	6	♂	3,5 Mo.	8 Mo.	Verzögerte Entwicklung, vermag nicht zu sitzen	Untergewicht. Fehlender Arcus posterius und Processus spinalis des Atlas		
77	7	♀	4 Mo.	16 Mo.	Retardierte Entwicklung. Cerebrale Anfälle (tonisch) der li. Körperseite	Asymmetrischer Schädel. Strabismus divergens concomitans	Parese aller Extremitäten	Zurückgeblieben
78	8	♀	2 Mo.	11 Mo.	Generalisierte cerebrale Krampfanfälle	Bilaterale Mikrophthalmie. Linsentrübung re. Im li. Corpus vitreum refraktile Kristalle		Zurückgeblieben. PEG: Bilaterale corticale Atrophie, re. > li. Re. Ventrikel weiter als li.
79	9	♀	11 Mo.	14 Mo.	Retardierte Entwicklung. Generalisierte Krampfanfälle	Strabismus convergens links		Zurückgeblieben. PEG: Corticale Atrophie. Cerebelläre Anomalien
80	10	♀	4 J.	26 J.	Generalisierte cerebrale Krampfanfälle. Verschmächtigter u. verkürzter re. Arm und re. Bein		Re. Hemiplegie und Hemiatrophie	Keine wesentliche Unterbegabung. PEG: Corticale Atrophie. Porencephalie

Lfd. Nr.	Autoren:		Jahr:	Geschlecht:	Alter des Patienten bei: erstmaliger Beobachtung von Auffälligkeiten	Diagnosestellung	Subjektive Beschwerden und Anlaß, sich in ärztliche Behandlung zu begeben:	Allgemeiner Befund (inkl. somatische Dysplasien, Anomalien innerer Organe, des Skeletes u. a.):	Neurologischer Befund:	Psychischer Befund:
81		11		?	25 J.	38 J.	Fokale Anfälle; li. Arm und li. Bein verkürzt		Nystagmus nach links. Athetoide Bewegungen der Finger li. und bei Bewegungen des li. Beines	PEG: Cerebelläre Anomalien?
82		12	?		*	20 Mo.	Zunehmender Hydrocephalus. Schwierigkeiten, den Kopf aufrecht zu halten			retardiert. Atresie des Foramen Luschka und Magendie
83	Carpenter	1	1954	♀	2 J.	6 J.	Fokale Anfälle	Pubertas praecox	Hemiparese li.	I.Q. 105—107 (normal)
84		2		♀	2,5 J.	3 J.	Retardierte körperliche und geistige Entwicklung. Fokale Krampfanfälle			retardiert, I.Q. 69
85		3		♂	16 J.	21 J.	Fokale Krampfanfälle		Parese linke untere Extremität	retardiert, I.Q. 70
86		4		♀	3 J.	11 J.	Retardierte körperliche und geistige Entwicklung. Generalisierte cerebrale Krampfanfälle	Gesichtsasymmetrie	Ataktischer Gang	retardiert

87	5	♂	2 J.	6 J.	Fokale Krampf-anfälle	Amaurose	Atrophie des N. opticus re. Dysarthrie. Ataktischer Gang	I.Q. 82
88	6	♂	23 J.	24 J.	Fokale Krampf-anfälle			
89	7	♀	14 Mo.	12,5 J.	Retardierte körperliche und geistige Entwick-lung. Generali-sierte cerebrale Krampfanfälle	Kyphoskoliose im Thoraxbereich	Hemiatrophie der Extremitäten links	I.Q. 64—67
90	8	♀	2,5 J.	5,5 J.	Fokale Krampf-anfälle		Spastische Hemi-parese li.	I.Q. 99—105 (normal)
91	9	♀	1 J.	3,5 J.	Zunehmende Makrocephalie. Retardierte körperliche und geistige Entwick-lung	Hydrocephalus Taubheit	Ataktischer Gang. Hypotonie der Muskulatur	retardiert
92	10	♂	*	6 Mo.	Zunehmende Makrocephalie. Retardierte körperliche und geistige Entwick-lung	Hydrocephalus Blindheit		retardiert
93	11	♂	*	7,5 Mo.	Vermag den Kopf nicht aufrecht zu halten. Retar-dierte körperliche und geistige Ent-wicklung	Hydrocephalus		retardiert
94	12	♂	*	5,5 J.	Retardierte körperliche und geistige Entwick-lung	Mikrocephalie	Spastische Diplegie	retardiert

Lfd. Nr.	Autoren:	Jahr:	Geschlecht:	Alter des Patienten bei: erstmaliger Beobachtung von Auffälligkeiten	Alter des Patienten bei: Diagnosestellung	Subjektive Beschwerden und Anlaß, sich in ärztliche Behandlung zu begeben:	Allgemeiner Befund (inkl. somatische Dysplasien, Anomalien innerer Organe des Skeletes u. a.):	Neurologischer Befund:	Psychischer Befund:
95		13	♂	*	11 Mo.	Zunehmende Makrocephalie. Fokale Krampfanfälle	Hydrocephalus. Hypertelorismus der Augen. Bilaterale Atrophie des N. opticus		retardiert
96		14	♂	3 J.	7 J.	Retardierte körperliche und geistige Entwicklung. Undeutliche Sprache	Beiderseits Kryptorchismus		I.Q. 72
97		15	♀	6 Wo.	9 Mo.	Zunehmende Makrocephalie. Generalisierte cerebrale Krampfanfälle. Retardierte körperliche und geistige Entwicklung	Amaurose. Hydrocephalus. Beiderseits Atrophie d. N. opticus		
98		16	♀	4 Mo.	4 Mo.	Fokale Krampfanfälle			
99		17	♀	*	6 Wo.	Zunehmende Makrocephalie. Retardierte körperliche und geistige Entwicklung	Hydrocephalus. Gaumenspalte		retardiert

100		18		♀	7 Mo.	18 Mo.	Fokale Krampfanfälle. Retardierte geistige und körperliche Entwicklung				
101		19		♂	*	18 Mo.	Retardierte körperliche und geistige Entwicklung. Zunehmende Makrocephalie	Hydrocephalus			
102	Moffie	1	1955	♂	12 J.	23 J.	Generalisierte cerebrale Krampfanfälle. Geistig retardiert	normal	Hyperalgesie re. ASR re. gesteigert mit Kloni.	I.Q. 80	
103		2		♂	3 J.	6 J.	Zunächst halbseitig betonte Anfälle, jetzt generalisierter Status epilepticus	normal	Li. Hemiparese	unterbegabt	
104		3		♂	*	16 J.	Generalisierte cerebrale Krampfanfälle	Neonatale Gelbsucht. Kongenitaler Herzfehler. Atrophie der Papille	Re. Hemiparese. Li. Auge, untere Hälfte Gesichtsfeldausfall. Craniopharyngeom	unterbegabt	
105	Naiman u. Frazer	1	1955	♀	*	7 J.	Retardierte Entwicklung. Spricht Mamma, Daddy, Hallo	Untergewicht	normal	unterbegabt	Geschwister
106		2		♀	*	4 J.	Krampfanfälle. Retardierte Entwicklung	Untergewicht	Fraglicher Babinski li. Ungeschickter Gang	unterbegabt	Geschwister
107	Boeke u. Goudsmit		1955	♀	*	28 J.	Seit früher Kindheit auffällige Züge. Psychose	Ausgeprägte Stigmata degenerationes	Parkinsonoider Gang. Athetoide Bewegungen der Hände, gesteigerte Reflexe, Babinski pos.	Durchschnittlich begabt. Psychose	

Lfd. Nr.	Autoren:	Jahr:	Geschlecht:	Alter des Patienten bei: erstmaliger Beobachtung von Auffälligkeiten	Alter des Patienten bei: Diagnosestellung	Subjektive Beschwerden und Anlaß, sich in ärztliche Behandlung zu begeben:	Allgemeiner Befund (inkl. somatische Dysplasien, Anomalien innerer Organe, des Skeletes u. a.):	Neurologischer Befund:	Psychischer Befund:
108	Russell u. Reitan	1955	♀	?	19 J.	Charakterliche Auffälligkeiten			Emotionale Instabilität; depressive Störungen Imbezillität.
109	Weickmann	1955	♂	19 J.	27 J.	Enuresis nocturna bis 19. Lebensjahr. Fokale Krampfanfälle	Asymmetrie des Schädels, re. > li. Gespaltene Uvula. Hypospadie	Mundfacialisschwäche re. Geringgradige Trigeminushyperästhesie re.	Epileptische Wesensänderung
110	Krischek	1 1956	♀	?	29 J.	Rechtsseitige Kopfschmerzen. Asthenischer Versagenszustand	Status dysraphicus. Hoher Gaumen. Re Lidspalte < li.	Leichtes Schwanken beim Romberg, sonst neurologisch unauffällig	Keine wesentliche Unterbegabung. Wehleidig, infantil. Landwirtschafts- und Handelsschule
111		2	♂	35 J.	46 J.	Diffuse Cephalgien. Schwächeerscheinungen	normal	Mimische Bewegungsarmut. Feinschlägiger Tremor der Hände. Unsicherheit beim Blindgang. Hirnatrophischer Prozeß	Klar geordnet, jedoch verlangsamt. Im Kriege an Encephalitis, später an Polyneuritis erkrankt
112		3	♂	?	28 J.	„Epileptiforme" Anfälle	normal	1943 wahrscheinlich Triortho-	Normaler Durchschnittsschüler.

									kresylphosphatvergiftung. Darauf wahrscheinlich jetziges Syndrom zu beziehen: Paraspastik der Beine mit gesteigerten Reflexen. Hohlfußbildung	Tischlerlehre mit Gesellenprüfung. Einfach strukturierte Primärpersönlichkeit mit wenig moduliertem Ausdrucksverhalten
113	Zweymüller		1956	?	*	$5^{1}/_{3}$ J.	Retardierte Entwicklung. Streckkrämpfe	Status Bonnevie-Ullrich mit Muskeldefekten. Li. Hinterhauptschuppe u. li. Gesichtshälfte abgeflacht. Schwimmhautbildung zwischen den Fingern	Spastik der unteren Extremitäten ohne Pyramidenzeichen	Debilität
114	Verspreeuwen		1956	♀	*	28 J.	Seit 6 Monaten fokale Anfälle	unauffälliger Befund	unauffälliger Befund	durchschnittliche Intelligenz
115	Hankinson u. Amador	1	1957	♀	*	2 Mo.	Zunehmende Makrocephalie	unauffälliger Befund	unauffälliger Befund	
116		2		♂	2 Mo.	4 Mo.	Zunehmende Makrocephalie. Krampfanfälle. Blindheit	Spina bifida occulta	unauffälliger Befund	
117		3		♀	*	10 Mo.	Retardierte Entwicklung. Makrocephalie	unauffälliger Befund	unauffälliger Befund	
118		4		♂	17 J.	28 J.	Cephalgien. Li. fokale Krampfanfälle, später generalisiert	unauffälliger Befund	unauffälliger Befund	durchschnittliche Intelligenz

Lfd. Nr.	Autoren:	Jahr:	Geschlecht:	Alter des Patienten bei: erstmaliger Beobachtung von Auffälligkeiten	Alter des Patienten bei: Diagnosestellung	Subjektive Beschwerden und Anlaß, sich in ärztliche Behandlung zu begeben:	Allgemeiner Befund (inkl. somatische Dysplasien, Anomalien innerer Organe, des Skeletes u. a.):	Neurologischer Befund:	Psychischer Befund:
119		5	♂	*	5 Wo.	Zunehmende Makrocephalie. Generalisierte cerebrale Krampfanfälle	unauffälliger Befund	unauffälliger Befund	?
120		6	♀	4 Mo.	4 Mo.	Zunehmende Makrocephalie	Singultus	unauffälliger Befund	normal?
121		7	♂	*	5 Mo.	Frontale Meningocele. Retardierte Entwicklung. Cerebrale Anfälle	unauffälliger Befund	unauffälliger Befund	retardiert
122		8	♂	6 Mo.	11 Mo.	Retardierte Entwicklung	Epicanthus. Hoher gotischer Gaumen. Deformierte Ohrmuscheln. Strabismus convergens beiderseits	unauffälliger Befund	retardiert
123		9	♂	9 Mo.	1 J.	Retardierte Entwicklung. Zunehmende Makrocephalie. Generalisierte cerebrale Krampfanfälle	unauffällig	Gesteigertes Reflexniveau. Adduktorenspasmus	normal?

124		10		♀	*	2 J. 9 Mo.	Retardierte Entwicklung. Zunehmende Makrocephalie. Krampfanfälle	Pigmentation der re. Papille	Hemiplegie li.	?
125		11		♂	*	3 J.	Retardierte Entwicklung. Makrocephalie	unauffällig	Ataxie. Hypotonie der Muskulatur	retardiert
126		12		♂	*	7 J.	Retardierte körperliche und geistige Entwicklung. Spricht nicht. Zappelige Bewegungen. Ataxie, Abasie. Blasen-Mastdarm-Inkontinenz. Generalisierte cerebrale Krampfanfälle	unauffällig	Erhöhter Tonus der Muskulatur der Beine. Fuß-Klonus beiderseits	unterbegabt
127		13		♂	30 J.	31 J.	Generalisierte cerebrale Krampfanfälle	unauffällig	Geringfügige Herabsetzung der Berührungsempfindung li.	durchschnittliche Intelligenz (Schweißer)
128		14		♂	46 J.	50 J.	Generalisierte cerebrale Krampfanfälle. Unsicherer Gang	unauffällig		durchschnittlich
129	Koch u. Doyle	1	1957	♀	4 Mo.	$4^1/_2$ Mo.	Generalisierte Krampfanfälle, später li. betont. Vergrößerte frontale Fontanelle. Geistig retardiert	Hämangiome am Rücken, Hals und re. Fuß. Makrocephalie	Gesteigerte Reflexe li. > re. Spastische Paraplegie. Verkürzung der Achillessehnen	retardiert
130		2		♂	*	$9^1/_2$ Mo.	Verzögerte Entwicklung. Schlechter Esser	Makrocephalie. Vergrößerte Fontanelle. Strabismus convergens beiderseits	Spastische Tetraplegie. Gesteigerte Reflexe	retardiert

Lfd. Nr.	Autoren:	Jahr:	Geschlecht:	Alter des Patienten bei: erstmaliger Beobachtung von Auffälligkeiten	Alter des Patienten bei: Diagnosestellung	Subjektive Beschwerden und Anlaß, sich in ärztliche Behandlung zu begeben:	Allgemeiner Befund (inkl. somatische Dysplasien, Anomalien innerer Organe, des Skeletes u. a.):	Neurologischer Befund:	Psychischer Befund:
131		3	♂	*	10 Mo.	Zunehmende Makrocephalie	Makrocephalie. Vergrößerte Fontanellen. Strabismus convergens li.	Gesteigerte Reflexe	fraglich retardiert
132		4	♀	1 Tg.	$8^1/_2$ Mo.	Krampfanfälle. Zu klein für Alter	Makrocephalie		retardiert
133		5	♀	1 Mo.	4 Mo.	Generalisierte cerebrale Krampfanfälle. Schlechte Entwicklung		Hypotonie der Muskulatur. Athetoide Bewegung	retardiert
134		6	♂	*	2 Mo.	Zunehmende Makrocephalie			fraglich retardiert
135		7	♂	7 Mo.	18 Mo. bei Autopsie	Schlaffe Paraparese	Cornea opak beiderseits. Keine Pupillenreaktionen auf Licht	Schlaffe Paraparese. Schwaches Reflexniveau	retardiert
136		8	♀	2 Wo.	1 Mo. bei Autopsie	Zunehmende Makrocephalie. Erstickungsanfall beim Essen. Gaumenspalte	Makrocephalie. Gaumenspalte. „Glossoptosis“	?	fraglich retardiert
137	Masseboeuf, Acquaviva, Kircher, Thevenot u.	1 1957	♀	*	6 J.	Retardierte Entwicklung. Erheblich verzögerte Sprachentwicklung	Vermag nicht zu sitzen. Gangerschwerung (Astasie). Geringgradiger Hydrocephalus	Hypotonie der Muskulatur	Idiotie

138	Bornstein	2		♀	*	7 J.	Zweieiige Zwillingsschwangerschaft. Ein Kind überlebt. Erethische Unruhe. Retardierte Entwicklung. Spricht nicht	Strabismus divergens		Idiotie
139	Bouchier		1957	♂	29 J.	49 J.	Einige Monate nach Gewalteinwirkung auf den Schädel durch Unfall ohne Bewußtlosigkeit traten generalisierte cerebrale Anfälle auf. Psychotische Erscheinungen. Wesensänderung	Stigmata degenerationes. Deformation der Hände	unauffällig	Bauhilfsarbeiter
140	Aldeghi u. Calvi		1958	♀	10 Mo.	5 J.	Retardierte körperliche und geistige Entwicklung. Astasie	Hoher Gaumen. Lingua bifida. Strabismus convergens li.	Extremitäten stehen in Beugestellung. Hemihypotrophie der li. Extremitäten. Zungenabweichen nach re., gesteigerte Reflexe li. > re. mit Fußklonus li. > re.	retardiert
141	Knittel u. Schmidt	1	1958	♂	?	24 J.	Schlechte Schulleistungen. Wird zur forensischen Begutachtung wegen Sexualdeliktes an Jugendlichen eingewiesen	normal	Lebhafte Reflexe mit Klonusneigung, sonst unauffällig	Ausgeprägter Schwachsinn

Lfd. Nr.	Autoren:	Jahr:	Geschlecht:	Alter des Patienten bei: erstmaliger Beobachtung von Auffälligkeiten	Alter des Patienten bei: Diagnosestellung	Subjektive Beschwerden und Anlaß, sich in ärztliche Behandlung zu begeben:	Allgemeiner Befund (inkl. somatische Dysplasien, Anomalien innerer Organe, des Skeletes u. a.):	Neurologischer Befund:	Psychischer Befund:
142		2	♀	?	27 J.	Cephalgien. Fokale Anfälle rechts	Sturge-Webersche Erkrankung. Turricephalie	Physiologische Eigenreflexe lebhaft, re. > li. Babinski re. suspekt. BDR re. < li.	Ausreichendes intellektuelles Niveau. Psychisch: Läppisch, aufdringlich, umständlich, weitschweifig
143	Michaux, Duche u. Feld	1959	♂	*	18 Mo.	Retardierte körperliche und geistige Entwicklung	Mikrobrachycephalie. Kurzer Hals. Angedeuteter Epicanthus. Mikrophthalmie. Pseudatrophie der Sehnerven (infolge Verzögerung der Myelinisierung). Kurze Finger. Polydaktylie bd. Füße (6 Zehen). Klumpfuß re. Hypotrophes Genitale: Kleines Membrum. Hypospadie. Fehlendes Scrotum	Unkoordinierte Bewegungen	erheblich retardiert

144	Fischer	1 1959	♀	16 J.	26 J.	Diffuse Cephalgien seit Pubertät	unauffällig	unauffällig	(normal) in Obertertia wegen Schwierigkeiten in sprachlichen Fächern abgegangen. Als Buchbinderin tätig (manuell sehr geschickt)
						Kommt wegen Ruptur eines Aneurysmas der A. basilaris ad exitum			
145		2	♂	*	18 J.	Als 2. Zwilling geboren. Retardierte Entwicklung. Anfälle: zunächst isoliertes Krampfen re. Gesichtshälfte, des re. Armes und Beines. Krampfanfälle mit Bewußtlosigkeit. Nach Anfällen Lähmung der Extremitäten re.	Adipositas. Feminine Behaarung, hoher Gaumen, Hohlfüße	Leichte Parese re. Arm. Athetoide Bewegungen der Arme. Dysdiadochokinese re. Pyramidenbahnzeichen re.	Hilfsschule. Hochgradig debil. Als Gärtner sehr sorgfältig, aber langsam
								Leichte Dysdiadochokinese rechts	untere Grenze der Norm
146		3	♂	11 J.	44 J.	Fokale Anfälle re., z. T. auch Bewußtlosigkeit, Absencen.			

Tabellarische Übersicht

Anzahl der Fälle: 146

Davon ♂: 74 (50,7%), ♀: 63 (43,1%)   nicht bekannt: 9 (6,2%)

Beginn der Erkrankung:

Von Geburt an	im 1. Lebj.	2.—6. Lebj.	6.—14. Lebj.	14.—20. Lebj.	20.—40. Lebj.	über 40	unbekannt
51 (34,9%)	28 (19,2%)	17 (11,6%)	6 (4,1%)	11 (7,6%)	10 (6,8%)	3 (2,0%)	20 (13,7%)

Diagnosestellung:

im 1. Lebj.	2.—6. Lebj.	6.—14. Lebj.	14.—20. Lebj.	20.—40. Lebj.	über 40	unbekannt
36 (24,7%)	38 (26,7%)	21 (14,4%)	5 (3,4%)	31 (21,4%)	8 (5,5%)	6 (4,1%)

Subjektive Beschwerden bzw. Anlaß, sich in ärztliche Behandlung zu begeben:

Gener. cerebr. Anfälle	Fokale Anfälle	Petit-mal	sonst. Anfälle u. Äquivalente	Anfälle insges.	Retardierte Entwicklung	zunehmende Makrocephalie	Psychotische Erscheinungen
38 (26,0%)	27 (18,5%)	3 (2,0%)	13 (8,9%)	80 (54,8%)	38 (26,0%)	12 (8,2%)	2 (1,4%)

Wesensänderung, Demenz	Kopfschmerzen	herabgesetzes Sehvermögen	Ernährungsstörung	Microcephalie, Muskelstarre	Hemiparese, Sprachstörung	schlaffe Parese	Sexualdelikt, geistiger Rückstand
5 (3,4%)	4 (2,7%)	1 (0,7%)	1 (0,7%)	1 (0,7%)	2 (1,4%)	1 (0,7%)	1 (0,7%)

Somatischer Befund:

Normal: 33 (22,6%) nicht bekannt: 33 (22,6%)

Bei 79 (54,9%) fanden sich folgende Symptome, zum Teil kombiniert:

Makrocephalie, Hydrocephalie	Mikrocephalie	Brachycephalie, Schädelasymmetrie	Hypertelorismus	Epicanthus	Gaumenanomalien, Nasenmißbildung, undiff. Ohrmuscheln
18 (12,3%)	6 (4,1%)	4 (2,7%)	6 (4,1%)	4 (2,7)	11 (7,6%)

Makroglossie	Opticusatrophie	Strabismus, Schwachsichtigkeit	Kolobom, Katarakt, Choreoiditis	Mikrophthalmie	Amaurose	Taubheit
2 (1,4%)	7 (4,8%)	17 (11,7%)	3 (2,0%)	2 (1,4%)	3 (2,0%)	1 (0,7%)

Körperl. Retardierung, Unterernährung	Hypospadie	Kongenitaler Herzfehler	Status Bonnevie-Ulrich	Sturge-Weber	Craneopharingeom	Status dysraphicus
8 (5,5%)	2 (1,4%)	1 (0,7%)	1 (0,7%)	1 (0,7%)	1 (0,7%)	2 (1,4%)

Inkretorische Störungen	Extremitäten-Anomalien	Hämangiom, Gefäßanomalien	WS-Anomalien Spina bifida	Diverticulum paraphysiae
8 (5,5%)	11 (7,6%)	3 (2,1%)	5 (3,4%)	1 (0,7%)

Tabellarische Übersicht (Fortsetzung)

Neurologischer Befund:
Normal: 20 (13,8%) (Davon 4 Fälle mit Strabismus als einziges Symptom, das unter dem somatischen Befund aufgeführt wurde)

Nicht bekannt: 35 (24,3%).

Bei 91 (62,3%) fanden sich folgende neurologische Symptome, zum Teil kombiniert:

Hemiparese	Diplegie, Paraplegie	Tetraplegie	Spastik, Rigidität der Muskulatur	Erhöhtes Reflexniveau	Pyramidenbahnzeichen	Abgeschwächte Reflexe	Hypotonie der Muskulatur
19 (13,0%)	6 (4,1%)	2 (1,4%)	10 (6,8%)	21 (14,4%)	17 (11,7%)	6 (4,1%)	11 (7,6%)

Wechselnder Tonus	Muskel-Atrophie (Hemiatrophie)	Muskelhypertrophie	Athetoide Bewegungen, Athetose	Facialisparese	Abweichen der Zunge	Nystagmus	Lähmung des III. Hirnnerven
1 (0,7%)	4 (2,7%)	2 (1,4%)	8 (5,5%)	5 (3,4%)	2 (1,4%)	5 (3,4%)	1 (0,7%)

Gesichtsfeldausfall	Aphasie, Dysarthrie	Hypomimie	Dysdiadochokinese	Tremor, Intentionstremor	Stereognost. Störungen	Ataxie	Romberg, Blindgangabweichungen
1 (0,7%)	2 (1,4%)	1 (0,7%)	5 (3,4%)	4 (2,7%)	2 (1,4%)	5 (3,4%)	2 (1,4%)

Ganganomalien	Trigeminus-hyperaesthesie	unterschiedliche BDR
2 (1,4%)	1 (0,7%)	1 (0,7%)

Psychischer Befund:

Normal (unauffällig)	8 (5,5%)
Fraglich unterbegabt	5 (3,4%)
Unterbegabt	38 (26,2%)
Retardiert	31 (21,2%)
Schwachsinn (ohne nähere Angaben)	3 (2,0%)
Debilität	7 (4,8%)
Imbezillität	2 (1,4%)
Idiotie	7 (4,8%)
unbekannt	38 (26,0%)
Wesensänderung	3 (2,0%)
Zunehmende Demenz	1 (0,7%)
Wesensbesonderheiten (bei normaler Intelligenz)	2 (1,4%)
Psychose (normale Begabung)	1 (0,7%)

V. Vorgeschichte, allgemeiner, neurologischer und psychischer Befund der 23 eigenen Beobachtungen

Krankengeschichten

Beobachtung 1

G. Str.: 5 Monate alter weiblicher Säugling, der wegen Verdachtes auf Toxoplasmose und wegen Zurückbleibens in der statischen und psychischen Entwicklung zur stationären Beobachtung überwiesen wird.

Familien-Anamnese: In der Familie ein Fall von Hydrocephalus. Sonst keine Nerven- oder Gemütsleiden, oder sonstige Erkrankungen bekannt.

Eigen-Anamnese: Normaler Geburtsverlauf nach normaler Schwangerschaft. Im Alter von 3 Monaten Otitis media. Seit dem 5. Lebensmonat generalisierte Krampfanfälle.

Allgemeiner Befund: Kräftiges, wohlgenährtes Kind in altersgemäßem Zustand. Körpergröße 65 cm (Norm: 65 cm), Körpergewicht 6,59 kg (Norm: 6,3 kg). Kleiner, birnförmiger Schädel mit fliehender Stirn, Kopfumfang 39 cm (Norm: 43 cm). Haut und sichtbare Schleimhäute gut durchblutet. Verstärkter Dermographismus. Internistisch unauffälliger Befund.

Neurologischer Befund: Keine Hirnnervenausfälle. Tonus der Muskulatur vor allem an den oberen Extremitäten spastisch erhöht, an den unteren Extremitäten nur angedeutet. Lebhaftes, seitengleiches Reflexniveau.

Augenärztliche Untersuchung: Augenstellung nach unten, horizontale nystagmoide Bewegungen. Fundus: Re. und li. ausgedehnte ringförmige chorioideal-atrophische Herde. Stellenweise völliger Schwund von Aderhaut- und Pigmentepithel. Papillenkonus scharf begrenzt. Gefäße etwas eng. Augenärztliche Diagnose: Sabin-Feldmann-Syndrom.

Der *Sabin-Feldmann-Test* ist sowohl beim Kind als auch bei der Mutter negativ, ebenso die *Luesreaktionen. Komplement-Bindungsreaktion* auf Listeriose negativ.

Liquor: Unauffälliger Befund.

Pneumencephalogramm: Mächtig erweiterte, plumpe Seitenventrikel. Die Innenflächen der Vorderhörner sind konkav. Der III. Ventrikel ist mächtig ballonförmig erweitert und liegt nach cranial zwischen beiden Seitenventrikeln.

Diagnose: Agenesie des Corpus callosum.

Nachuntersuchung im Alter von 3 Jahren und 4 Monaten:

Zwischen-Anamnese: In der Zwischenzeit traten mehrfach generalisierte cerebrale Krampfanfälle auf. Anfallsdauer 5 bis 10 min. Das Kind ist statisch und psychisch erheblich zurückgeblieben, spielt noch nicht, ist noch nicht sauber, sehr unruhig, vor allem nachts. Körperlänge 89 cm (Norm: 94 cm), Körpergewicht 8,8 kg (Norm: 14,2 kg). Mikrocephalie. Kopfumfang 42 cm (Norm: 49 cm). Liegt mit angewinkelten Armen und Beinen im Bett. Dürftiger Allgemeinzustand. Nur gering ausgebildetes Unterhautfettgewebe. Haut und sichtbare Schleimhäute mäßig durchblutet. Stehen und Sitzen nicht möglich. Beim Hochnehmen fällt der Kopf nach vorne. Internistisch kein auffälliger Befund.

Neurologischer Befund: Häufiger spontane, ausfahrende, athetoide Bewegungen. Hypotonie der gesamten Muskulatur. Adduktorenspasmus beiderseits mit Überkreuzen beider Beine. Beiderseits Spitzfußstellung bzw. Hohlfuß. Beiderseits gesteigerte physiologische Eigenreflexe mit Klonusneigung. Babinski negativ.

Psychischer Befund: Reagiert nicht auf Anruf, völlige Beziehungslosigkeit zur Umwelt. Hochgradige geistige Unterentwicklung.

Beobachtung 2

U. Fe.: 8 Monate alter, weiblicher Säugling, der wegen Zurückbleibens der statischen und psychischen Entwicklung zur stationären Untersuchung überwiesen wird.

Familien-Anamnese: In der Familie Vater und Mutter an Tuberkulose erkrankt, jedoch erst 5 Monate nach der Geburt des Kindes in Behandlung gekommen. Sonst keine Nerven-, Gemütsleiden oder sonstige Erkrankungen bekannt.

Eigen-Anamnese: Normale Geburt nach unauffälligem Schwangerschaftsverlauf. Angeblich zunächst normale Entwicklung. Den Großeltern fiel jedoch auf, daß das Kind zurückblieb. In den letzten Wochen kommt es zunehmend zu merkwürdigen Zuckungen, wobei das Kind den Kopf nach hinten in die Kissen bohrt, mit Opisthotonus, dabei starrer Blick nach oben.

Allgemeiner Befund: Körpergröße 67 cm (Norm 70 cm), Körpergewicht 7,4 kg (Norm: 6,7 kg), Kopfumfang 41 cm (Norm 45 cm). Kurzer und gedrungener Hirnschädel. Ausreichender Ernährungszustand. Haut und Schleimhäute gut durchblutet. Normaler Turgor der Haut, normale Fettpolster. Internistisch kein auffälliger Befund.

Neurologischer Befund: Leichter Opisthotonus. Keine Hirnnervenausfälle. Pupillen reagieren lebhaft auf Licht. Physiologische Eigenreflexe an den oberen Extremitäten von mittlerer Stärke auslösbar. PSR gesteigert, beiderseits verbreiterte Provokationszonen, links Patellarklonus. Babinski beiderseits positiv; beiderseits leichte Spitzfußstellung.

Sabin-Feldmann-Test: negativ.

Liquor: unauffälliger Befund.

Pneumencephalogramm: Diastase der Vorderhörner der Seitenventrikel, die stierhornförmig nach cranio-lateral ausgezogen sind. Erweiterter, nach cranial reichender III. Ventrikel. Plumpe, hochgestellte Hinterhörner. Massive subarachnoideale Luftfüllung, vor allem über frontalen Hirnanteilen.

Diagnose: Agenesie des Corpus callosum.

Psychischer Befund: Das Kind reagiert nicht altersentsprechend, fixiert nicht, lächelt nicht, greift nicht, sitzt nicht.

Beurteilung: Imbezillität.

Beobachtung 3

H. St.: 1;3 Jahre altes weibliches Kleinkind. Wird wegen verzögerter statischer und psychischer Entwicklung zur stationären Untersuchung und Behandlung eingewiesen.

Familien-Anamnese: In der Familie keine Nerven- oder Gemütskrankheiten bekannt, auch keine Anfalleiden. 2 jüngere Geschwister. Das älteste Kind — ein 5jähr. Mädchen — leidet an einer kongenitalen Katarakt.

Eigen-Anamnese: Nach komplikationslosem Schwangerschaftsverlauf normale Geburt. Verzögerte Entwicklung. Kind vermag nicht allein zu sitzen, den Kopf nicht zu halten, klappt wie ein Taschenmesser zusammen, richtet sich nicht von allein auf.

Allgemeiner Befund: Körperlänge 77 cm (Norm: 77 cm), Körpergewicht 9,49 (Norm: 10,0 kg). Mikrocephal konfigurierter Schädel. Kopfumfang 42,5 cm (Norm: 47,5 cm). Fontanellen geschlossen. Haut und sichtbare Schleimhäute gut durchblutet. Internistisch unauffälliger Befund.

Somatische Dysplasien: Tatzenhände, beiderseits leichte Ptosis.

Komplement-Bindungs-Reaktion auf Listeriose: negativ.

Agglutinationsreaktion auf Listeriose: 1 : 320.

Sabin-Feldmann-Test: negativ.

Lues-Reaktionen im Serum: negativ.

Pneumencephalogramm: Plumpe, nach cranio-lateral spitz zulaufende Vorderhörner. Der III. Ventrikel ist birnförmig erweitert und nach cranial verlagert. Vermehrte Subarachnoidealfüllung.

Diagnose: Agenesie des Corpus callosum.

EEG: Ableitung im Wachzustand. Über allen Registrierpunkten herrschen 5—7/sec-Zwischenwellen von 40—70 mV. Kein periodischer Aktivitätswechsel. Keine Seitendifferenz, keine pathologischen Potentiale. Vorwiegend bilaterale Synchronisation. Insgesamt altersentsprechend.

Psychischer Befund: Kind ist ansprechbar, lächelt, greift nach vorgehaltenen Gegenständen. Rückstand in der psychischen Entwicklung.

Beobachtung 4

K. Th.: 1;5 Jahre altes männliches Kleinkind, wird wegen Zurückbleibens der statischen und psychischen Entwicklung und wegen akuter Ernährungsstörungen zur Klärung der Diagnose eingewiesen.

Familien-Anamnese: In der Familie keine Nerven-, Gemütsleiden oder sonstige Erkrankungen bekannt. Eltern gesund, 3 gesunde Geschwister. Eine Schwester mit 8 Monaten an Pneumonie verstorben. 2 Fehlgeburten der Mutter.

Eigen-Anamnese: Schwangerschaft und Geburtsverlauf normal. 8 Monate gestillt. Nach dem Abstillen schlechte Gewichtszunahme, da das Kind keine Breikost zu sich nimmt. Verzögerung der statischen Entwicklung.

Allgemeiner Befund: Graublasse Hautfarbe. Körpergröße 68 cm (normal 80 cm), Körpergewicht 6,52 kg (Norm: 10,9 kg). Kopfumfang 45 cm (Norm: 47 cm). Mikrocephalie. Insgesamt atrophische Muskulatur, nahezu fehlende Fettpolster, schlechter Hautturgor. Wirkt bei der Untersuchung insgesamt sehr schwach und apathisch.

Somatische Dysplasien: Breite Nasenwurzel und Nasenflügel.

Neurologischer Befund: Keine sicheren Hirnnervenausfälle. Pupillen mittelweit und rund, seitengleich, reagieren auf Licht. Allgemein lebhafte bis gesteigerte physiologische Eigenreflexe, seitengleich. Keine klonischen Zuckungen. Gekreuzter Adduktorenreflex. Adduktorenspasmus sowie Spastizität der Arme und Beine. Spontan-Babinski beiderseits.

Luesreaktionen im Blut und Liquor: negativ.

Sabin-Feldmann-Test: negativ.

Komplement-Bindungsreaktion auf Listeriose: negativ.

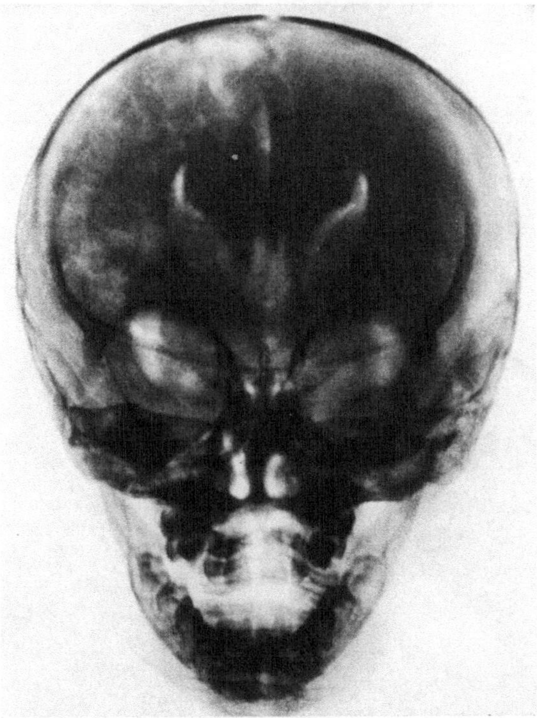

Abb. 1. Beobachtung 4. PEG im a. p. Strahlengang (siehe PEG-Befund)

Pneumencephalogramm (Abb. 1—4): Auf den a. p.-Aufnahmen Diastase der erweiterten, stierhornförmig nach cranio-lateral ausgezogenen Seitenventrikel. Die medialen Flächen beider Seitenventrikel sind konkav. Das linke Hinterhorn ist im Vergleich zu dem rechten weiter. Der III. Ventrikel ist birnförmig erweitert und reicht nach cranial zwischen die Seitenventrikel. Corticale Veränderung über der rechten Großhirnhemisphäre.

Diagnose: Agenesie des Corpus callosum.

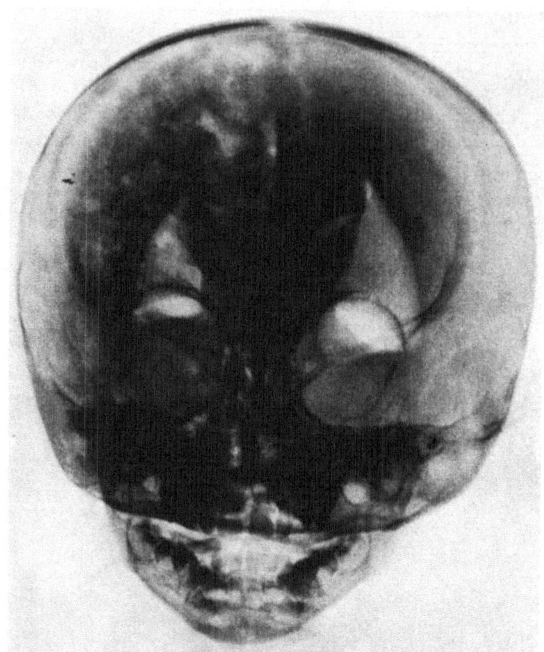

Abb. 2. Beobachtung 4. PEG im p. a. Strahlengang (siehe PEG-Befund)

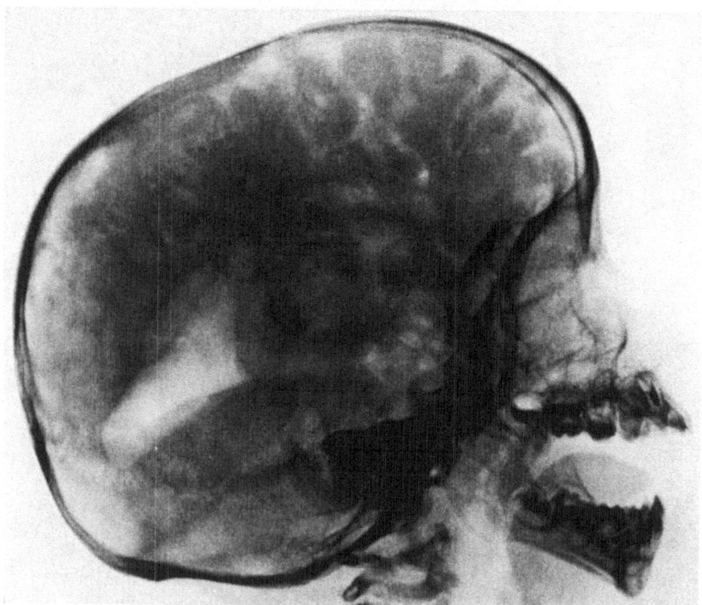

Abb. 3. Beobachtung 4. PEG im seitlichen Strahlengang (siehe PEG-Befund)

EEG: Mit gelegentlichen cerebralen Rhythmenbildungen in Form unregelmäßiger, flacher, 4—5 sec-Zwischenwellen. Keine Seitendifferenz, keine Krampfströme.

Psychischer Befund: Imbezillität.

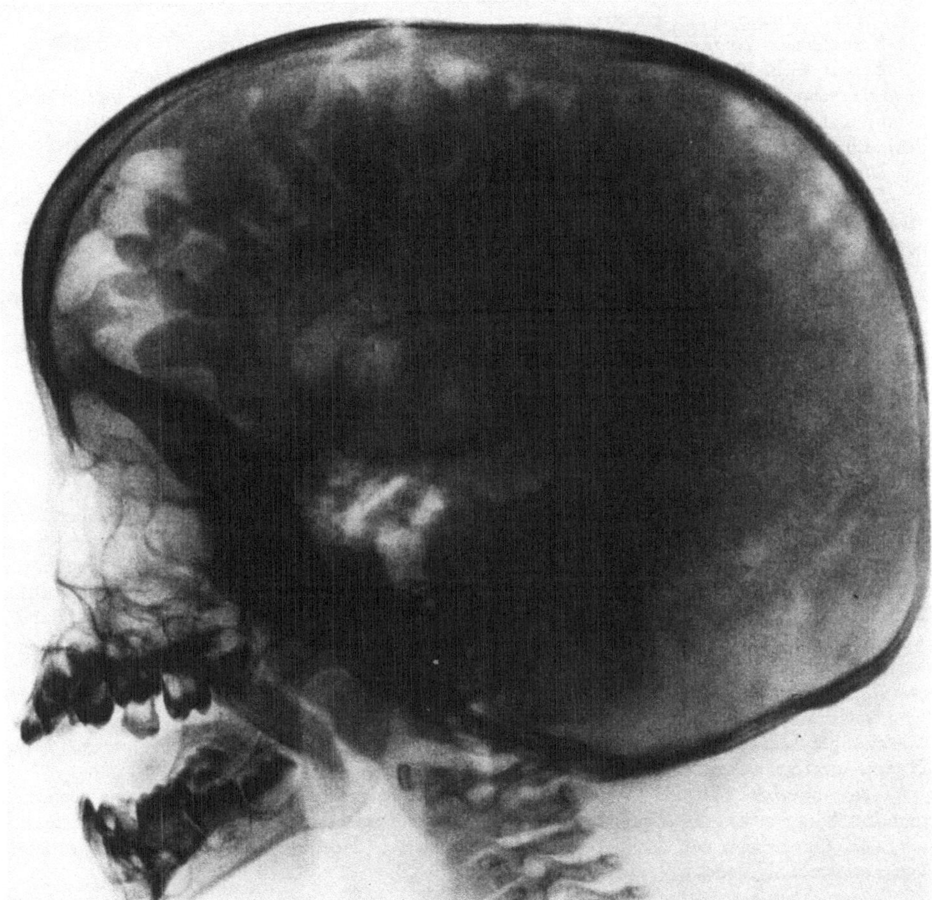

Abb. 4. Beobachtung 4. PEG im seitlichen Strahlengang hinten aufliegend (siehe PEG-Befund)

Beobachtung 5

H. Ta.: 2;1 Jahre altes männliches Kleinkind. Wird wegen Nickkrämpfen zur Klärung der Diagnose und zur Behandlung eingewiesen.

Familien-Anamnese: In der Familie keine Nerven- und Gemütsleiden bekannt, insbesondere keine Anfalleiden. 3 jüngere Geschwister, gesund.

Eigen-Anamnese: Normale Geburt nach unauffälligem Schwangerschaftsverlauf. Mit 6 Monaten sitzen, mit 16 Monaten frei laufen. Seit dem 1. Lebensjahr Nickkrämpfe; Dauer etwa 1—2 min. Im Alter von anderthalb Jahren kommt es erstmalig zu einem generalisierten cerebralen Krampfanfall. Kein Einnässen. Dauer des Anfalles 5—6 min. Medikation: Prominaletten. In der Folgezeit treten keine großen Anfälle auf, sondern nur noch Nickanfälle. — 8 Tage vor der Aufnahme wurden sämtliche Medikamente abgesetzt. Seit dieser Zeit Zunahme der Nickkrämpfe und ein Tag vor der Aufnahme generalisierter cerebraler Krampfanfall.

Allgemeiner Befund: Guter Ernährungs- und Körperzustand. Größe 90 cm (Norm: 86 cm). Kopfumfang 47 cm (Norm: 48 cm). Guter Turgor, Haut und sichtbare Schleimhäute gut durchblutet. Internistisch kein auffälliger Befund.

Neurologischer Befund: Keine Hirnnervenausfälle. Physiologische Eigenreflexe mittelstark, seitengleich auslösbar. Sonst neurologisch unauffälliger Befund.

Augenärztlicher Befund: Beiderseits hochgradige Myopie.

Luesreaktionen im Serum und Liquor: negativ.

Sabin-Feldmann-Test: negativ.

Komplement-Bindungsreaktion auf Listeriose: negativ.

Liquor: G.E. 50, 4 mg-%, sonst unauffälliger Befund.

Pneumencephalogramm: Diastase der beiden Vorderhörner, die nach cranio-lateral spitz zulaufen. Der III. Ventrikel ist erweitert und nach cranial verlagert. Vermehrte subarachnoideale Luftfüllung, vor allem im frontalen Bereich.

Diagnose: Agenesie des Corpus callosum.

EEG: In den artefaktfreien Strecken ist dominierende 6/sec-Grundaktivität von 30 bis 40 mV vorhanden, in die gelegentlich träge und flache 2—3/sec-Wellen eingestreut sind. Kein periodischer Aktivitätswechsel, keine Seitendifferenz. Die bilaterale Synchronisation erstreckt sich sowohl auf die schnelle als auch auf die langsame Aktivität.

Psychischer Befund: Unruhiges Kind, das sich im Bett hin und her wirft, nicht fixierbar, reagiert nicht auf Ansprechen. Erheblicher erethischer Schwachsinn.

Beobachtung 6

H. Re.: 3;6jähr. männliches Kleinkind, wird von den Eltern wegen geistiger Retardierung und motorischer Unruhe in die Klinik gebracht.

Familien-Anamnese: Angeblich in der Familie keine Nerven- oder Gemütsleiden.

Eigen-Anamnese: Unauffälliger Schwangerschaftsverlauf, angeblich normale Geburt. Seit der 2. Lebenswoche generalisierte cerebrale Krampfanfälle, zunächst mehrmals täglich, nach einigen Wochen etwa täglich ein Anfall. Seit dem 5. Lebensmonat keine Anfälle mehr. Im Alter von 6 Monaten Mittelohrentzündung, ohne Komplikationen. Zunächst gute körperliche Entwicklung. Bleibt in der geistigen Entwicklung zurück, kann nur „Mama" und „Papa" sprechen. Mit anderthalb Jahren sitzen, mit zweieinhalb Jahren laufen gelernt. In den letzten Monaten unruhiger geworden, weint häufig, muß gefüttert werden.

Allgemeiner Befund: Größe 97 cm (Norm: 98 cm), Gewicht 15,4 kg (Norm: 15,6 kg), Kopfumfang 50 cm (Norm: 49 cm). Altersentsprechendes Kind in gutem Ernährungszustand. Mittellanger Schädel, normale Konfiguration. Tiefliegende Augen. Rachitischer Thorax. Innere Organe nicht krankhaft verändert. Luesreaktionen negativ.

Neurologischer Befund: Augen in Strabismus-convergens-Stellung, der linke Facialismundast hängt etwas. Eigenreflexe an den oberen und unteren Extremitäten mittelstark, seitengleich. Oppenheim und Mendel-Bechterew li. positiv. Leichter Hypertonus der Muskulatur. Gang schwerfällig, jedoch ohne fremde Hilfe möglich.

Liquor (lumbal): normale Werte.

Pneumencephalogramm: Im sagittalen Strahlengang annähernd seitengleiche Seitenventrikel, die zart halbmondförmig von mediocaudal nach cranio-lateral verlaufen. Beide Hinterhörner sind plump dargestellt. Hochstehender, längs-ovaler III. Ventrikel, der nach cranial hin bis zwischen die unteren Anteile der Seitenventrikel reicht.

Diagnose: Agenesie des Corpus callosum.

Psychischer Befund: Ein flüchtiger Kontakt kann durch mechanische Reize hergestellt werden. Meist unbeteiligte Haltung und dysphorische Stimmung. Summt monoton vor sich hin, spricht nur „Mama" und „Papa", versteht einfache Aufforderungen nicht. Ergreift planlos und zufällig Gegenstände, stereotype Bewegungen.

Beobachtung 7

H. Ge.: 3;9jähr. Mädchen; wird wegen generalisierter Krampfanfälle in stationäre Behandlung überwiesen.

Familien-Anamnese: Gesunde Eltern, in der Familie keine Nerven- oder Gemütsleiden bekannt, insbesondere keine Anfallsleiden.

Eigen-Anamnese: Normale Geburt nach unauffälliger Schwangerschaft. Bis zum 11. Lebensmonat angeblich normale Entwicklung. Seit dieser Zeit vereinzelt Krampfanfälle, nach

Angaben der Eltern zunächst nur tonisch, etwa 5 min anhaltend. 4 Monate vor der stationären Aufnahme (3;5 Jahre alt) erstmalig generalisierter cerebraler Krampfanfall, von etwa 3—4 min Dauer, ohne Einnässen und Zungenbiß. In der Folgezeit zwei weitere generalisierte cerebrale Krampfanfälle mit terminalem Schlaf. Das Kind vermag nicht zu sprechen, kann nicht laufen.

Allgemeiner Befund: Körperlänge 82 cm (Norm: 98 cm), Körpergewicht 10,5 kg (Norm: 15,3 kg). Mikrocephalie; Kopfumfang 43,5 cm (Norm: 48 cm). Die Mikrocephalie betrifft vor allem den Hirnschädel. Eiförmige Gesichtsform. Reduzierter Ernährungszustand. Haut und sichtbare Schleimhäute mäßig durchblutet. Unterhautzellgewebe spärlich entwickelt. Internistischer Befund unauffällig.

Somatische Dysplasien: Schlitzförmige, nach lateral hin ansteigende Lidspalten. Deutliche Prognathie. Hoher, spitzer Gaumen. An beiden Händen ist der 5. Finger nach einwärts gebogen, ebenso am rechten Fuß die 5. Zehe. Handgelenke beiderseits überstreckbar.

Neurologischer Befund: Strabismus convergens rechts. Hypomimie. Das Kind vermag nicht zu stehen, der Kopf kann beim Aufsetzen nicht gehalten werden. Ausgeprägte Hypotonie der Extremitätenmuskulatur. Eigenreflexe seitengleich, lebhaft auslösbar. PSR: lebhaft bis gesteigert, mit Verbreiterung der Provokationszonen. Tonus der Muskulatur spastisch erhöht. Beim Greifen ataktische Bewegungen.

Wa.R. im Serum: negativ.

Liquor: unauffällig.

Pneumencephalogramm: Auf den a. p. Aufnahmen sind die Vorderhörner spaltförmig dargestellt mit Ausziehung der Oberkanten nach cranio-lateral. Der birnförmig erweiterte III. Ventrikel erstreckt sich nach cranial zwischen die unteren Drittel der Seitenventrikel. Vermehrte Impressiones digitatae.

Diagnose: Agenesie des Corpus callosum.

Psychischer Befund: Greift zögernd, mit ataktischen Bewegungen, nach vorgehaltenen Gegenständen. Nimmt an der Umgebung nur wenig Anteil. Keinerlei Lautäußerungen, liegt ruhig und teilnahmslos im Bett. Hochgradige Imbezillität.

Beobachtung 8

B. Ov.: Das 3;11jähr. weibliche Kleinkind wird wegen Zurückbleibens der statischen und psychischen Entwicklung zur Klärung der Diagnose eingewiesen.

Familien-Anamnese: In der Familie keine Nerven- oder Gemütskrankheiten, insbesondere keine Anfalleiden, bekannt. Eltern gesund, 3 gesunde Geschwister.

Eigen-Anamnese: Im 6. Schwangerschaftsmonat starke Pyelitis. Normale Geburt. Gleich nach der Geburt fiel ein Augenfehler auf, in der Folgezeit kam es zu erheblicher Opisthotonushaltung des Kopfes. Verzögerte statische und psychische Entwicklung. Spricht kaum, versteht jedoch einfache Aufforderungen; kaut nicht, schluckt ungenügend.

Allgemeiner Befund: Körperlänge 104 cm (Norm: 99 cm), Körpergewicht 12,5 kg (Norm: 15,5 kg), Fettpolster dürftig entwickelt. Mikrocephal konfigurierter Schädel, Kopfumfang 45 cm (Norm: 49 cm) Hautturgor stark herabgesetzt. Haut und sichtbare Schleimhäute ausreichend durchblutet. Ausreichend entwickelte Muskulatur. Das linke Bein erscheint erheblich kürzer als das rechte, schnappende Hüfte links.

Somatische Dysplasien: 2. und 3. Zehe im Grundgelenk des linken Fußes zusammengewachsen. Differente, jedoch wohlgestaltete Ohren.

Neurologischer Befund: Opisthotonushaltung. Keine sicheren Hirnnervenausfälle. Erhebung des neurologischen Status wegen der andauernden motorischen Unruhe stark erschwert. Zeitweise choreatiforme Bewegungsunruhe. Spontan-Babinski links.

Röntgenologisch: Subluxationsstellung des Hüftgelenks. Das rechte Bein wird beim Gehen schräg nach außen abgespreizt. Beine in Valgusstellung.

Augenärztlicher Befund: Re. Auge: Lidspalten horizontal und vertikal deutlich kleiner als links. Stark verkleinerter Bulbus. Hornhaut nur zum kleinsten Teil einigermaßen klar. Ausgedehnte Randbezirke zeigen einen lederhautähnlichen Charakter. Hinter der Hornhaut scheint keine Vorderkammer, sondern nur Irisgewebe vorhanden zu sein. — Li. Auge: Lider und Lidspalten sowie Bulbus von richtiger Größe und Gestalt. Pupille reagiert prompt und erweitert sich auch auf Mydriaticawirkung gut. Die Linse ist klar, soweit zu beurteilen.

Diagnose: Mikrophthalmus rechts mit Mißbildung der Hornhaut. Hornhautmißbildung links. Das Fehlen von Verwachsungen der Regenbogenhaut mit der Hornhaut oder der Linse und die tiefe Lage der Hornhauttrübung sprechen eher für eine Mißbildung als für eine Entzündungsfolge.

Luesreaktionen im Serum: negativ.

Sabin-Feldmann-Test: negativ.

Liquor: unauffälliger Befund.

Pneumencephalogramm: Auf den a. p.-Aufnahmen sind die beiden Seitenventrikel (der linke ist nur angedeutet gefüllt) nach lateral verlagert. Die dorsale Kante des Vorderhornes des rechten Seitenventrikels ist stierhornförmig nach cranio-lateral ausgezogen, die mediale Fläche konkav. Mächtige Erweiterung vor allem li. und Diastase der beiden plumpen Hinterhörner. Der III. Ventrikel ist ballonförmig mächtig erweitert und reicht weit nach cranial. Er mißt in größter Ausdehnung 25 cm.

Diagnose: Agenesie des Corpus callosum.

EEG: Spontanableitung undurchführbar. Ableitung nach i. v. Gabe von 2,5 cm^3 Eunarcon: Vorwiegend 14—16/sec-β-Wellen von 40—70 mV. Deutliche bilaterale Synchronisation.

Psychischer Befund: Das Kind wirft sich wild hin und her, schlägt sich mit den Fäusten ins Gesicht, läßt sich nicht beruhigen oder ablenken.

Beobachtung 9

M. Ge.: 4jähr. männliches Kleinkind, wird wegen retardierter Entwicklung eingewiesen.

Familien-Anamnese: Vater in der Volksschule zweimal sitzengeblieben, dann Hilfsschule. Soll im Januar 1955 seine Frau ermordet haben und verbüßt deshalb eine Zuchthausstrafe. Nach der Urteilsbegründung handelt es sich um einen asozialen, zur Brutalität neigenden Debilen, bei dem die Voraussetzungen des § 51, Abs. 2 StGB. vorliegen. Durch Eigentums- und Roheitsdelikte war er häufig straffällig geworden. In der mütterlichen Familie Belastung mit angeborenen Hüftgelenksluxationen. Mutter erkrankte im Alter von 3 Jahren an Poliomyelitis.

Eigen-Anamnese: Während der Schwangerschaft angeblich Nierenerkrankung. Normale Geburt. Sechs Wochen gestillt, mit 6 Monaten Pneumonie und Masern, mit 8 Monaten Keuchhusten. Kein selbständiges Gehen und Sprechen. Das Kind kam aus dem Waisenhaus in eine orthopädische Klinik, wo eine leichte Pfannendysplasie festgestellt wurde. Durch Massage, Bewegungs- und Gehübungen besserte sich der Zustand deutlich, zuletzt wurden zaghafte Gehversuche gemacht. Die Sprachentwicklungsverzögerung hingegen ließ sich nicht beeinflussen.

Allgemeiner Befund: Größe: 93 cm (Norm: 100 cm), Gewicht: 12,0 kg (Norm: 15,8 kg). Blasse, trockene Haut, geringer Turgor.

Somatische Dysplasien: Überstreckbare Hand- und Fingergelenke, nach distal verjüngte Finger, Kleinfinger in allen Gelenken gebeugt. Brachycephaler Schädel, Umfang: 47 cm (Norm: 49 cm); breite, flache Nasenwurzel; Hypertelorismus; Diastase der Schneidezähne.

Neurologischer Befund: Pupillen rund, weit, rechts > links, reagieren auf Licht und Konvergenz. Grobschlägiger Endstellnystagmus. Hypomimie. BDR beiderseits sehr schwach erhältlich. Eigenreflexe in geringer Stärke auslösbar, ohne sichere Seitendifferenzen. Hypotonie der Extremitäten-Muskulatur mit zeitweilig einschießenden Spasmen, vorwiegend an den Beinen, rechts ausgeprägter als links. Koordination und Diadochokinese unsicher. Freies Stehen breitbeinig mit gebeugten Knien. Deutliches Schwanken bei ruckweiser Innervation einzelner Muskelgruppen. Ohne Unterstützung nur wenige ataktische, unsichere Schritte möglich. Greifbewegungen deutlich ataktisch.

Liquor: normale Werte.

Pneumencephalogramm: Im sagittalen Strahlengang erhebliche Diastase der Seitenventrikel nach lateral. Die medialen Flächen der Seitenventrikel sind konkav, die Oberkanten der Seitenventrikel sind spitzwinkelig, stierhornförmig nach cranial ausgezogen. Im unteren Abschnitt sind die Seitenventrikel erheblich erweitert. Cranialverlagerung des mäßig erweiterten III. Ventrikels.

Diagnose: Agenesie des Corpus callosum.

EEG: Ableitung im Wachzustand bei geöffneten Augen; zahlreiche Unruhe- und Muskelartefakte. Eine geregelte Rhythmenbildung ist nicht erkennbar. Es bestehen über den frontalen und parietalen Hirnregionen unregelmäßige 4—7/sec-Zwischenwellen von gleichmäßiger Amplitude (30—50 mV). Keine Seitendifferenz, keine Krampfpotentiale. Eine bilaterale Synchronisation ist auch in den bipolaren Reihenableitungen nicht eindeutig nachweisbar.

Psychischer Befund: Sowohl in der Kindergemeinschaft als auch in der Einzelsituation ist das Kind vom ersten Tag an freundlich, zutraulich und anschmiegsam. Der Sprachschatz ist sehr gering, einige wenige Gegenstände werden richtig benannt. Farben vergleichen gelingt nicht, ebenfalls versagt das Kind beim Nachsprechen von zwei Zahlen und eines 6-Silbensatzes. Beim Spielen ist es relativ ausdauernd, manuell aber recht ungeschickt. Durch Gymnastik, Massage und Gehübungen bessert sich der Gang deutlich. Das Kind arbeitet relativ gut mit, es ist beim Essen noch unselbständig, kann aber allein aus einer Tasse trinken. Es besteht ein geistiger Rückstand vom Grade einer Debilität.

Beobachtung 10

E. Gi.: 7;7jähr. Mädchen wird eingewiesen wegen erheblicher Erziehungsschwierigkeiten. Zerstörungswut, Schulversagen.

Familien-Anamnese: Adoptivkind. Leibliche Eltern gesund, keine Nerven- oder Geisteskrankheiten in der Aszendenz. Geordnete häusliche Verhältnisse.

Eigen-Anamnese: Normaler Schwangerschafts- und Geburtsverlauf, unauffällige Entwicklung im Säuglingsalter. Seit dem 2. Lebensjahr zunehmend schwierig im Umgang, widersetzlich, schlägt nach der Mutter, zerstört Gegenstände. Unverträglich Kindern gegenüber. Im 2. Lebensjahr Pneumonie, mit 5 Jahren Pertussis. Bis zum 6. Lebensjahr Bronchialasthma, nach zwei Kuren angeblich ausgeheilt. Allergie gegen Barbiturate, Penicillin, Brom, Fischeiweiß. Vom Schulbesuch ein Jahr zurückgestellt. Unkonzentriert, zu planvollem Spiel nicht fähig, unberechenbares Verhalten. Hilfsschulbesuch, dürftige Leistungen; sehr störend.

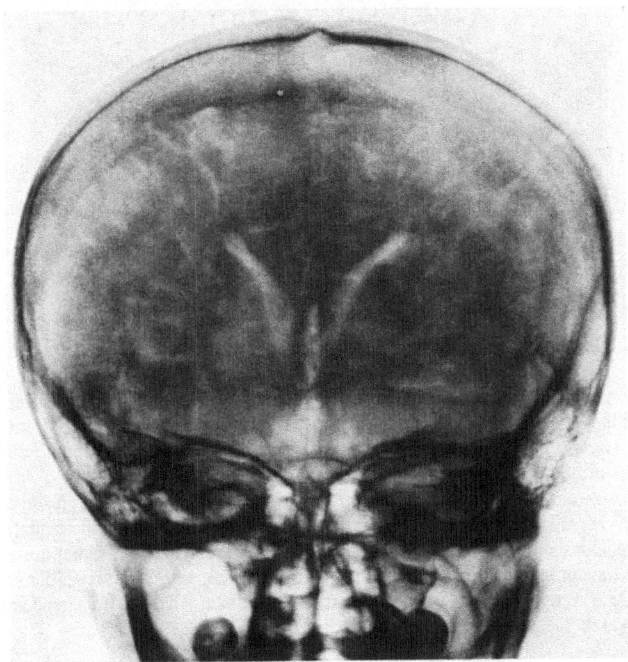

Abb. 5. Beobachtung 10. PEG im a. p. Strahlengang (siehe PEG-Befund)

Allgemeiner Befund: Größe und Gewicht im Bereich der Durchschnittsnorm. Chronisches, schuppendes Ekzem an den Händen. Geringgradige Schädeldysplasien, niedrige Stirn, undifferenzierte Ohrmuscheln.

Neurologischer Befund: Konvergenzschwäche links; Hypomimie, Hypotonie der Extremitäten-Muskulatur mit Überstreckbarkeit der Hand- und Fingergelenke; Dysdiadochokinese, gestörte Feinmotorik.

Augenärztlicher Befund: Keine Besonderheiten.

Sabin-Feldmann-Test: 1 : 1000.

Komplementbindungsreaktion: Titer 1 : 5 + +.

Liquor: normale Werte.

Pneumencephalogramm (Abb. 5—6): Auf den a. p.-Aufnahmen stirnhornförmig nach oben-lateral ausgezogene Vorderhörner. Diastase der Seitenventrikel. Hochstehender III. Ventrikel. Bei der Aufnahme im p. a.-Strahlengang Verplumpung der Hinterhörner. Im seitlichen Strahlengang radiär angeordnete Sulci. Grobstrichige Subarachnoidealzeichnung, besonders im Frontalbereich.

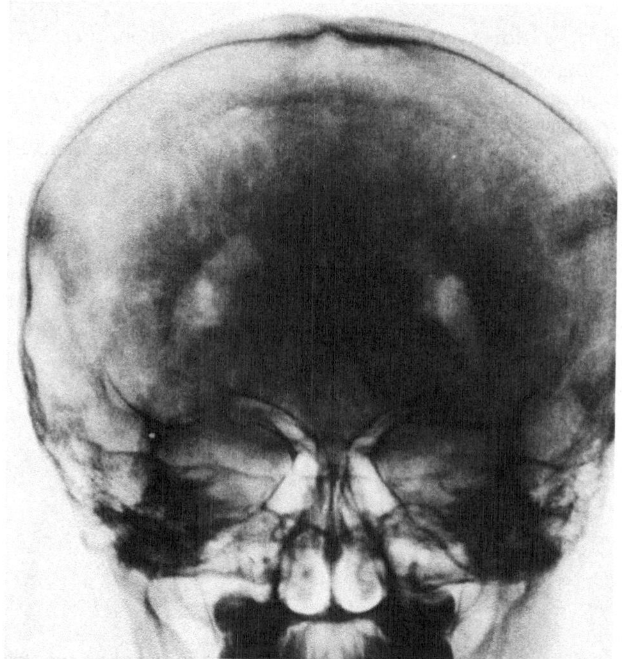

Abb. 6. Beobachtung 10. PEG im p. a. Strahlengang (siehe PEG-Befund)

EEG: Dysrhythmisches EEG mit paroxysmalem Auftreten von spikes and waves und gelegentlichen Poly-spike-waves-Mustern (3/sec). Bei Hyperventilation Zunahme der Dysrhythmie und Auftreten eines 3—4/sec-Rhythmus von überhöhten Wellen, denen gelegentlich steile Entladungen eingelagert sind. Kein eindeutiger Herdbefund.

Psychischer Befund: Verlängerte Heimwehreaktion, zaghaft, ängstlich, in der Kindergemeinschaft anfangs unverträglich, später gut einzuordnen, hilfsbereit, diszipliniert. In der Klinikversuchsschule zurückhaltend, gutwillig, jedoch ohne Gespür für die Grenzen seines Leistungsvermögens. Hat kaum die Kenntnisse eines Schulanfängers. Schulreife-Test nach A. Kern: Schulreife fraglich. Entwicklungstest nach Bühler-Hetzer: Entwicklungsrückstand 3;0 Jahre, Entwicklungsalter 4;8 Jahre, Entwicklungs-Quotient 0,61.

Beobachtung 11

K. H. Mü.: 8;4jähr. Junge wird zur Klärung der Diagnose und zur Frage der Schul- und Bildungsfähigkeit eingewiesen.

Familien-Anamnese: Familie wohnt beengt in asozialem Milieu. Mutter primitiv, geschwätzig. Vater z. Z. ordentlich und solide, soll früher stark getrunken haben. Großvater

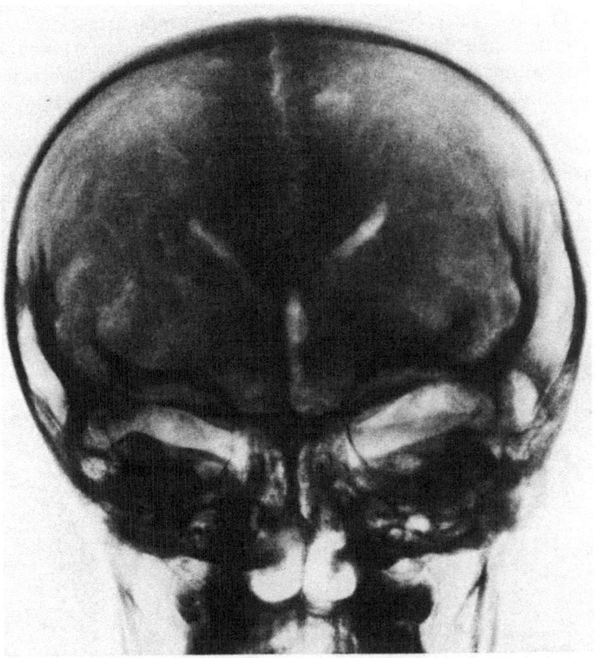

Abb. 7. Beobachtung 11. PEG im a. p. Strahlengang (siehe PEG-Befund)

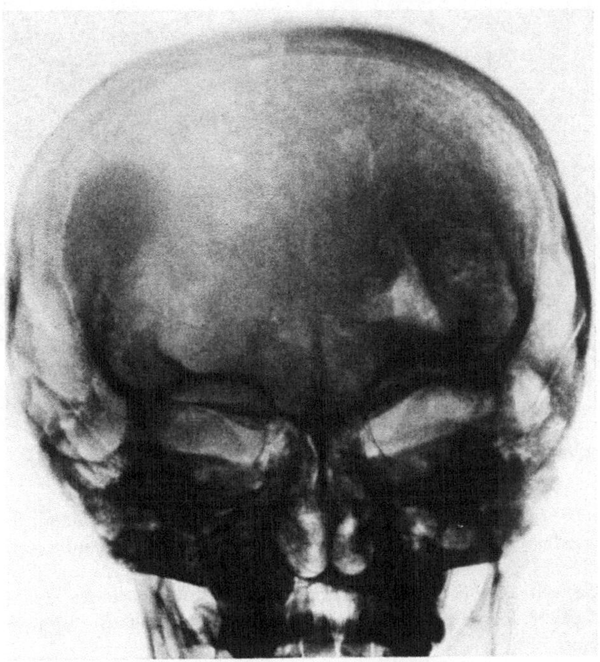

Abb. 8. Beobachtung 11. PEG im p. a. Strahlengang (siehe PEG-Befund)

väterlicherseits verstarb an einer Nervenkrankheit. Ururgroßmutter mütterlicherseits litt an „Verfolgungswahn". Bei einer Halbschwester traten im Alter von 11—12 Jahren akustische und optische Halluzinationen auf. Nach 6 Monaten klangen die psychotischen Erscheinungen ab. Aus der 6. Volksschulklasse entlassen. Ein 5jähr. Bruder des Patienten ist gesund, geistig rege.

Eigen-Anamnese: Normale Geburt; mit 1¼ Jahren sprechen, mit 2 Jahren laufen gelernt. Im Alter von einem Jahr Gehirnhautentzündung, mehrmalige Behandlung in einer Klinik; danach langsame Erholung. Immer unruhig gewesen, erheblich verstärkt in den letzten Jahren. Ungebärdiges Verhalten, unverträglich im Umgang mit Kindern, griff die Mutter an. Schon als Dreijähriger blieb er oft bis zum späten Abend aus; mit 7 Jahren begann er aus Selbst-

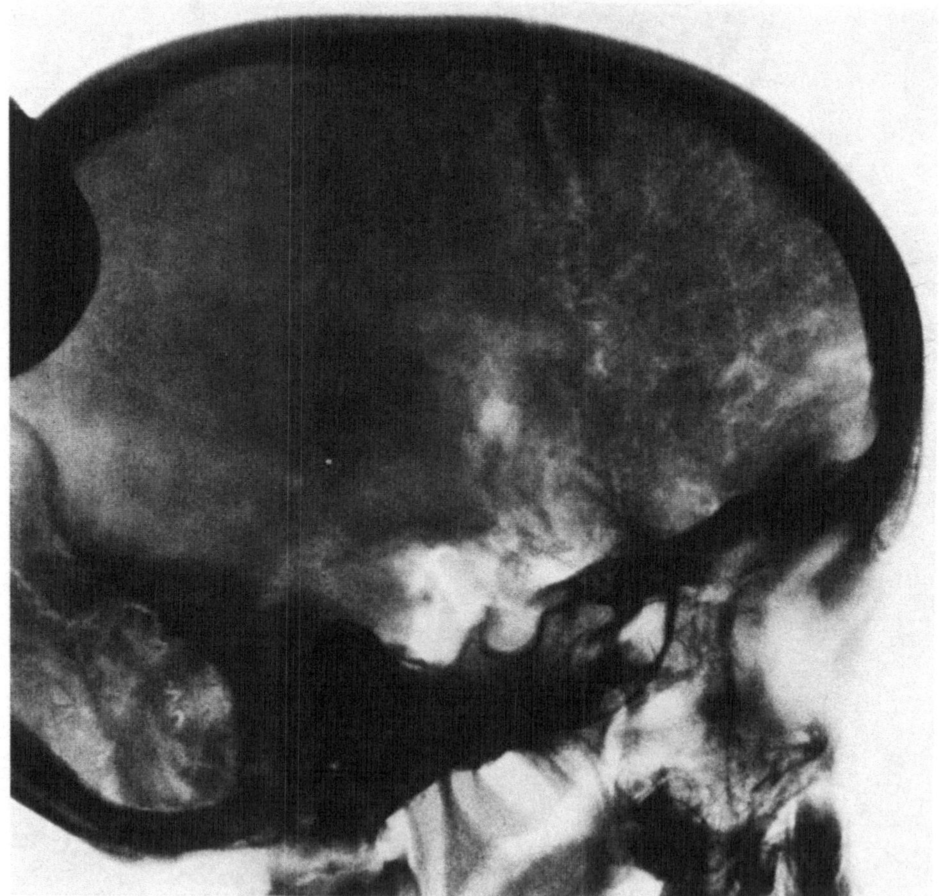

Abb. 9. Beobachtung 11. PEG im seitlichen Strahlengang (siehe PEG-Befund)

bedienungsgeschäften Eßwaren zu stehlen. Er mußte zeitweilig polizeilich gesucht werden. Durch seine motorische Unruhe brachte er die Mitschüler durcheinander; er besuchte zuletzt die 2. Volksschulklasse.

Allgemeiner Befund: Größe 1,29 m (Norm: 1,25 m), Gewicht 25,3 kg (Norm: 25,4 kg), Kopfumfang 52,4 cm (Norm: 51 cm). Ausreichender Ernährungs- und Allgemeinzustand. Schmaler Körperbau.

Somatische Dysplasien: Syndaktylie der 2. und 3. Zehe. Hoher kantiger Hirnschädel, betonte Stirnhöcker, wenig differenzierte, wulstige Ohrmuscheln. Zahnstellungsanomalien.

Neurologischer Befund: Strabismus convergens alternans, Einstellnystagmus. BDR in allen Etagen lebhaft, seitengleich auslösbar. Eigenreflexe seitengleich, in normaler Stärke auslösbar. Diadochokinese unbeholfen. Unsicherheit beiderseits beim Zeigeversuch. Wa.R. im Blut und Liquor: negativ.

Liquor: normale Werte.

Pneumencephalogramm (Abb. 7—9): Auf den a. p.-Aufnahmen symmetrische Seitwärtsverlagerung beider Seitenventrikel, die zart, streifenförmig verlaufend von medio-caudal nach lateral ausladend dargestellt sind. Im Hinblick auf das Alter plumper III. Ventrikel. Um das Dach des III. Ventrikels sind die medialen Sulci radiär angeordnet.

Diagnose: Agenesie des Corpus callosum.

EEG: Über der hinteren Hirnregion ist dominierende unregelmäßige 7—9/sec-α-Aktivität von 30—50 mV erkennbar, häufig von unregelmäßigen Zwischenwellen unterbrochen. Über der Temporal- und Frontalregion herrschen unregelmäßige Zwischenwellen von 30—40 mV. Keine Seitendifferenz, keine Krampfströme.

Psychischer Befund: Gibt fahrige, überstürzte Antworten. Die Sprechweise ist zeitweilig leicht stotternd. Primitive, nachlässige Ausdrucksweise. Er ist gut kontaktfähig; stets heiterer Stimmung, redet drauflos. Seine Schulkenntnisse entsprechen den Anfangsgründen des 1. Schuljahres. Im Unterricht ist er motorisch äußerst unruhig, vorlaut und schwatzhaft. Entwicklungstest nach Bühler-Hetzer: Das Entwicklungsalter beträgt 6;6 Jahre, der Entwicklungsrückstand 1;10 Jahre, der Entwicklungsquotient 0,78.

Beobachtung 12

K. Zö.: 10jähr. Mädchen; wird zur Frage der Bildungs- und Schulfähigkeit eingewiesen.

Familien-Anamnese: Ein Geschwisterkind des Vaters minderbegabt. Mutter an Krebs gestorben. Ähnliche Gehstörungen wie beim Probanden in der väterlichen Familie bekannt. In der mütterlichen Familie keine Besonderheiten.

Eigen-Anamnese: Seit Geburt Verkürzung des linken Beines um 3 cm. Spät laufen, verzögert sprechen gelernt. Geistig nicht altersgemäß entwickelt. Das Kind wurde von einer Tante und in der Hauptsache vom Großvater mütterlicherseits erzogen. Bisher nicht eingeschult. Vermag erst seit dem 5. Lebensjahr zu laufen.

Allgemeiner Befund: Größe 1,36 m (Norm: 1,32 m), Gewicht 33,5 kg (Norm: 29,0 kg), Kopfumfang 51 cm (Norm: 52 cm).

Somatische Dysplasien: Linkes Bein 3 cm kürzer als das rechte; Füße kurz, gedrungen. Wirbelsäulenskoliose und -lordose. Keine sichere Hüftluxation. Stark verjüngte Finger zum Endglied hin. Markstückgroßer Pigmentnaevus am Rumpf. Kleiner Hirnschädel, runder asymmetrischer Gesichtsschädel.

Neurologischer Befund: Augen in Strabismus convergens-Stellung, links ausgeprägter als rechts. Zeitweiliger Spontan-Nystagmus beim Konvergieren, oft blickkrampfähnlich. Die Zunge wird gerade herausgestreckt. Leichtes Muskelwogen. ASR und PSR lebhaft, beiderseits Fußklonus. Oppenheim links fraglich positiv. Motorisch steif, ungeschickt, schont die rechte Hand.

Augenärztlicher Befund: Keine Visusangaben zu erhalten. Zeitweilig Einwärtsschielen, besonders des linken Auges, meist aber ein Geradstand der Augen. An den brechenden Medien und am Augenhintergrund kein krankhafter Befund, wohl zeigt sich eine Tortuositas vasorum beiderseits in der Papillenregion und im ganzen eine reichliche Schlängelung der Gefäße.

Luesreaktionen im Blut und Liquor: negativ.

Liquor: normale Werte.

Pneumencephalogramm: Verstärkte Subarachnoidealzeichnung, vor allem in frontalen Bereichen. Im sagittalen Strahlengang ausgeprägte Auseinanderdrängung und Erweiterung beider Seitenventrikel, links mehr als rechts. Spitze Ausziehung der Oberkanten der Seitenventrikel nach cranial. Starke Erweiterung des III. Ventrikels.

Diagnose: Partielle Agenesie des Corpus callosum.

EEG: Als Grundaktivität erscheinen unregelmäßige, durchwegs bilateral-synchrone flache 6—8/sec-Wellen von 20—40 mV. Eine dominierende α-Aktivität ist nicht vorhanden. Häufig treten amplitudenniedrige langsame Zwischenwellen auf, ohne periodischen Aktivitätswechsel.

In unregelmäßigen Abständen von 5—20 sec treten über allen Hirnregionen (mit Ausnahme frontal) generalisiert-synchrone Einzelkrampfströme auf, die meist als kleine Serien gekoppelt, seltener als Einzelkrampfströme imponieren. Diese spikes and waves sind, besonders deutlich in den bipolaren Reihenschaltungen, von konstanter bilateraler Synchronie.

Psychischer Befund: Das Kind läßt sich bei der Aufnahme willenlos vorführen und schieben, leiert auswendig gelernte Liedchen und Gebete herunter. Es geht willig mit zur Station, wo es antriebsarm abwartend herumsteht. Die Sprechweise ist unbeholfen, der Wortschatz gering. Bei jedem Situationswechsel reagiert es in primitiv-ängstlicher Weise. Schulkenntnisse sind nicht vorhanden, der Schulreife-Test nach Kern wird nicht gelöst. Entwicklungstest nach Bühler-Hetzer: Entwicklungsalter: 3;10 Jahre, Entwicklungsrückstand: 6;2 Jahre, Entwicklungs-Quotient: 0,38.

Beobachtung 13

W. Di.: 10;6jähr. Junge, wird wegen Verdachts auf Hydrocephalus und wegen geistig-seelischer Unterentwicklung stationär eingewiesen.

Familienanamnese: Keine Nerven- oder Geisteskrankheiten bekannt. Vater Angestellter, geordnete soziale Verhältnisse. Mutter hatte vor einigen Monaten eine Fehlgeburt.

Eigen-Anamnese: Einzelkind. Normaler Schwangerschafts- und Geburtsverlauf, im frühen Säuglingsalter Obstipation und Rachitis, im 5. Lebensmonat wurde eine Phimose und der fehlende Descensus testiculi bemerkt. Im Kleinkindalter doppelseitige Pneumonie, gleichzeitig bestand der Verdacht auf eine Encephalopathie. Verzögerte statische und sprachliche Entwicklung, vom 3.—8. Lebensjahr anfallsartige Zustände mit Zittern und starrem Blick. Wegen mangelnder geistig-seelischer Reife vom Schulbesuch bisher zurückgestellt. In letzter Zeit Neigung zu Nasenbluten, Nägelkauen, Auszupfen der Haare.

Allgemeiner Befund: Somatische Retardierung, Größe und Gewicht entsprechen etwa den Durchschnittsmaßen eines 8jähr. Knaben. Reduzierter Allgemeinzustand, schwach ausgeprägtes Muskelrelief. Cutis marmorata.

Somatische Dysplasien: Hydrocephal konfigurierter Schädel, betonte Stirnhöcker; schildförmiges, dysplastisches Gesicht, abstehende, wenig modellierte Ohrmuscheln mit angewachsenen Ohrläppchen, steiler Gaumen. Trichterbrust; persistierende Lanugo-Behaarung; Pedes plani; Testes nicht deszendiert.

Neurologischer Befund: Hypomimie; Hypertonie der Extr.-Muskulatur. Unsicher-steifer Gang, fehlende Mitbewegungen der Arme. Reflexe nicht sicher zu beurteilen.

Wa.R.: Im Serum und im Liquor negativ.

Augenärztliche Untersuchung: Peripapillärer Aderhautkonus rechts größer als links; wahrscheinlich hochgradige Myopie.

Liquor: Normale Werte. Elektrophorese: Albumin erniedrigt, α_2-Globulin mäßig und β-Globulin leicht erhöht.

Sabin-Feldmann-Test, Komplementbindungsreaktion: Titer negativ. Agglutinationsreaktion und Komplementbindungsreaktion auf *Listeriose:* negativ.

Röntgenaufnahmen beider Hände: Der Entwicklungsstand der Handwurzelknochen und der Epiphysen entspricht dem Lebensalter.

Röntgenaufnahmen des Schädels: Abnorm großer, insbesondere hoher und breiter Hirnschädel; relativ kleine Sella; kleiner Nahtknochen an Stelle der hinteren Fontanelle; im Stirn- und Scheitelbein zeigen sich streifig-fleckige Aufhellungen, die teilweise ineinander übergehen, wahrscheinlich vermehrte und erweiterte Diploevenen.

Pneumencephalogramm (Abb. 10—11): Beide Seitenventrikel sind stark auseinandergerückt und stierhornförmig nach außen geschwungen; während die vorderen Anteile beider Seitenventrikel verschmälert sind, sind die hinteren Abschnitte, insbesondere Hinter- und Unterhörner beiderseits, stark erweitert. Der dritte Ventrikel reicht nach oben und ist verbreitert. Reichlich Luft in den basalen Zisternen.

Diagnose: Agenesie des Corpus callosum.

EEG: Gut ausgeprägter, etwas unregelmäßiger, langsamer α-Rhythmus (vorwiegend 8/sec), über den vorderen Hirnabschnitten beiderseits in 7/sec-Zwischenwellen übergehend. Eingestreute kleine Betawellen. Kein Herdbefund, keine Seitendifferenz, keine Krampfpotentiale.

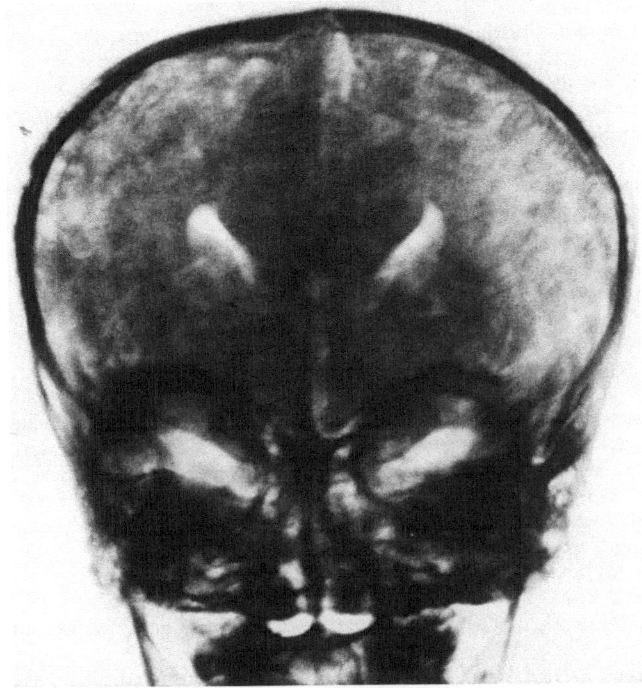

Abb. 10. Beobachtung 13. PEG im a. p. Strahlengang (siehe PEG-Befund)

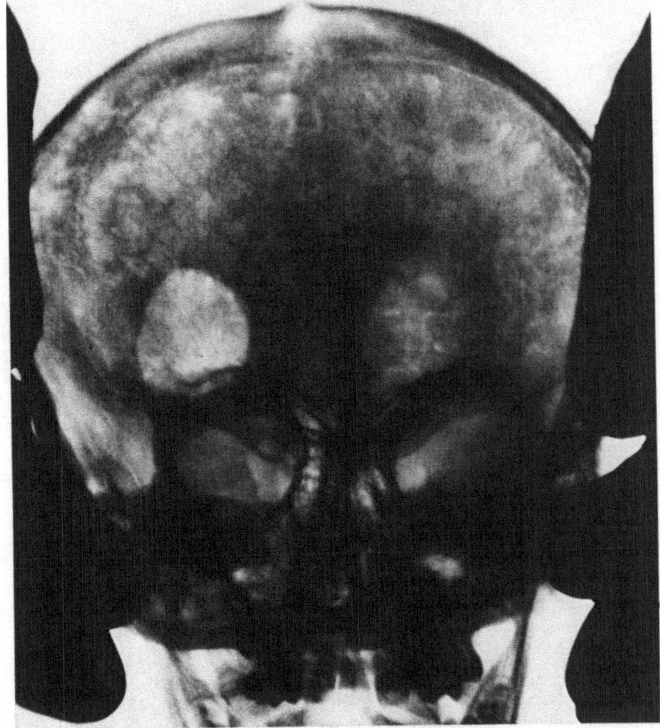

Abb. 11. Beobachtung 13. PEG im p. a. Strahlengang (siehe PEG-Befund).

Psychischer Befund: Spricht spontan nicht, stößt zeitweilig unartikulierte Laute aus, vermag einzelne dialektgefärbte, verstümmelte Worte zu bilden. Kommt einfachen Aufforderungen nach, wenn sie öfters wiederholt werden. Sehr ängstlich in ungewohnten Situationen, läuft planlos umher, meist mißmutig-dysphorisch, quengelig. Motorisch ungeschickt, schwerfällig, unselbständig. In der Kindergemeinschaft kontaktarm, stört durch sinnloses Agieren, vermag sich auch unter Jüngeren nicht zu behaupten. Schulreifetest nach Kern wird nicht gelöst. Entwicklungstest nach Bühler-Hetzer: Entwicklungsalter: 2;8 Jahre, Entwicklungsrückstand: 7;8 Jahre, Entwicklungs-Quotient: 0,25.

Beobachtung 14

W. Br.: 12;10jähr. Junge, wird zur Behandlung eines cerebralen Anfalleidens und zur Beurteilung der Bildungsfähigkeit stationär eingewiesen.

Familien-Anamnese: Unehelich; über Nerven- oder Geisteskrankheiten ist nichts bekannt. Mutter Witwe.

Eigen-Anamnese: Normaler Schwangerschafts- und Geburtsverlauf, keine Erkrankungen im Säuglingsalter, Entwicklungstermine nicht verzögert. Masern, Keuchhusten, Windpocken im Vorschulalter. Versagte in der Normalschule; zunehmende erzieherische Schwierigkeiten, Schulschwänzen, Betreuung durch die Erziehungs-Beratungsstelle ohne Erfolg. Kam mit 11 Jahren in ein Hilfsschulheim der Fürsorgeerziehung. Seit dem 10. Lebensjahr rechtsseitige Anfälle vom Jackson-Typ, z. T. psychogen anmutende Anfälle.

Allgemeiner Befund: Altersentsprechende Körpermaße, Kopfumfang jedoch 5 cm über der Durchschnittsnorm.

Somatische Dysplasien: Gesichtsasymmetrie, steiler Gaumen, wenig modellierte Ohrmuscheln.

Neurologischer Befund: Grobe Kraft rechts herabgesetzt (Rechtshänder), Hüpfen rechts unsicherer als links. Anfallsbeobachtung: Rechtsbetonter tonisch-klonischer Krampfanfall.

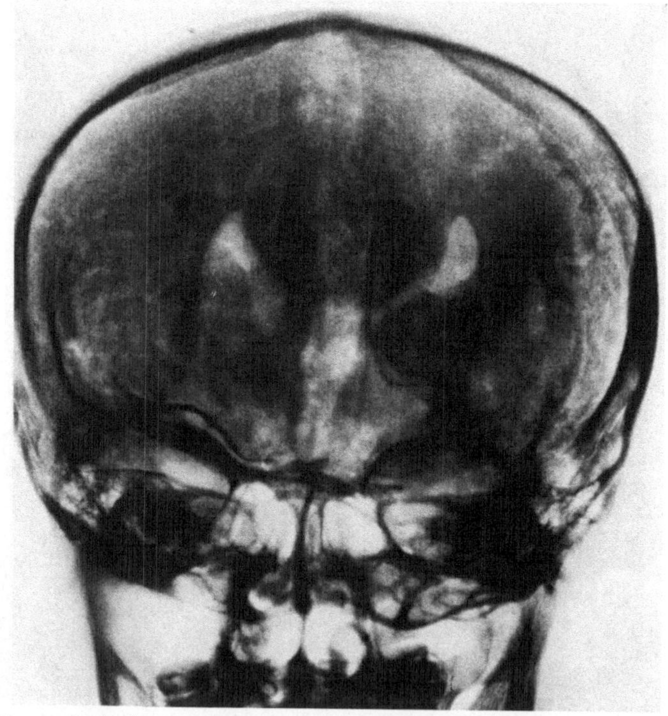

Abb. 12. Beobachtung 14. PEG im a. p. Strahlengang (siehe PEG-Befund)

Rö-Schädelübersicht: Hydrocephaler Schädel.

Liquor: Normale Werte.

Pneumencephalogramm (Abb. 12—13): Atypisches Stierhornbild, Vorderhörner sind auseinandergedrückt und nach außen geschwungen; dazwischen der erweiterte hochreichende III. Ventrikel. P. a.: Hinterhörner auseinandergedrückt, plump und tiefstehend.

Diagnose: Agenesie des Corpus callosum.

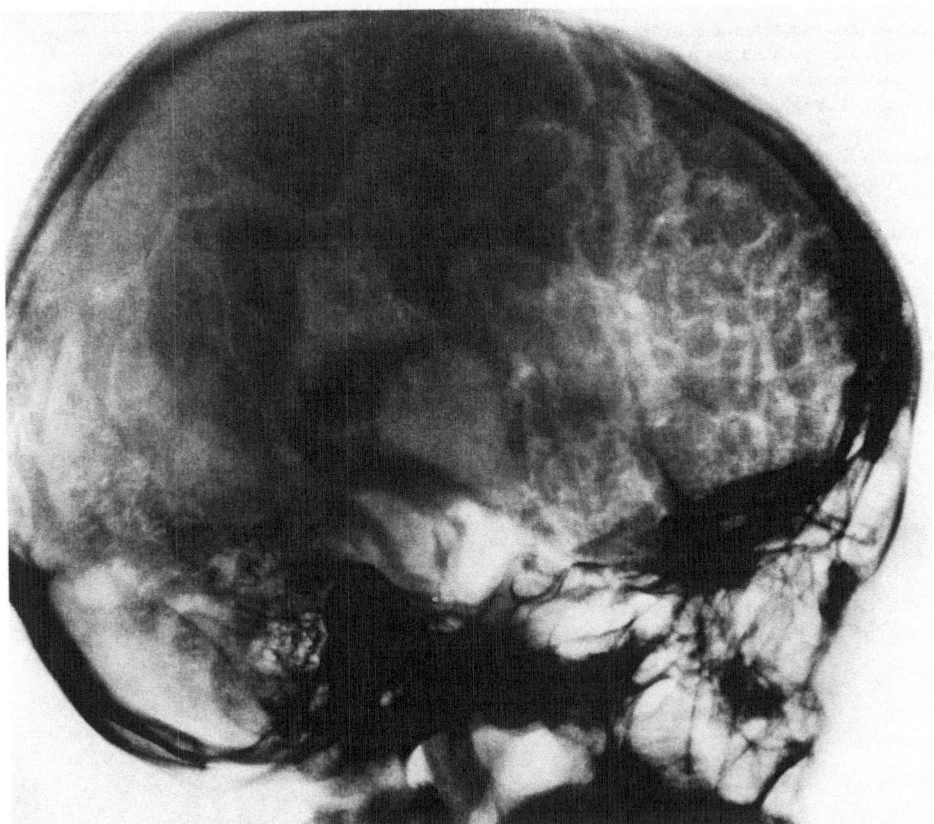

Abb. 13. Beobachtung 14. PEG im seitlichen Strahlengang (siehe PEG-Befund)

EEG: Kein ausgeprägter α-Rhythmus; vorwiegend flaches EEG mit flachen 2—5/sec-Wellen in allen Ableitungen, mit Betonung der linken Hemisphäre. Kein eindeutiger Herdbefund, keine Entladungen. Das EEG ist wahrscheinlich pathologisch verändert. Für ein cerebrales Anfalleiden findet sich kein sicherer Anhalt.

Psychischer Befund: Verlangsamtes Reaktions- und Handlungstempo, Mangel an Initiative und Spontaneität, Desinteresse an den Vorgängen der Mitwelt, jedoch vermehrter Geltungsanspruch und eine zersetzend-abwertende Grundhaltung in der Kindergemeinschaft.

Schulkenntnisse: Seinem Alter entsprechend um 3 Jahre zurück. Entwicklungstest nach Bühler-Hetzer: Entwicklungsalter: 9;2 Jahre, Entwicklungsrückstand: 3;8 Jahre, Entwicklungs-Quotient: 0,71.

Beobachtung 15

D. Ha.: 12;5jähr. Junge, wird zur Frage der Bildungs- und Schulfähigkeit eingewiesen.

Familien-Anamnese: Uneheliches Kind, wurde vom 2. Ehemann der Mutter legitimiert. Über den leiblichen Vater ist nichts bekannt. Ein Halbbruder aus erster Ehe der Mutter ist schwachsinnig und in einer Anstalt untergebracht.

Eigen-Anamnese: Schwangerschaft und Geburt verliefen normal. Unauffällige frühkindliche Entwicklung. Mit anderthalb Jahren laufen, etwa zur gleichen Zeit sprechen gelernt. Im Alter von 4 Jahren Sturz von der Treppe, schlug mit dem Kopf auf Steinfliesen auf und war 15 min bewußtlos. Schwellung oberhalb des rechten Ohres; zunächst keine wesentlichen Beschwerden. Am Nachmittag des gleichen Tages nicht mehr ansprechbar, stereotype Bewegungen des Kopfes. Röntgenologisch: rechtsseitige, bis ins Felsenbein reichende Schädelfraktur.

Etwa vierwöchiger Krankenhausaufenthalt. In der Folgezeit schlechter und undeutlicher gesprochen, zunehmend unruhiger geworden. Von der Schule für ein Jahr zurückgestellt, besuchte dann ein halbes Jahr die Hilfsschule.

Allgemeiner Befund: Für sein Alter kleiner, um 1 kg untergewichtiger Junge in ausreichendem Ernährungs- und Allgemeinzustand. Etwa 2 cm lange Narbe am Hinterkopf. Gedrungener Körperbau, breiter und flacher Thorax mit Aufkrempelung der unteren Apertur. Plumpe Extremitäten.

Rundlicher Hirnschädel; leicht sattelförmig gebogener Nasenrücken.

Neurologischer Befund: Tonus der Muskulatur schlaff, überstreckbare Gelenke. Beim Mundöffnen Spreizen der Finger beiderseits. Allgemein unbeholfene Bewegungen. Zeitweilig athetoid anmutende Drehbewegungen der Hände. Bewegungsunruhe der gespreizten Finger. Ungeschickte Diadochokinese. Gang steif, eckige Mitbewegungen der Arme.

Augenärztlicher Befund: Sehvermögen rechts $^{5}/_{12}$, links $^{5}/_{10}$. Gesichtsfelder nicht eingeschränkt. Beide Augen in allen Teilen anatomisch regelrecht. Skiaskopisch beiderseits eine Hyperopie, kombiniert mit Astigmatismus. Die Sehbeschwerden werden auf diese Refraktionsanomalie zurückgeführt.

Wa.R.: in Liquor und Serum negativ.

Liquor: normale Werte.

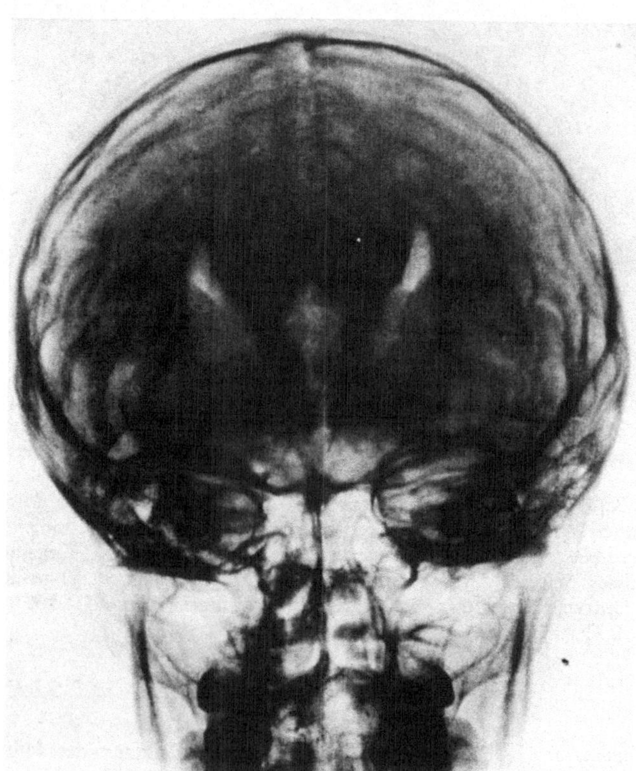

Abb. 14. Beobachtung 15. PEG im a. p. Strahlengang (siehe PEG-Befund)

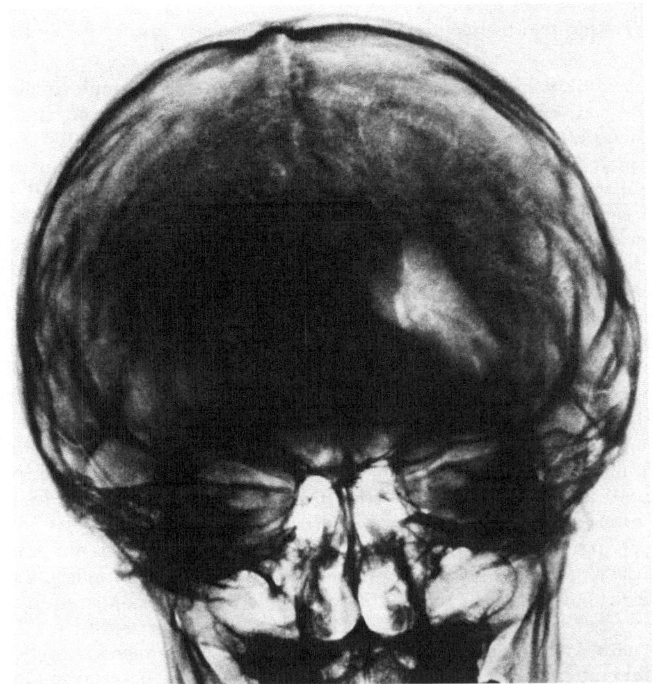

Abb. 15. Beobachtung 15. PEG im p. a. Strahlengang (siehe PEG-Befund)

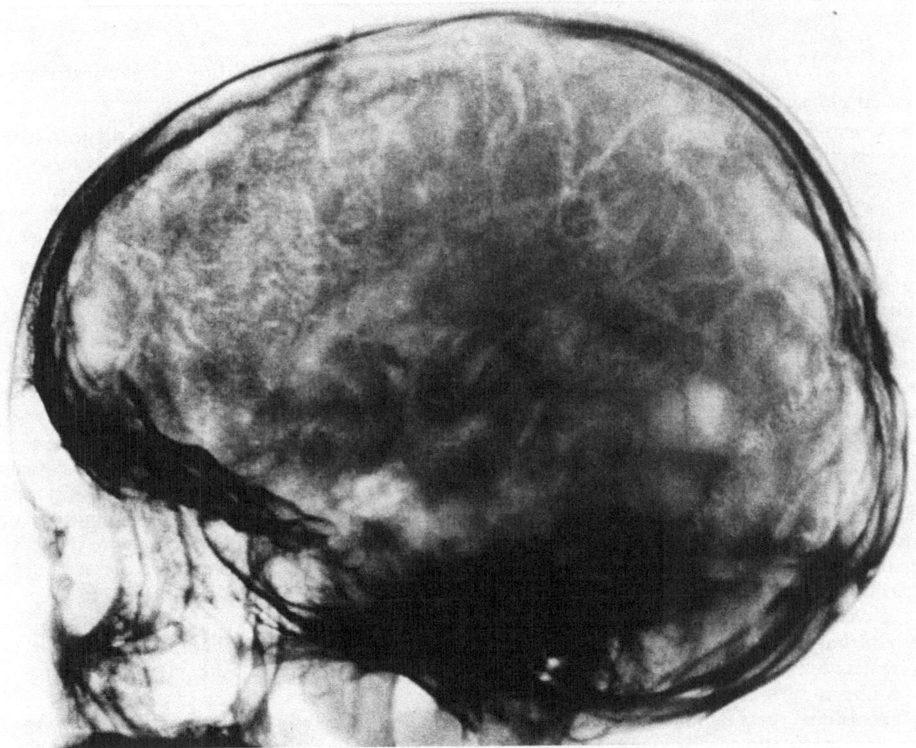

Abb. 16. Beobachtung 15. PEG im seitlichen Strahlengang (siehe PEG-Befund)

Schädelübersichtsaufnahmen sagittal und seitlich: Normale Größe und Struktur des Schädelskelets. Vertiefte und vermehrte Impressiones digitatae. Keine für eine alte Fraktur verdächtigen Aufhellungslinien.

Pneumencephalogramm (Abb. 14—16): Auf den sagittalen Aufnahmen mächtige Diastase beider nach lateral verlagerter Seitenventrikel. Die medialen Seitenventrikel sind konkav. Die dorsalen Kanten der Seitenventrikel sind spitzwinkelig, stierhornförmig, nach craniolateral verzogen. Erweiterung der Seitenventrikel in den unteren Abschnitten. Ausgeprägte, vor allem im Hinblick auf das Alter, ballonartige Erweiterung und Hochverlagerung des III. Ventrikels (größte Maße 18×23 mm). Verlängerung der interventrikulären Foramina. Um das Dach des III. Ventrikels sind die medialen Sulci radiär angeordnet.

Diagnose: Agenesie des Corpus callosum.

EEG: Andauernde Muskel- und Bulbusartefakte weisen auf mangelhafte Entspannung hin und lassen eine exakte Auswertung nicht zu. Es finden sich über der Frontal- und Präzentralregion beiderseits 18—20/sec-β-Wellen von 20—40 mV, die häufig von unregelmäßigen Zwischenwellen unterlagert bzw. abgelöst sind. Alle eindeutig cerebralen Potentiale sind amplitudenniedrig und übersteigen 30—40 mV nicht. Altersentsprechende α-Aktivität ist nicht erkennbar. Die Spindelform der β-Wellen verläuft in bilateral-synchroner Periodik.

Psychischer Befund: Bei der Aufnahme wehrt sich der Junge heftig, schreit und tobt. Durch seine dranghafte Unruhe wirkt er außerordentlich störend, hat mit Kindern keinen Kontakt. Erst nach Wochen hat er sich eingelebt, zeigt sich dann gutmütig. In der Einzelsituation ist er scheu und ängstlich, verläßt nur in Begleitung eines anderen Jungen die Station.

Schulreifetest nach Arthur Kern: Eine Schulreife ist nicht vorhanden.

Das Entwicklungsalter beträgt nach Bühler-Hetzer 4;8 Jahre, der Entwicklungsrückstand 7;9 Jahre, der Entwicklungsquotient 0,38.

Beobachtung 16

U. Pl.: 17jähr. männlicher Jugendlicher, wird zur Begutachtung eingewiesen wegen eines Sexualdeliktes an einem achtjährigen Mädchen.

Familien-Anamnese: Geordnetes häusliches Milieu; Vater 1944 in Italien gefallen, Mutter wiederverheiratet. Stiefvater Postschaffner, gutes Verhältnis zwischen Eltern und den 3 Kindern der Familie. Über Nerven- oder Gemütsleiden in der Aszendenz ist nichts bekannt.

Eigen-Anamnese: Normale Schwangerschaft; komplikationslose Geburt; im Alter von 3½ Monaten eitrige Kniegelenksentzündung mit anschließender Sepsis. Als Kleinkind Masern, Keuchhusten, Lungenentzündung und Nierenbeckenentzündung. Sprechen zum normalen Zeitpunkt, Laufen erst mit 4 Jahren gelernt. Blieb in der körperlichen Entwicklung zurück. Kotete und näßte bis zum 14. Lebensjahr ein. Besuchte zunächst eine dreiklassige Dorfschule, später eine Volksschule, wurde zweimal nicht versetzt und aus der 6. Klasse entlassen. Versäumte öfters den Unterricht, vernachlässigte die Schularbeiten. Nach der Schulentlassung mindestens sechs vergebliche Versuche, einen Beruf zu erlernen. Er lutschte noch am Daumen und spielte nur mit jüngeren Mädchen. — 1950 verlor er bei einem Straßenbahnunfall den rechten Vorderfuß und erlitt einen rechtsseitigen Unterschenkelbruch.

Allgemeiner Befund: Mittelgroßer, schlankwüchsiger Jugendlicher in herabgesetztem Kräfte- und Ernährungszustand. Körpergröße 163 cm (Norm: 1,68 m), Gewicht 51 kg (Norm: 58,0 kg), Kopfumfang 53,5 cm. Graziles Skeletsystem, hängende Schultern, Rundrücken, Beckenschiefstand. Das linke Kniegelenk ist verdickt, die Konturen sind verstrichen. Am rechten Fuß fehlen das Endglied der Großzehe, die Endglieder der zweiten Zehe, die restlichen Zehen sowie die distalen Anteile der Mittelfußknochen.

Somatische Dysplasien: Kleiner Rundschädel mit niedriger, schmaler Stirn. Kleine, leicht sattelförmig gebogene Nase, breiter Mund, wulstige Unterlippe. Große, wenig modellierte Ohren, rechtes Ohr größer als das linke. Gesichtsasymmetrie. Kleine Schneidezähne, Gaumen hoch und spitz.

Neurologischer Befund: Muskelwogen der Zunge, PSR rechts lebhafter als links. ASR seitengleich. Tonus der Extremitäten-Muskulatur schlaff. Linkes Bein wird leicht nachgezogen, seitengleiche Mitbewegungen der Arme beim Gehen.

Wa.R.: im Serum und Liquor negativ.

Liquor: normale Werte.

Pneumencephalogramm: Im sagittalen Strahlengang Diastase der Seitenventrikel. Die Oberkanten der Seitenventrikel laufen spitz nach oben aus. Der III. Ventrikel ist erweitert und reicht nach cranial bis in die Höhe der Oberkanten der Seitenventrikel. — Bei Betrachtung im seitlichen Strahlengang Verdacht einer Cyste im mittleren Teil des linken Seitenventrikels.

Diagnose: Agenesie des Corpus callosum. Verdacht auf Cyste im mittleren Teil des li. Seitenventrikels.

EEG: Zahlreiche Unruhe- und Bulbusartefakte. Es sind über allen Registrierpunkten 12—13/sec-Wellen erkennbar, die sich über der Parietal- und Occipitalregion zu dominierender regelmäßiger α-Aktivität von 20—40 mV formieren. Häufig sind flache 1—2/sec-β-Wellen eingelagert, die nicht sicher von Grundlinienschwankungen unterschieden werden können. Hyperventilation bewirkt keine erkennbare Aktivierung. Der α-Rhythmus zeigt über der Occipital- und Parietalregion konstante bilaterale Synchronisation sowohl hinsichtlich der Frequenz als auch hinsichtlich der Amplitudenhöhe, deren spindelförmiges An- und Abschwellen in einer 3—4/sec-Periodik bilaterale Korrespondenz aufweist.

Psychischer Befund: Lebt sich gut auf der Station ein, verhält sich ruhig, verrichtet die ihm aufgetragenen Arbeiten willig und sorgfältig, läßt sich aber leicht ablenken. Ihm fehlt jeglicher Schwung; langsame und bedächtige Bewegungen. Seine Sprechweise ist leise mit geringer Modulation. Lutscht im Bett meist am Daumen. Auf intellektuellem Gebiet entspricht er knapp dem Durchschnitt seiner Altersstufe. Seine Auffassung ist etwas verlangsamt, die Merkfähigkeit gut, die Kombinationsfähigkeit ausreichend. Er liest Druckschrift ziemlich flüssig und mit Verständnis. Bei freien Niederschriften und Diktaten unterlaufen ihm orthographische und grammatikalische Fehler. Im Rechnen beherrscht er Aufgaben in den vier Grundrechnungsarten. Bei der Prüfung nach Binet-Bobertag löst er die Testaufgaben für 13- bis 14jährige mit einem Gesamtplus.

Beobachtung 17

D. Mi.: 18;7jähr. Heranwachsender, wird zur Beurteilung der medizinischen Erziehbarkeit im Fürsorgeerziehungsverfahren vom Amtsgericht eingewiesen.

Familien-Anamnese: Geordnete soziale Verhältnisse. Eine Schwester bekam post partum Anfälle. Keine Nerven- oder Geisteskrankheiten in der Aszendenz.

Eigen-Anamnese: Nierenentzündung der Mutter 4.—5. Schwangerschaftsmonat. Normale Geburt, unauffällige Entwicklung im Säuglings- und Kleinkindalter, statische und sprachliche Entwicklung nicht verzögert. Umständlicher und langsamer als die Geschwister, dürftige Schulleistungen, erreichte jedoch das Ziel der 8. Volksschulklasse. Versagte in der Bergmannslehre, Arbeitsbummelei, Alkoholabusus, übermäßiges Zigarettenrauchen, tätliche Bedrohung der Mutter mit einem Messer. Trieb sich umher, kam nachts nicht oder sehr spät nach Hause. Wutanfälle, äußerte Suicidabsichten.

Allgemeiner Befund: Altersgemäß entwickelt, kräftiger Körperbau, Rundrücken. Gesichtsasymmetrie, Vogelprofil, fliehende Stirn, abgeflachtes Hinterhaupt, hoher Gaumen.

Neurologischer Befund: Innervationsschwäche des rechten Facialis-Mundastes, Hypomimie. Gestörte Feinmotorik, sehr lebhaftes Reflexniveau an den Extremitäten.

Wa.R.: negativ.

Liquor: normale Werte.

Pneumencephalogramm (Abb. 17—18): A. p.: Vorderhörner auseinandergerückt und stierhornförmig nach außen geschwungen. Hochgelagerter III. Ventrikel. Seitenventrikel, insbesondere im Trigonumbereich, erweitert; ebenfalls der III. Ventrikel.

Diagnose: Agenesie des Corpus callosum.

Rö-Aufnahmen des Schädels: Für das Alter reichliche Impressiones digitatae, Struktur der Schädelkalotte sehr unregelmäßig.

EEG: Gleichmäßiges EEG mit ausgeprägtem, schnellem α-Rhythmus ohne pathologischen Befund. Kein Herdbefund, keine Krampfpotentiale.

Psychischer Befund: In allen psychischen Reaktionen verlangsamt, zähflüssig, umständlich; erhebliche Umstellungsschwierigkeiten; einförmige, stereotype Gedankenabläufe, geringes Konzentrationsvermögen. Im affektiven Bereich starr und modulationsschwach. Schwung-

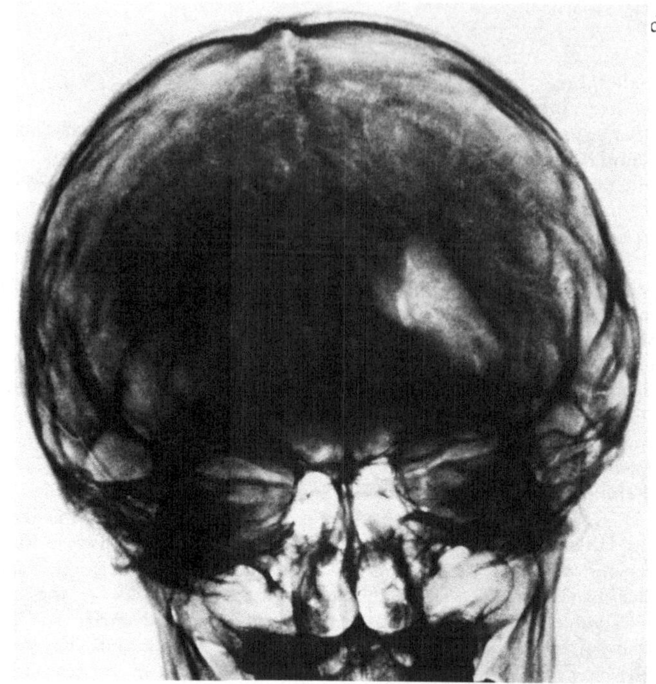

Abb. 17. Beobachtung 17. PEG im a. p. Strahlengang (siehe PEG-Befund)

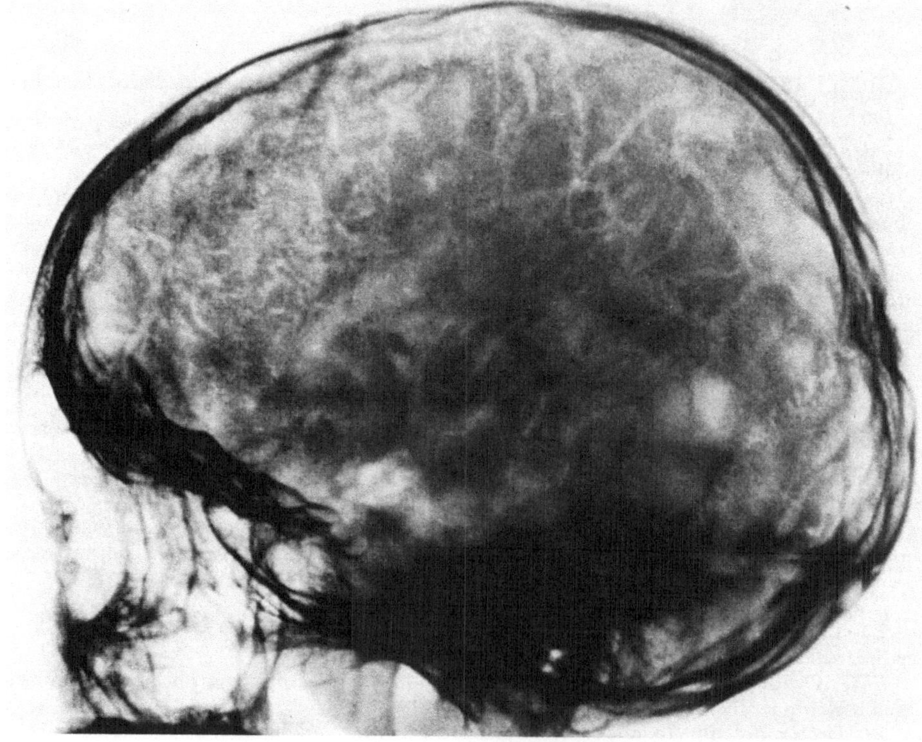

Abb. 18. Beobachtung 17. PEG im p. a. Strahlengang (siehe PEG-Befund)

los, ohne jugendliche Frische, initiativearm. Schulischer Leistungsstand: Etwa der 3.—4. Volksschulklasse vergleichbar. Hamburg-Wechsler-Intelligenz-Test für Erwachsene: Gesamt-I. Q.: 81 (Verbalteil: I. Q.: 82, Handlungsteil I. Q.: 81).

Beurteilung: Grenzdebilität und organische Wesensänderung. Empfindet seine Unzulänglichkeit und leidet darunter. Bedarf psychiatrischer Betreuung; für die Fürsorgeerziehung ungeeignet.

Beobachtung 18

E. He.: 27jähr. Mann, eingewiesen zur Klärung eines Anfalleidens.

Familien-Anamnese: 8 Geschwister gesund und psychisch unauffällig. Die Eltern leben, sind gesund. In der Familie keine Nerven- oder Gemütsleiden bekannt.

Eigen-Anamnese: Normale Geburt, unauffällige frühkindliche Entwicklung. Lernte mit 15—16 Monaten laufen. Angaben über die Schulzeit fehlen. Nach der Schulentlassung Arbeit in einer Blechwarenfabrik; später in einem Grubenbetrieb über Tage als Kipper tätig. Lebt in einem kleinen Dorf und ist nebenberuflich mit Garten- und Feldarbeiten beschäftigt. Keine wesentlichen Vorerkrankungen.

Seit etwa 2 Jahren verspürt H. Zuckungen im Bereich des rechten Armes, zwei- bis dreimal wöchentlich. Im Juli 1951 erster generalisierter cerebraler Krampfanfall. In der Folgezeit Zunahme der Anfallshäufigkeit, monatlich zwei bis vier generalisierte cerebrale Krampfanfälle. Anfallsdauer etwa 5 min.

Allgemeiner Befund: Asthenischer Patient in gutem Kräfte- und Ernährungszustand. Bei interner Untersuchung kein auffälliger Befund.

Neurologischer Befund: Mayer rechts schwächer als links. Léry links stärker als rechts. Knipsreflex rechts stärker als links. Die grobe Kraft ist rechtsseitig erheblich herabgesetzt. Am rechten Arm und rechten Bein ist die Muskulatur leicht atrophisch. Beim Finger-Nasen-Versuch besteht ein Intentionstremor, besonders rechts. Barany: Vorbeizeigen rechts. Gang mit geschlossenen Augen etwas unsicher. Sensibilität: Geringe Hypaesthesie rechts.

Pneumencephalogramm (Abb. 19—20): Im sagittalen Strahlengang ausgeprägte Seitwärts-

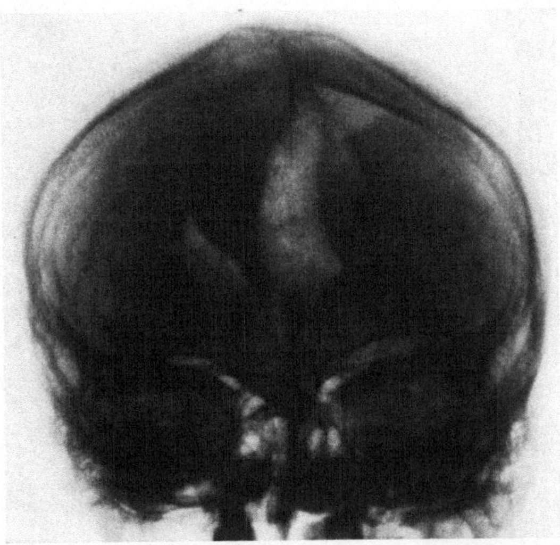

Abb. 19. Beobachtung 18. PEG im a. p. Strahlengang (siehe PEG-Befund)

verlagerung des rechten Seitenventrikels. Die mediale Fläche des rechten Seitenventrikels ist konkav. Die Oberkante des rechten Seitenventrikels ist spitzwinklig, stierhornförmig nach cranio-lateral ausgezogen. Im unteren Abschnitt ist das rechte Vorderhorn mäßiggradig erweitert. Der linke Seitenventrikel ist anscheinend infolge Füllungsdefektes nicht dargestellt. Anstelle des III. Ventrikels sieht man eine mächtige Erweiterung, die den gesamten Inter-

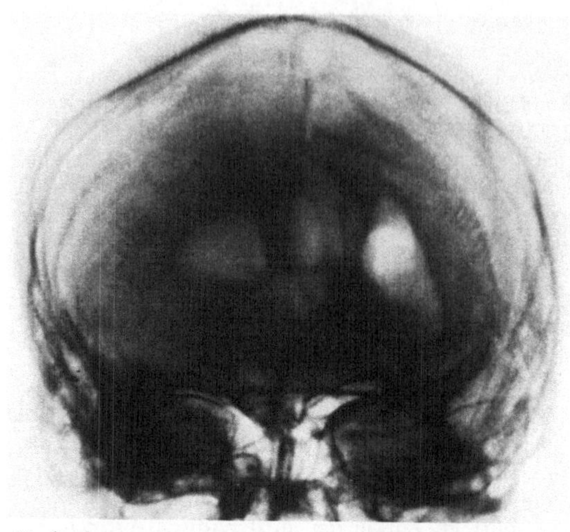

Abb. 20. Beobachtung 18. PEG im p. a. Strahlengang (siehe PEG-Befund)

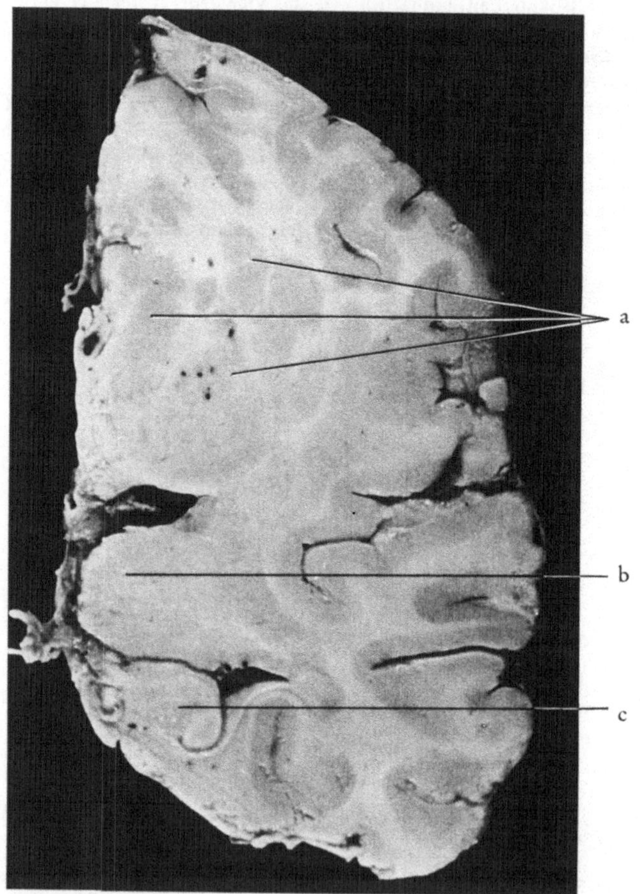

Abb. 21. Beobachtung 18. Makrophoto. Frontalschnitt durch das Großhirn. Vollständiger Balkenmangel. Ausgedehnte Heterotopien im Großhirnmarklager bei a. Bei b Thalamus, bei c Hippocampus

hemisphärenspalt einnimmt und im queren Durchmesser eine maximale Breite von 25 mm besitzt. Beide Hinterhörner sind plump und zeigen eine erhebliche Diastase.

Diagnose: Agenesie des Corpus callosum.

EEG: Schwere Dysrhythmie. Bei Hyperventilation hohe, träge Wellen, jedoch nur ein- oder zweimal Andeutung eines Krampfstromes. Ein generalisiertes Krampfleiden kann nach dem Befund nicht angenommen werden.

Zunahme der Jackson-Anfälle, die später generalisieren. Status epilepticus. Trotz medikamentöser Behandlung kommt He. ad exitum.

Pathologisch-anatomischer Befund: Weiche Häute über Basis und Konvexität zart und durchscheinend. Die basalen Gefäße verlaufen normal, zeigen keine skleratomatösen Einlagerungen. Die linke Arteria cerebri anterior fehlt, während die rechte auffallend groß ist.

Nach der Zerlegung des Gehirns in Frontalscheiben finden sich im linken Frontal- und Parietallappen Heterotopien, die eine etwa walzenförmige Formation bilden (Abb. 21). Unterhalb dieser Heterotopien sind die Stammganglien der linken Seite, insbesondere in ihren Anfangsteilen, stark deformiert und nach basal verdrängt. Das Corpus callosum fehlt in seiner gesamten Ausdehnung. Die Commissura rostralis ist vorhanden. Im Bereich linksseitiger vorderer und mittlerer Abschnitte der linken Großhirnhemisphäre bis in Höhe der Substantia nigra ist kein Ventrikel nachweisbar, es finden sich nur Anteile des linken Hinterhornes. Falxmangel im vorderen Drittel. Rechtsseitig ist dagegen ein spaltförmig gebogenes, stierhornförmig ausgezogenes Vorderhorn mit weit ausladendem Hinterhorn nachweisbar.

Beobachtung 19

J. Kn.: 45jähr. Mann, wird zur Begutachtung überwiesen mit der Fragestellung, ob eine idiopathische oder eine traumatische Epilepsie vorliegt.

Familien-Anamnese: In der Familie sind Erbkrankheiten, insbesondere Anfallsleiden, nicht bekannt. Vater früh gestorben, Mutter auf der Flucht aus Ostpreußen verstorben. Ehefrau und zwei Kinder gesund.

Eigen-Anamnese: Über Schwangerschafts- und Geburtsverlauf sowie über die frühkindliche Entwicklung liegen Angaben nicht vor. Früher angeblich immer gesund gewesen; Beruf Landwirt. 1939 als k. v. einberufen, vorübergehend u. k. gestellt, 1944 erneut eingezogen, diente beim Bodenpersonal der Luftwaffe. 6 Monate Kriegsgefangenschaft, danach als Bauarbeiter tätig.

Spezielle Anamnese: Am 6. 3. 1956 Verkehrsunfall, saß neben dem Fahrer des Pkw, wahrscheinlich frontaler Zusammenprall mit einem Lastwagen. Mit dem Kopf gegen die Windschutzscheibe geschleudert, linke Wange breit durchtrennt, arterielle Blutung, beide Mundwinkel einige Zentimeter weit eingerissen. Nach eigenen Angaben für etwa 15 min bewußtlos gewesen, vermochte sich an den Transport ins Krankenhaus zu erinnern. Nach Zeugenaussagen und nach Angaben des zur Unfallstelle gerufenen Arztes bestand keine Bewußtlosigkeit, kein Erbrechen. 14 Tage stationäre Behandlung, Arbeitsaufnahme nach 6 Wochen. Im Arztbrief des Krankenhauses wird außer Weichteilverletzungen eine „leichte Commotio cerebri" erwähnt. Juni 1956 erstmaliges Auftreten eines generalisierten cerebralen Krampfanfalls mit initialem Schrei, Bewußtlosigkeit, Zuckungen der Extremitäten. Anfallsdauer 4 bis 5 min, danach leichte Benommenheit, Kältegefühl. Wiederholung der Anfälle alle 3—6 Wochen, tagsüber und auch nachts, öfters Zungenbiß, gelegentlich Einnässen. Vor den Anfällen mitunter „dumpfes Gefühl vor den Augen". Kopfschmerzen in der Stirn-Scheitelgegend, besonders intensiv nach den Anfällen. Seit dem Unfall Klagen über Ermüdbarkeit bei der Arbeit, Vergeßlichkeit; aufbrausendes und aufgeregtes Verhalten.

Allgemeiner Befund: Mittelgroßer, kräftig gebauter Mann in gutem Allgemeinzustand. Gaumenmandeln vergrößert, etwas zerklüftet. Gebiß sanierungsbedürftig. An den inneren Organen kein krankhafter Befund. Narben im Bereich der Mundwinkel und der linken Wangengegend, Bißnarben am seitlichen Zungenrand.

Neurologischer Befund: Erhebliche Druckempfindlichkeit der Austrittsstellen der Occipitalnerven bds. Keine Hirnnerven-Ausfälle. Beginnender Arcus senilis bds. Beugekontraktur des 3., 4. und 5. Fingers beider Hände (nicht unfallbedingt). Biceps- und Radiusperiostreflex links konstant lebhafter als rechts. PSR und ASR lebhaft seitengleich auslösbar. Dysdiadochokinese bds. Dermographia rubra, vermehrte Schweißsekretion.

Pneumencephalogramm: Agenesie des Corpus callosum.

EEG: Über der gesamten rechten Hemisphäre vereinzelt Krampfpotentiale. Die EEG-Veränderungen lassen an eine Residual-Epilepsie denken.

Psychischer Befund: Zeitlich, örtlich und persönlich orientiert. Gute Kontaktgabe. Umständlich und weitschweifig, deutliche Umstellungsschwierigkeiten. Schwer besinnlich, psychomotorische Abläufe deutlich verlangsamt. Verminderte Merkfähigkeitsleistungen, Konzentrationsschwäche, vorzeitige Ermüdbarkeit. Bei der Untersuchung affektiv ausgeglichen. Schlichte intellektuelle Begabung.

Spontansprache und Sprachverständnis ungestört, keine Wortfindungserschwerung.

Beurteilung: Residualepilepsie auf der Grundlage einer Hirnmißbildung (Balkenagenesie).

Beobachtung 20

A. Me.: 46jähr. Mann, wird eingewiesen zur Frage der Arbeitsfähigkeit nach einem Schädeltrauma.

Familien-Anamnese: In der Familie keine Nerven- oder Gemütsleiden bekannt. 3 Geschwister, ein Bruder Suicid.

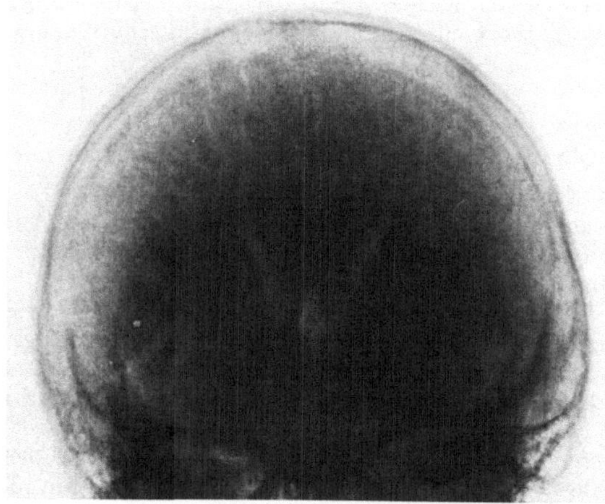

Abb. 22. Beobachtung 20. PEG im a. p. Strahlengang (siehe PEG-Befund)

Eigen-Anamnese: Normale Geburt, unauffällige frühkindliche Entwicklung. 8 Jahre Volksschulbesuch, guter Schüler. Nach der Schulentlassung Schreinerlehre mit Gesellenprüfung. Im Alter von 29 Jahren bei der Bundesbahn tätig, ein Jahr später bei der Bahnpolizei. 1943 Rekrut, 1944 Einsatz als Pionier. Ende 1944 wegen Tapferkeit ausgezeichnet, zum Leutnant befördert. 1945 aus englischer Gefangenschaft entlassen. Seit 1954 verheiratet, 4 Kinder.

Me. erleidet 1953 einen Unfall: wird von PKW angefahren: Schädelbruch. Nach eigenen Angaben 10 Tage bewußtlos, während dieser Zeit motorisch unruhig, $2^1/_2$ Monate in stationärer Behandlung. 14 Tage nach Krankenhausentlassung Wiederaufnahme der Arbeit. Wegen häufig auftretender Schwindelanfälle wird Me. bahnbetriebsunfähig geschrieben. Me. erhebt dagegen Einspruch und kommt zur stationären Begutachtung.

Neurologischer Befund: Normale Schädelkonfiguration. Keine Klopfempfindlichkeit. Geruch und Geschmack ungestört. Normaler Visus. Keine Hirnnervenausfälle. Gehör unauffällig. Tonus der Muskulatur und Reflexniveau mittel, seitengleich. Koordination und Sensibilität ungestört.

Liquor: bei lumbaler Entnahme unauffällig.

Röntgenaufnahme des Schädels: In sagittalem und seitlichem Strahlengang normale Form, Struktur und Größe. 5 cm lange, gerade Aufhellungslinie im hinteren Parietalbereich rechts.

Pneumencephalogramm (Abb. 22—23): Im sagittalen Strahlengang erhebliche Diastase der Seitenventrikel. Die Oberkanten der Seitenventrikel sind spitzwinklig, stierhornförmig ausgezogen. Beide Hinterhörner sind erheblich erweitert. Der III. Ventrikel ist mächtig erweitert und reicht nach cranial bis in die Gegend der Cella media. Die Subarachnoidealzeichnung ist frontal deutlich vergrößert.

Diagnose: Agenesie des Corpus callosum.

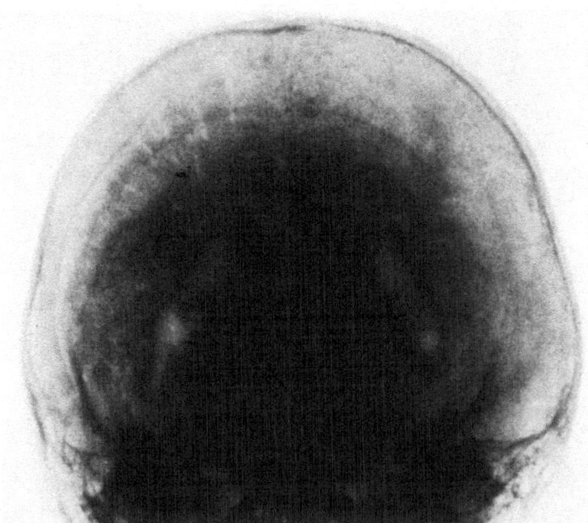

Abb. 23. Beobachtung 20. PEG im p. a. Strahlengang (siehe PEG-Befund)

Psychischer Befund: Allseitig orientiert. Gereizte Grundstimmung; neigt zu Übertreibungen; Selbstkritik reduziert. Bewegungsablauf etwas umständlich. Sprache ausdrucksarm. Gedächtnis und Merkfähigkeit unauffällig. Intellektuelles Niveau knapp durchschnittlich. Deutliche Distanzlosigkeit.

Über die drei folgenden Beobachtungen werden Einzelheiten zur Vorgeschichte, zum klinischen und neuropathologischen Befund in einem späteren Kapitel — „Psychosen bei Balkenmangel" — ausführlich mitgeteilt. Wir beschränken uns deshalb im folgenden auf eine kurze Zusammenfassung.

Beobachtung 21

G. Ha. (Beobachtung I): Kommt im Alter von 27 Jahren ad exitum. Die Diagnose einer Agenesia corporis callosi wird intra vitam pneumencephalographisch gestellt. Ausgeprägte Stigmata degenerationes. Retardierte frühkindliche Entwicklung. Unterdurchschnittliche Intelligenz. Phasisch verlaufende, symptomatische Psychose.

Ausführliche Darstellung siehe Seite 86.

Beobachtung 22

G. Me. (Beobachtung II): 16jähr. Patient. Seit der frühen Kindheit umtriebige Unruhe mit poriomanischer Neigung. Die Diagnose einer Agenesie des Corpus callosum wird pneumencephalographisch gestellt. Ausgeprägte Stigmata degenerationes; geringgradige neurologische Normabweichungen. Es besteht ein Intelligenzrückstand von etwa 3—4 Jahren. Körperlich begründbare Psychose.

Ausführliche Darstellung siehe Seite 92.

Beobachtung 23

F. Gl. (Beobachtung III): 51jähr., debiler Patient. Im 46. Lebensjahr psychotische Episode, etwa 8 bis 10 Wochen anhaltend. Im Alter von 51 Jahren erneut psychotische Symptome. Die Diagnose einer Agenesie des Corpus callosum wird pneumencephalographisch gestellt. G. äußert Vergiftungsideen, haptische und akustische Halluzinationen. Exitus nach einem operativen Eingriff.

Ausführliche Darstellung siehe Seite 93.

Tabellarische Übersichten

Nr.	Geschlecht	Alter des Patienten bei erstmaliger Behandlung von Auffälligkeiten	Alter des Patienten bei Diagnosestellung	Subjektive Beschwerden und Anlaß, sich in ärztl. Behandlung zu begeben	Allgemeiner Befund (Degenerative Zeichen, inkl. Anomalien innerer Organe, des Skeletsystems u. a.)	Neurologischer Befund	Psychischer Befund
1	♀	5 Mo.	5 Mo.	Seit dem 5. Lebensmonat generalisierte Krampfanfälle. Retardierte statische und psychische Entwicklung. Verdacht auf Toxoplasmose	Mikrocephalie. Fundus: Ausgedehnte, ringförmige chorioideal-atrophische Herde re. und li. Stellenweise Schwund von Aderhaut und Pigmentepithel	Spastischer Muskeltonus. Adduktorenspasmus bds. Horizontale nystagmoide Augenbewegungen. Spitzfußstellung bds. bzw. Hohlfuß. Fußkloni; Eigenreflexe gesteigert	Hochgradige geistige Unterentwicklung (Nachuntersuchung im Alter von 3;4 J.). Völlige Beziehungslosigkeit zur Umwelt; reagiert nicht auf Anruf
2	♀	6 Mo.	8 Mo.	Zurückbleiben der statischen und psychischen Entwicklung. In den letzten Wochen Zuckungen, Opisthotonus des Kopfes	Mikrocephalie. Ausreichender Allgemeinzustand	Opisthotonus. PSR bds. gesteigert, Patellarklonus li. Babinski bds. positiv. Leichte Spitzfußstellung beiderseits	Imbezillität; Kind fixiert nicht, lächelt nicht; greift nicht; sitzt nicht auf
3	♀	*	1; 3 J.	Verzögerte statische und psychische Entwicklung. Kopf kann nicht gehalten werden, kein freies Sitzen	Mikrocephalie. Leichte Ptosis beiderseits. Tatzenhände	Physiologische Eigenreflexe schwach auslösbar	Deutlicher geistiger Rückstand. Kind lächelt schwach; greift nach vorgehaltenen Gegenständen
4	♂	8 Mo.	1;5 J.	Zurückbleiben der statischen und psychischen Entwicklung. Akute Ernährungsstörungen	Mikrocephalie; breite Nasenwurzeln und -flügel. Reduzierter Allgemeinzustand	Spastizität der Arm- und Beinmuskulatur. Adduktorenspasmus beiderseits. Gekreuzter Adduktorenreflex. Gesteigerte Eigenreflexe. Spontan-Babinski beiderseits	Imbezillität

5	♂	1 J.	2;1 J.	Nick-Krämpfe, mit 1;5 J. erstmalig generalisierter cerebraler Anfall	Keine Besonderheiten	Keine Auffälligkeiten	Erheblicher geistiger Rückstand; psychomotorische Unruhe; nicht zu fixieren; reagiert nicht auf Ansprechen
6	♂	2 Wo.	3;6 J.	Seit der 2. Lebenswoche cerebrale Krampfanfälle, die seit dem 5. Lebensmonat sistieren. Geistiger Rückstand, mangelnde Sprachentwicklung. Zunehmende Unruhe, weinerliche Verstimmung	Tiefliegende Augen; rachitischer Thorax. Körperlich altersgemäß entwickelt. Strabismus convergens links.	Facialis-Mundast li. schwächer innerviert als re. Oppenheim und Mendel-Bechterew li. positiv. Leichter Muskelhypertonus	Unbeteiligt; dysphorische Stimmung; greift planlos; stereotype Bewegungen; spricht nur „Mama“, „Papa“, deutlicher geistiger Rückstand
7	♀	11 Mo.	3;9 J.	Seit dem 11. Lebensmonat tonische, später tonisch-klonische Anfälle. Kind läuft und spricht nicht	Mikrocephalie. Reduzierter Allgemeinzustand. Schrägverlaufende, schlitzförmige Lidspalten, Prognathie, Spitzgaumen. Kleinfinger einwärts gebogen. Handgelenke überstreckbar. Strabismus convergens re.	Hypomimie. Astasie. Schwäche der Rückenmuskulatur. PSR gesteigert, spastische Muskulatur. Ataktische Bewegungen	Hochgradige Imbezillität; teilnahmslos; spricht nicht; keine Lautäußerung; greift zögernd; ataktisch
8	♀	*	3;11 J.	Augenfehler, Opisthotonushaltung des Kopfes nach der Geburt. Blieb in der statischen und psychischen Entwicklung zurück	Li. Bein verkürzt. Schnappende Hüfte li. Mikrocephale Schädelbildung. Mikrophthalmus re. mit Hornhautmißbildung beiderseits	Opisthotonushaltung. Zeitweilig choreiforme Bewegungsunruhe. Spontan-Babinski li.	Starke psychomotorische Unruhe; Kind läßt sich nicht beruhigen oder ablenken; summt Melodie richtig nach; geistiger Rückstand

Nr.	Geschlecht	Alter des Patienten bei erstmaliger Behandlung von Auffälligkeiten	Alter des Patienten bei Diagnosestellung	Subjektive Beschwerden und Anlaß, sich in ärztl. Behandlung zu begeben	Allgemeiner Befund (Degenerative Zeichen, inkl. Anomalien innerer Organe, des Skeletsystems u. a.)	Neurologischer Befund	Psychischer Befund
9	♂	*	4 J.	Retardierte Entwicklung, kein selbständiges Gehen, keine sprachliche Verständigung	Minderwuchs, Untergewicht. Leichter Hypertelorismus; Diastase der Schneidezähne. Nach distal verjüngte Finger; überstreckbare Handgelenke	Grobschlägiger Endstellnystagmus. Weite Pupillen re. > li. Hypotonie der Muskulatur, einschließende Spasmen, re. > li. Koordination und Diadochokinese unsicher, ataktische Greifbewegungen. Organische Hyperkinesen	Freundlich, zutraulich, anschmiegsam; Sprache motorisch unsicher; Sprachverständnis etwas besser; geistiger Rückstand entspricht etwa einer Debilität
10	♀	1;6 J.	7;7 J.	Mit $1^{1}/_{2}$ Jahren Zerstörungswut, später ungehorsam, Streit mit Kindern, sexuelle Spielereien. Schulversagen, zunehmende erzieherische Schwierigkeiten	Schädeldysplasien, niedrige Stirn, wenig differenzierte Ohrmuscheln	Leichte Konvergensschwäche li. Hypomimie, Muskel-Hypotonie, Überstreckbarkeit der kleinen Gelenke. Dysdiadochokinese, gestörte Feinmotorik	EQ: 0,61 (E.A.: 4,87, E.R.: 3,07) nach Bühler-Hetzer Debilität. Zaghaft, ängstlich, emotional labil, etwas altklug, „dressiert“, „gute Fassade“
11	♂	2 J.	8;4 J.	Mit 1 Jahr angeblich Meningitis. Danach unruhig, Fortlaufen, kleine Diebstähle, Schulversagen	Syndactylie 2. und 3. Zehe. Zahnstellungsanomalien. Wenig differenzierte, wulstige Ohrmuscheln. Schmales Skelet, normale Körpergröße, leichtes Untergewicht. Strabismus convergens alternans.	Geringer Einstellnystagmus. Unbeholfene Diadochokinese. Geringe Unsicherheit bei Koordinationsprüfungen	Leichter Intelligenzrückstand. EQ: 0,78 (Bühler-Hetzer); Psychomotorische Unruhe, schwatzhaft, vorlaut, unkritisch; flach-heitere Grundstimmung

12	♀	*	10 J.	Seit Geburt Verkürzung des li. Beines. Von Anfang an in der statischen, geistigen und sprachlichen Entwicklung zurückgeblieben. Frage der Bildungs- und Schulfähigkeit	Li. Bein 3 cm verkürzt. WS-Skoliose und Lordose. Kleiner Hirnschädel, asymmetrischer Gesichtsschädel. Nach distal stark verjüngte Finger. Strabismus convergens	Nystagmus beim Konvergieren, blickkrampfähnlich. Muskelwogen der Zunge. Lebhafte PSR und ASR beiderseits, Fußkloni. Steife, ungeschickte Motorik, vor allem der re. Hand	Imbezillität; EQ: 0,38 (Bühler-Hetzer); Schulreifetest (Kern): negativ, antriebsarm, steif, unbeteiligt; mechanische Fertigkeiten; reagiert primitiv-ängstlich bei Situationswechsel
13	♂	*	10;6 J.	Retardierte statische und psychische Entwicklung, Neigung zu Selbstbeschädigungen	Hydrocephalie, dysplastische Gesichtsbildung, Kryptorchismus, persistierende Lanugobehaarung	Hypomimie, Hypertonie der Extr.-Muskulatur, unsicher-steifer Gang	Idiotie. EQ: 0,25 (Bühler-Hetzer), keine Spontansprache, psychomotorische Unruhe, Kontaktstörung
14	♂	10 J.	12;10 J.	Seit 10 Jahren cerebrale Krampfanfälle, zunehmende erzieherische Schwierigkeiten. Therapeutisch nicht beherrschte Anfälle, Anpassungsstörungen im Erziehungsheim, Schulversagen, Vergeßlichkeit	Makrocephalie (Kopfumfang 5 cm über der Durchschnittsnorm). Schädelasymmetrie, wenig modellierte Ohrmuscheln. Enger, steiler Gaumen	Grobe Kraft re. < li. (Rechtshänder). Hüpfen re. unsicherer als li. Vegetative Dysfunktionen: Hyperhidrosis, verstärkter Dermographismus	Mangel an Spontaneität und Initiative; Antriebsverminderung; schwerbesinnlich; verlangsamt; EQ: 0,71 (E.A.: 9,27, E.R.: 3,87); Debilität (nach Bühler-Hetzer)
15	♂	4 J.	12;5 J.	Mit 4 Jahren Schädeltrauma (rechtsseitige bis ins Felsenbein reichende Fraktur). Nach dem Schädeltrauma undeutlicher gesprochen; zunehmende Unruhe, vom Schulbesuch zurückgestellt, dann 1/2 Jahr Hilfsschulbesuch ohne Erfolg	Gedrungener Körperbau, plumpe Extremitäten. Für sein Alter klein, leicht untergewichtig	Athetoid anmutende Drehbewegungen der Hände. Ungleichförmige Bewegungsunruhe der gespreizten Finger. Lockerer bis schlaffer Tonus der Muskulatur. Ungeschickte Diadochokinese.	Imbezillität; EQ: 0,38 (Bühler-Hetzer); Schulreifetest (Kern): negativ. Dranghafte Unruhe, Kontaktschwäche, Ängstlichkeit und Scheu in Fremdsituationen

Nr.	Geschlecht	Alter des Patienten bei erstmaliger Behandlung von Auffälligkeiten	Alter des Patienten bei Diagnosestellung	Subjektive Beschwerden und Anlaß, sich in ärztl. Behandlung zu begeben	Allgemeiner Befund (Degenerative Zeichen, inkl. Anomalien innerer Organe, des Skeletsystems u. a.)	Neurologischer Befund	Psychischer Befund
16	♂	*	17 J.	Als Kleinkind schwere Erkrankungen, blieb in der körperlichen und psychischen Entwicklung zurück. Frage der Zurechnungsfähigkeit wegen eines Sexualdeliktes an einem 8jährigen Mädchen	Rundrücken, Beckenschiefstand, re. höher als li.; angedeutete Gesichtsasymmetrie. Re. Ohr größer als das li. Relativ kleiner Rundschädel	Muskelwogen der Zunge. PSR re. höher als li. Schlaffer Muskeltonus	Durchschnittliche Intelligenz; Auffassung mittelmäßig bis leicht verlangsamt; Binet-Bobertag. Gesamtplus, Altersstufe 13—14; selbstunsicher, gehemmt, labil, „nervös“
17	♂	15 J.	18;7 J.	Wenig begabter Schüler. Als Lehrling Unehrlichkeiten, Arbeitsbummelei, fristlos entlassen, wachsende erzieherische Schwierigkeiten, Wutanfälle, äußert Suicidabsicht bedroht die Mutter	Rundrücken. Asymmetrisches Gesicht, fliehende Stirn, abgeflachter Hinterkopf, geringgradiger Exophthalmus. Vogelprofil. Leichte Struma	Vegetative Labilität, feinschlägiger Fingertremor, Hyperhidrosis. Facialis-Mundast re. schwächer innerviert. Ungeschickte Feinmotorik. Lebhaftes Reflexverhalten. Zähflüssige Motorik, unlebendige Mimik	In allen psychischen Reaktionen verlangsamt, zähflüssig, umständlich, mangelndes Konzentrationsvermögen; geringe affektive Modulationsfähigkeit. IQ 81. Grenzdebilität
18	♂	25 J.	27 J.	Seit 2 Jahren Zukkungen im re. Arm, generalisierte Krampfanfälle	Asthenisch, guter EZ und KZ. Somatisch keine Besonderheiten	Grobe Kraft herabgesetzt, Muskulatur des re. Armes und Beines verschmächtigt. Intentionstremor bei FNV re.	Tod 3 Tage nach operativem Eingriff. War Kipper im Übertagebau. Keine Angaben über Schulzeit

						mehr als li. Ungeschickte Koordination re.; Hypästhesie re. Körperseite. Mayer re. < li. Knipsreflex re. > li.	
19	♂	38 J.	45 J.	3 Monate nach Verkehrsunfall tonisch-klonischer Krampfanfall. Vergeßlichkeit, Ermüdbarkeit, aufbrausend, aufgeregtes Verhalten	Mittelgroß, kräftig. Gesichtsnarben, Narben am seitlichen Zungenrand	Biceps- und Radius-Periostreflex li. konstant lebhafter als re. Dysdiadochokinese, Dermographia rubra	Schlichte Intelligenz. Umständlich, weitschweifig, verlangsamte psychomotor. Abläufe, Merkfähigkeits- und Konzentrationsschwäche
20	♂	46 J.	46 J.	Verkehrsunfall mit Schädelbruch, angeblich 10 Tage bewußtlos. Frage der Arbeitsfähigkeit nach Schädelfraktur. Beeinträchtigung der Arbeit infolge Schwindel. Unfallbegutachtung	Somatisch unauffällig. Im Rö-Bild 5 cm lange, grade Aufhellungslinie im re. hinteren Parietalbereich	unauffällig	Intellektuell knapp durchschnittlich, gereizte Grundstimmung, Distanzlosigkeit, wenig Selbstkritik. Ausdrucksarme Sprache. Bewegungsablauf etwas umständlich
21	♂	Frühe Kindheit	16 J.	Seit dem Vorschulalter dranghaftes Fortlaufen. Absonderliches, eigenbrötlerisches Verhalten. Manuell ungeschickt, berufliches Versagen	Minderwüchsig, untergewichtig. Leichter Rundrücken. Genitale unterentwickelt, Kryptorchismus re. Gesichtsasymmetrie, niedrige Stirn. Konvergenzschwäche links	PSR beiderseits lebhaft, Verbreiterung der Provokationszonen li. Muskeltonus linksseitig > re.	Maniriert, verschroben, „geschraubte" Sprechweise. Steife linkische Motorik, Grimassieren. Beziehungsideen, wahnhafte Verarbeitung naheliegend. Intelligenzrückstand von etwa 3—4 Jahren, gute Merkfähigkeit. Eigenwillig, kritiklos, kein Kontakt zu Gleichaltrigen

Nr.	Geschlecht	Alter des Patienten bei erstmaliger Behandlung von Auffälligkeiten	Alter des Patienten bei Diagnosestellung	Subjektive Beschwerden und Anlaß, sich in ärztliche Behandlung zu begeben	Allgemeiner Befund (Degenerative Zeichen, inkl. Anomalien innerer Organe, des Skeletsystems u. a.)	Neurologischer Befund	Psychischer Befund
22	♂	Frühe Kindheit	19 J.	Im Kleinkindesalter als Sonderling aufgefallen. Mit 18 Jahren erstmalig psychotische Symptome. Psychotische Erregungszustände, Nahrungsverweigerung, Zerfahrenheit, Ideenflucht usw.	Großer Hirnschädel. Hypertelorismus, schräg verlaufende Lidspalten. Prognathie. Spitzgaumen, Zahnstellungsanomalien. Iriskolobom bds. Hornhaut- und Linsentrübungen. Zustand nach Cataract-Operation li. Erhöhter Augeninnendruck. Strabismus convergens	unauffälliger Befund	Raptusartige, dranghafte Erregungszustände, paranoide Gedankengänge, Beziehungsideen, Zerfahrenheit, Maniriertheit usw. wechseln über in Phasen letargischer Stumpfheit, monotoner, verödeter Affektivität, depressiver Stimmungslage. Deutlicher geistiger Rückstand bei relativ guter Merkfähigkeit von Zahlen
23	♂		51 J.	Bei der Einschulung fiel Minderbegabung auf. Mit 46 Jahren psychotische Erscheinungen. Schlaflosigkeit, ängstliche Erregung, Stimmenhören, Beziehungsideen. Nach 5 Jahren ähnlicher Zustand	Keine Besonderheiten	Abweichen nach rechts beim Barany, sonst keine neurologischen Auffälligkeiten	Paranoid-halluzinatorisch gefärbtes Zustandsbild. Akustische und haptische Halluzinationen, Beziehungsideen, inhaltlich ärmliches Wahnsystem, ausgeprägte Minderbegabung

Eigene Fälle: **23**

Davon ♂: 16 (69,6%) ♀: 7 (30,4%)

Beginn der Auffälligkeiten:

Von Geburt an	im 1. Lebj.	2.—6. Lebj.	6.—14. Lebj.	14.—20. Lebj.	20.—40. Lebj.	über 40
5 (21,7%)	6 (26,2%)	6 (26,2%)	3 (13,0%)	—	2 (8,7%)	1 (4,3%)

Stellen der Diagnose:

Im 1. Lebj.	2.—6. Lebj.	6.—14. Lebj.	14.—20. Lebj.	20.—40. Lebj.	über 40
2 (8,7%)	7 (30,4%)	6 (26,2%)	4 (17,4%)	1 (4,2%)	3 (13,0%)

Anlaß zur klinischen Behandlung:

Cerebrale Anfälle	Verzögerte statische und psychische Entwicklung	Wesensänderung	Psychotische Erscheinungen	Sexualdelikt
6 (26,2%)	8 (34,8%)	5 (21,7%)	3 (13,0%)	1 (4,2%)

Allgemeiner Befund:

Normal: 5 (21,7%)

Bei 18 (78,3%) fanden sich folgende Symptome, zum Teil kombiniert *:

Mikrocephalie	Makrocephalie	Gesichtsasymmetrie	Zahn-Kiefer-Anomalie	Spitzgaumen, Ohr-Dysplasie	Hypertelorismus
8 (34,8%)	4 (17,4%)	5 (21,7%)	4 (17,4%)	8 (34,8%)	2 (8,7%)

Schräge Lidachsen	Ptosis	Strabismus	Cataract, Hornhautmißbildung	Mikrophthalmus	Iriskolobom Choreoidea-Atrophie
2 (8,7%)	1 (4,2%)	5 (21,7%)	2 (8,7%)	1 (4,2%)	2 (8,7%)

Extremitäten-Anomalien, Skelet-Fehlbildungen
12 (52,2%)

* Jedes Symptom bzw. somatische Dysplasien wurden einzeln aufgezählt, daher ergibt sich eine Gesamt-Prozentzahl von über 100. Die Prozentzahlberechnung bezieht sich auf die Gesamtzahl der Fälle (23).

Neurologischer Befund:

Normal: 3 (13,0%)

Bei 20 (87,0%) fanden sich folgende Symptome, z. T. kombiniert:

Gesteigerte Reflexe	Erhöhter Muskeltonus	Pyramiden-bahnzeichen	Kloni	Schlaffer Muskeltonus	Muskel-atrophie
6 (26,2%)	7 (30,4%)	4 (17,4%)	3 (13,0%)	4 (17,4%)	1 (4,2%)
Reflex-differenzen	**Hypo-reflexie**	**Astasie**	**Opistho-tonus**	**Hypaesthesie**	**Nystagmus**
3 (15,0%)	1 (4,2%)	1 (4,2%)	1 (4,2%)	1 (4,2%)	4 (17,4%)
Convergenz-schwäche	**Hypomimie**	**Facialis-Parese**	**Anisokorie**	**Muskelwogen der Zunge**	**Koordina-tions-störungen**
2 (8,7%)	4 (17,4%)	2 (8,7%)	1 (4,2%)	2 (9,1%)	7 (30,4%)
Dysdia-dochokinese	**Tremor**	**Hyper-kinesen, Athetose**	**Ataktische Störungen**		
5 (21,7%)	4 (17,4%)	3 (13,0%)	2 (8,7%)		

Psychischer Befund:

Normal (unauffällig): 0 (0%)

Charakterliche Auffälligkeiten bei normaler Intelligenz	3 (13,0%)	Davon 1 Fall fraglich, da keine Intelligenzprüfung; Proband war jedoch arbeitsfähig.
Debilität	8 (34,8%)	
Imbezillität	5 (21,7%)	
Idiotie	3 (13,0%)	
Psychosen	3 (13,0%)	
Organisches Psychosyndrom bei schlichter Intelligenz	1 (4,0%)	

Neurologischer Befund

Im folgenden wird der *neurologische Befund* — soweit er hier wesentlich erscheint — für die einzelnen Beobachtungen zusammengefaßt:

Beobachtung 1: Spastisch erhöhter Tonus der Muskulatur. Adduktorenspasmus beiderseits mit Überkreuzen der Beine. Augenstellung nach unten. Horizontale nystagmoide Bewegungen. Fundus: Beiderseits ausgedehnte ringförmige chorioideal-atrophische Herde. Stellenweise Schwund von Aderhaut und Papillenepithel. Beiderseits gesteigerte physiologische Eigenreflexe mit verbreiterten Provokationszonen. ASR: Klonusneigung.

Beobachtung 2: Opisthotonus. PSR beiderseits gesteigert mit verbreiterten Provokationszonen, links Patellarklonus. Babinski beiderseits positiv. Beiderseits leichte Spitzfußstellung.

Beobachtung 3: Schwach auslösbare Reflexe, sonst neurologisch unauffällig.

Beobachtung 4: Lebhafte bis gesteigerte physiologische Eigenreflexe, seitengleich. Gekreuzter Adduktorenreflex, Adduktorenspasmus sowie Spastizität der Beine. Beiderseits Spontan-Babinski.

Beobachtung 5: Unauffälliger neurologischer Befund.

Beobachtung 6: Strabismus convergens. Facialismundastschwäche li. Leichter Hypertonus der Muskulatur. Oppenheim und Mendel-Bechterew li. positiv.

Beobachtung 7: Strabismus convergens re. Hypomimie. Astasie. Ausgeprägte Schwäche der langen Rückenmuskulatur. PSR gesteigert und Verbreiterung der Provokationszonen. Tonus der Muskulatur spastisch. Ataktische Bewegungen.

Beobachtung 8: Opisthotonushaltung. Zeitweise choreiforme Bewegungsunruhe. Li. Spontan-Babinski.

Beobachtung 9: Grobschlägiger Endstellnystagmus. Weite Pupillen, re. weiter als li. Hypotonie der Muskulatur mit zeitweilig einschießenden Tonusvermehrungen vorzugsweise in den Beinen, re. mehr als li. Koordination und Diadochokinese unsicher. Deutliches Schwanken bei ruckweiser Innervation einzelner Muskelgruppen. Deutlich ataktische Greifbewegungen. Spontanbewegungen der Extremitäten im Sinne organischer Hyperkinesen.

Beobachtung 10: Konvergenzschwäche, Hypomimie, Hypotonie, Dysdiadochokinese, gestörte Feinmotorik.

Beobachtung 11: Strabismus convergens alternans. Geringer Einstellnystagmus. Unbeholfene Diadochokinese. Geringe Unsicherheit bei Koordinationsprüfungen.

Beobachtung 12: Strabismus convergens. Zeitweiliger Spontannystagmus beim Konvergieren, oft blickkrampfähnliche Mechanismen. Muskelwogen der Zunge. Lebhafte seitengleiche Reflexe an den unteren Extremitäten mit beiderseitigem Fußklonus bei mittleren physiologischen Eigenreflexen an den oberen Extremitäten. Steife ungeschickte Motorik, vor allem der rechten Hand.

Beobachtung 13: Hypomimie, Hypertonie der Extr.-Muskulatur, unsicher-steifer Gang bei fehlenden Mitbewegungen der Arme.

Beobachtung 14: Grobe Kraft der oberen Extremitäten rechts eingeschränkt (Proband ist Rechtshänder). Hüpfen auf dem re. Bein unsicherer als auf dem li.

Beobachtung 15: Athetoid anmutende Drehbewegungen der Hände. Ungleichförmige Bewegungsunruhe der gespreizten Finger. Lockerer bis schlaffer Tonus der Muskulatur.

Beobachtung 16: Muskelwogen der Zunge. PSR re. stärker als li., schlaffer Muskeltonus.

Beobachtung 17: Facialis-Mundast re. schwächer innerviert als li., Hypomimie, gestörte Feinmotorik, feinschlägiger Fingertremor, lebhaftes Reflexverhalten.

Beobachtung 18: Herabsetzung der groben Kraft re. Muskulatur des re. Armes und re. Beines verschmächtigt. Intentionstremor beim FNV bds., re. mehr als li. Re. ungeschickte Koordination. Re. Körperseite Hypaesthesie. Meyer re. schwächer als li. Knipsreflex re. stärker als li.

Beobachtung 19: Biceps- und Radius-Periostreflex li. konstant lebhafter als re. Dysdiadochokinese; Dermographia rubra; Hyperhidrosis.

Beobachtung 20: Unauffälliger neurologischer Befund.

Beobachtung 21 (Psychose Beob. 1): PSR bds. lebhaft, li. mit verbreiterten Provokationszonen.

Beobachtung 22 (Psychose Beob. 2): unauffällig.

Beobachtung 23 (Psychose Beob. 3): unauffälliger neurologischer Befund.

Somatische Dysplasien

Die Zusammenfassung der *somatischen Dysplasien* unserer Beobachtungen ergibt folgendes:

Beobachtung 1: Kleiner, birnförmiger Kopf mit fliehender Stirn.

Beobachtung 2: Mikrocephalie. Kurzer gedrungener Hirnschädel.

Beobachtung 3: Mikrocephalie. Ptosis. Tatzenhände.

Beobachtung 4: Mikrocephalie. Breite Nasenwurzel und Nasenflügel.

Beobachtung 5: keine.

Beobachtung 6: keine.

Beobachtung 7: Mikrocephalie, vor allem des Hirnschädels, mit eiförmiger Gesichtsform. Schlitzförmige, nach lateral hin ansteigende Lidspalten. Deutliche Prognathie. Hoher, spitzer Gaumen. Offen gehaltener Mund. An beiden Händen 5. Finger nach einwärts gebogen, ebenso am re. Fuß die 5. Zehe. Bds. überstreckbare Handgelenke.

Beobachtung 8: Mikrocephalie. Differente, jedoch wohlgestaltete Ohrläppchen. Re. Lidspalte enger als li. Mikrophthalmus re. mit Hornhautmißbildung. 2. und 3. Zehe im Grundgelenk des li. Fußes zusammengewachsen. Subluxationsstellung li. Hüftgelenk.

Beobachtung 9: Hypertelorismus der Augen. Diastase der Schneidezähne. Überstreckbare, sich nach distal verjüngende Finger.

Beobachtung 10: Schädeldysplasien, niedrige Stirn, wenig differenzierte Ohrmuscheln.

Beobachtung 11: Syndaktylie der 2. und 3. Zehe. Betonte Stirnhöcker, wenig differenzierte, wulstige Ohrmuscheln. Zahnstellungsanomalien.

Beobachtung 12: Beinverkürzung li. um 3 cm (keine sichere Hüftluxation). Kleiner Hirnschädel. Runder, asymmetrischer Gesichtsschädel. Zum Endglied hin stark verjüngte Finger. Markstückgroßer Pigmentnaevus am Rumpf.

Beobachtung 13: Hydrocephalie, dysplastische Gesichtsbildung, Kryptorchismus.

Beobachtung 14: Makrocephalie, Schädelasymmetrie, steiler Gaumen, wenig modellierte Ohrmuscheln.

Beobachtung 15: Unauffällige Überstreckbarkeit der Gelenke.

Beobachtung 16: Beinverkürzung li. mit Beckenschiefstand. Relativ kleiner Rundschädel mit niedriger, schmaler Stirn. Wulstige Unterlippe. Wenig modellierte Ohren, re. größer als li. Angedeutete Gesichtsasymmetrie.

Beobachtung 17: Gesichtsasymmetrie, Vogelprofil, Rundrücken.

Beobachtung 18: keine.

Beobachtung 19: keine.

Beobachtung 20: keine.

Beobachtung 21 (Psychose Beob. I): schmaler Hirnschädel, der sich in den Seitenpartien erheblich verbreitert. Sehr niedrige Stirn, weit ausladendes Hinterhaupt. Zusammengekniffene Augenlider. Gesichtsasymmetrie. Li. Gesichtshälfte wesentlich kleiner als re. Hypogenitalismus, re. Hoden nicht deszendiert.

Beobachtung 22 (Psychose Beob. II): großer makrocephal anmutender Hirnschädel mit betonten Stirnhöckern. Hypertelorismus der Augen, schräg verlaufende Lidachsen. Prognathie des Oberkiefers, li. ausgeprägter als re. Zahnleiste mit leichter Einbuchtung nach innen in der Gegend der Mahlzähne. Riffelung der Zahnschneidekante. Breiter, sattelförmig gebogener Nasenrücken, eingezogene Nasenwurzel. Hoher, steiler Gaumen. Bds. Katarakt. Bds. Iriskolobom.

Beobachtung 23 (Psychose Beob. III): keine.

VI. Zehn eigene, autoptisch diagnostizierte Agenesien des Corpus callosum

Beobachtung 24

B. Schä.: 1 Tag alter männlicher Säugling, der wegen einer Meningomyelocele dorsalis in klinische Behandlung kommt.

Familien-Anamnese: In der Familie keine Nerven- oder Gemütsleiden bekannt.

Eigen-Anamnese: Unauffälliger Schwangerschaftsverlauf, durch Sectio caesarea entbunden.

Allgemeiner Befund: Normalmäßiges Neugeborenes, bei dem der überaus große Schädel mit weichen hydrocephalen Vorbuckelungen am Vorder- und Hinterkopf auffällt. Die Schädelknochen sind stark auseinandergedrängt, die Fontanelle erheblich vergrößert. Stirn- und Hinterhaupt sind mächtig ausladend; Lückenschädel. Kopfumfang 52 cm (Norm: 35,5 cm), Hydrocephalus. Im Bereich der BWS offene, etwa 10 cm lange Spina bifida, aus der blutig seröse Flüssigkeit sickert. Haut und sichtbare Schleimhäute verhältnismäßig gut durchblutet. Beckenbodenlähmung; der Anus ist etwas vorgedrängt. Internistisch: unauffälliger Befund.

Neurologischer Befund: Tonus der Muskulatur an den oberen Extremitäten mittelstark, seitengleich, an den Beinen hypoton.

Toxoplasmaantikörper: (Sabin-Feldmann-Test): Titer 1 : 256.

Komplement-Bindungsreaktion auf Listeriose: negativ.

Listeria-Agglutination: negativ.

Luesreaktionen im Serum: negativ.

Das Kind hat erhebliche Untertemperatur, obwohl es im Brutschrank liegt. Kommt 10 Tage nach der Entbindung ad exitum.

Pathologisch-anatomischer Befund: Sehr ausgedehnte, zusammenfließende, leicht hämorrhagische Lobulärpneumonie in allen Lungenlappen bei bestehender diffuser, schleimiger

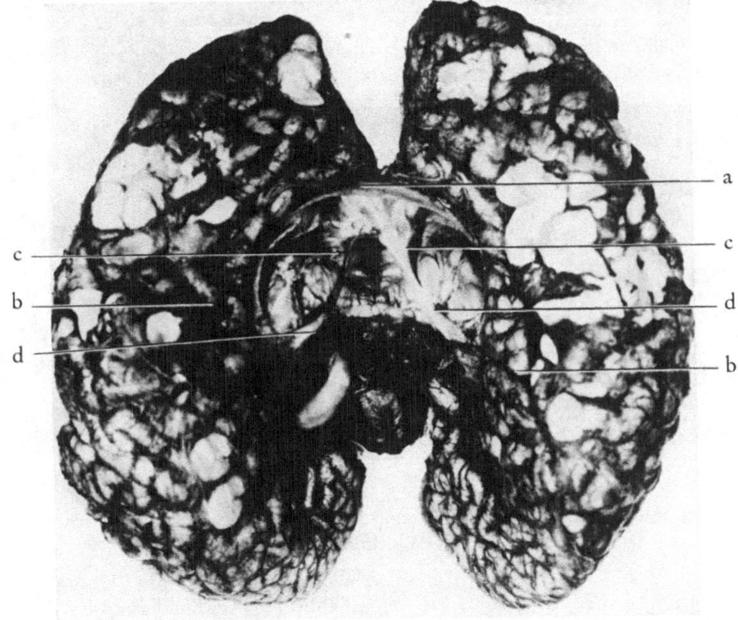

Abb. 24. Beobachtung 25. Makrophoto. Blick von oben in den gespreizten Interhemisphärenspalt. Partieller Balkenmangel. Die Balkenanlage ist nur in vorderen Anteilen bei a als schmaler, etwa 5 mm breiter Verbindungswulst gegeben. Radiäre Anordnung der medialen Windungsfurchen bei b. Columnae fornicis bei c und Crura fornicis bei d

Bronchitis. Dolichocephaler Hydrocephalus mit buckelförmiger Vorwölbung der Stirn und des Hinterkopfes sowie stärkster Ausweitung der miteinander kommunizierenden Seitenventrikel bei fehlendem Corpus callosum und Septum pellucidum. Erweiterung des Aqueductes. Lückenschädel. Weites Klaffen der Fontanellen. Meningomyelocele dorsalis.

Diagnose: Vollständiger Balkenmangel. Hydrocephalus. Spina bifida.

Beobachtung 25

H. Li.: 3 Tage nach Geburt verstorben.

Familien-Anamnese: Keine Nerven- oder Gemütsleiden bekannt. Eine Schwester, 5 Jahre alt, psychisch unauffällig. Saugeschwäche, wurde mit Sonde ernährt. Mikrognathie. Anfallsweise auftretende Cyanose.

Obduktion: Herzmißbildung, Truncus arteriosus communis; Kryptorchismus.

Neuropathologischer Befund (Abb. 24): Mikrogyrien der rechten Großhirnhemisphäre. Die beiden Großhirnhemisphären sind nach lateral auseinandergeklappt, eine Balkenanlage ist nur in vorderen Anteilen als schmaler, etwa 1/2 cm breiter Verbindungswulst vorhanden. Die medialen Windungsfurchen zeigen eine radiäre Anordnung. Die vordere Commissur ist vorhanden. Stark ausgebildete Massa intermedia.

Diagnose: Partieller Balkenmangel.

Beobachtung 26

N. Kr.: 5 Tage alter Säugling. Klinische Diagnose konnataler Hydrocephalus. Verstirbt an toxischem Herz- und Kreislaufversagen bei Enterocolitis.

Neuropathologischer Befund (Abb. 25—26): Zarte und durchscheinende weiche Häute. Die Hirnwindungen der Parietal- und Occipitalregion sind verschmälert und stellenweise eingesunken. Bei Spreizen des Gehirns im Interhemisphärenspalt bemerkt man, daß der Balken in seiner ganzen Ausdehnung fehlt.

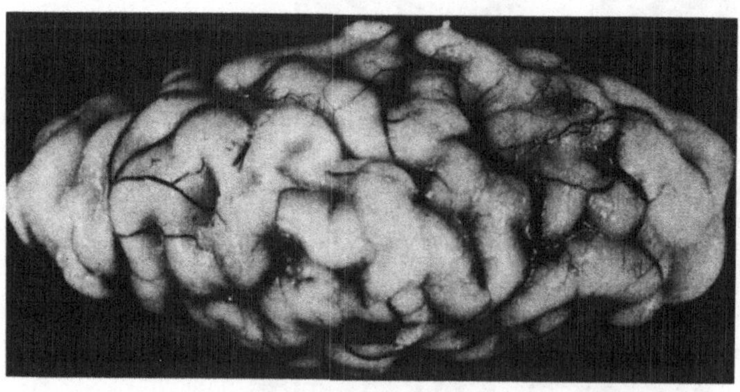

Abb. 25

Abb. 26

Abb. 25. Beobachtung 26. Makrophoto. Blick von rechts lateral auf das Großhirn mit ulegyrischen Windungen

Abb. 26. Beobachtung 26. Makrophoto. Frontalserie durch das Großhirn. Hochgradige symmetrische Erweiterung beider Seitenventrikel mit erheblicher Verschmälerung des Marklagers. Vollständiger Balkenmangel

Zerlegung des Gehirns in Frontalscheiben: Hochgradige symmetrische Erweiterung beider Seitenventrikel mit erheblicher Verschmälerung des Marklagers. Der Aquaeductus Sylvii ist durchgängig und der IV. Ventrikel erweitert. Kleine Kleinhirnhemisphären.

Diagnose: Vollständiger Balkenmangel. Ulegyrien. Hochgradiger Hydrocephalus internus.

Beobachtung 27

B. Süm.: 6 Wochen alter weiblicher Säugling, der wegen Bronchitis in moribundem Zustand in stationäre Behandlung überwiesen wird.

Familien-Anamnese: Pflegekind, keine Angaben erhältlich.

Eigen-Anamnese: Keine näheren Angaben von den leiblichen Eltern. Erstgeborenes. 2 Tage vor der Klinikaufnahme weinerlich, trinkt schlecht. Kein Husten oder Schnupfen. Stuhl o. B. Am nächsten Morgen Temperatur 41° C. Hausarzt gab wegen „Erkältung" Penicillinsaft. Zunehmendes Erbrechen, röchelnde Atmung.

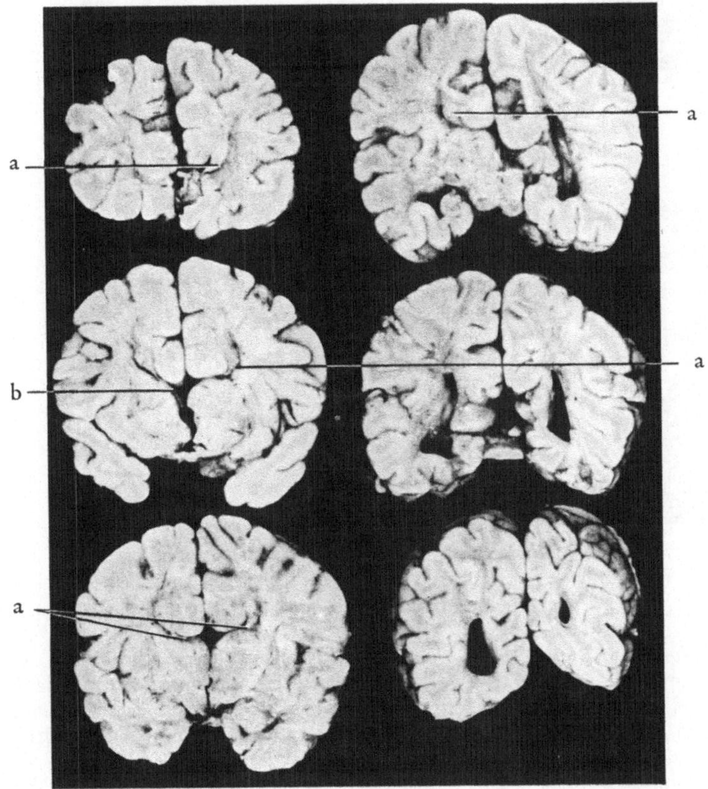

Abb. 27. Beobachtung 27. Makrophoto. Frontalschnitte durch das Großhirn. Vollständiger Balkenmangel. Balkenlängsbündel bei a. Columna fornicis bei b

Allgemeiner Befund: Der Säugling wird mit nur noch vereinzelten, röchelnden Atemzügen moribund aufgenommen. Tiefe Cyanose der kalten Extremitäten. Fontanelle ca. drei Querfinger tief eingesunken. Cornealreflexe fehlen. Keine Nackensteifigkeit. Abdomen weich, Leber querfingerbreit tastbar. Herztöne unhörbar. Über der Lunge linksseitig vereinzelte grobblasige Rasselgeräusche. In den Windeln weicher, brauner, übelriechender Nahrungsstuhl. Sofortige Cortison-Kreislaufmittelinjektion und künstliche Beatmung regen kurzfristig die Eigenatmung an, ohne daß sich die Kreislaufverhältnisse bessern. Anlegung eines Dauertropfs. Trotz weiterer i. m. und i. v. Gaben von Herz- und Kreislaufmitteln und von Solu-Decortin in größeren Dosen verstirbt das Kind nach etwa einer Stunde an Herz-Kreislaufversagen.

Liquor: Postmortal durchgeführte Lumbalpunktion. Klarer Liquor. 82/3 Zellen, meist Lymphocyten. Nonne +, Pandy +. Gesamt-Eiweiß 50,4 mg-%, Albumine 42,0 mg-%, Globuline 8,4 mg-%, Eiweißquotient 0,20. Zucker 31 mg-%. Kultur steril nach 24 Std.

Pathologisch-anatomischer Befund: Fragliche Bronchitis und Bronchiolitis bei hochgradiger Blähung beider Lungen und disseminierten kleinfleckigen Atelektasen sowie feinem, zähflüssigem Inhalt in den kleinen Bronchialästen. Vereinzelte stecknadelkopfgroße Blutungen in der Kapsel und im Parenchym der Thymus. Zahlreiche stecknadelkopfgroße, stellenweise apfelkerngroße Blutungen in der Wand des gesamten Dünndarms, einschließlich der Serosa. Geringe Dilatation der linken Herzkammer. Cyanose der Leber und beider Nieren. Lipoidreiche Nebennierenrinde.

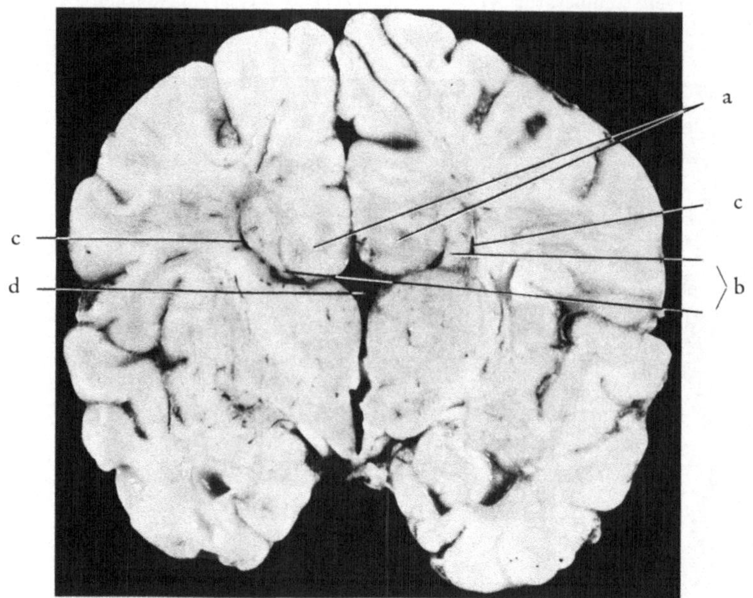

Abb. 28. Beobachtung 27. Makrophoto. Vergrößerung der 3. Schnittführung aus Abb. 27. Bei a Gyrus cinguli. Bei b Balkenlängsbündel. Bei c schlitzförmige, eingerollte, nach median konkave Seitenventrikel. Bei d dritter Ventrikel

Neuropathologischer Befund (Abb. 27—28): Zarte und durchscheinende weiche Häute. Normale Windungskonfiguration ohne Windungsanomalien. Normal verlaufende Gefäße an der Hirnbasis. Nach Spreizen des Gehirns im Interhemisphärenspalt sieht man, daß in der Tiefe der Balken in seiner gesamten Ausdehnung fehlt. Nach Zerlegen des Gehirns in Frontalscheiben bestätigt sich der Befund einer totalen Agenesie des Corpus callosum. Septum pellucidum, Commissura rostralis und Massa intermedia fehlen ebenfalls. Die Seitenventrikel in vorderen und mittleren Anteilen sind spaltförmig, symmetrisch, nach innen konkav. Die Ventrikeloberkanten verlaufen stierhornförmig nach oben und lateral und zeigen eine Diastase. Beide Hinter- und Unterhörner sind dagegen erheblich erweitert, links ausgeprägter als rechts. Auf dem Mittelhirnschnitt nach Spatz ist die Substantia nigra noch nicht pigmentiert. Der Aquaeductus Sylvii ist durchgängig.

Diagnose: Totale Agenesie des Corpus callosum. Fehlendes Septum pellucidum, fehlende Commissura rostralis und Massa intermedia.

Beobachtung 28

P. Scha.: 3½ Monate alter männlicher Säugling.

Familien-Anamnese ohne Besonderheiten, insbesondere kein Fall von Mikro- bzw. Anencephalie bekannt.

Eigen-Anamnese: Mutter hatte während der Schwangerschaft ein generalisiertes nässendes Ekzem. Normaler Geburtsverlauf. Unmittelbar nach der Geburt war die Verlegung in eine Kinderklinik notwendig.

Allgemeiner Befund: Stark verkleinerter Hirnschädel mit bürzelartiger Ausstülpung im Bereich der Fontanelle. Kein Saugreflex. An den Extremitäten normales Reflexniveau, normaler Muskeltonus. Körpertemperatur 36° C. Kind reagiert auf Schmerzreize.

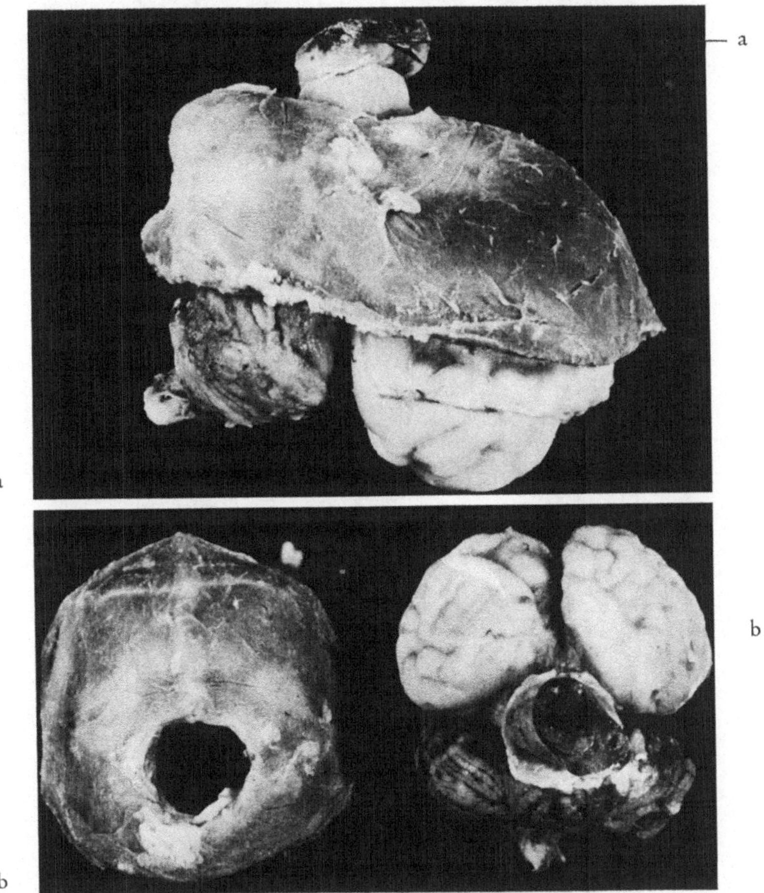

Abb. 29 a u. b. Beobachtung 28. Makrophotos. a Rüsselartiger Hirnprolaps in der Vierhügelregion bei a. b Blick von craniodorsal auf die Schädelkalotte mit porusartigem Knochendefekt bei b. Rechte Abbildung. Blick auf Occipitallappen, Hirnprolaps und Kleinhirn

Liquor: 400 mg-% Eiweiß, 200/3 Zellen.

EEG: Starke Allgemeinveränderungen.

Obduktionsbefund: Fleckung der Leber, Hyperämie und feinste Blutungen in der Nierenrinde. Offenes Foramen ovale.

Neuropathologischer Befund (Abb. 29—30): Kleine Schädelkalotte mit vorzeitiger Verknöcherung der Nähte; insbesondere der Lambdanaht. Hochgradige Abplattung der Hinterhauptschuppe mit konvexer Ausbuchtung gegen die Schädelhöhle. Große Fontanelle völlig geschlossen. Auffällige Verdickung der Diploe. Im Bereich der kleinen Fontanelle zehnpfennigstückgroße kreisrunde Öffnung im Schädeldach, bürzelartige Ausstülpung von Hirnsubstanz von der Größe eines Zeigefingerendglieds. Die Bürzelkuppe ist angetrocknet und nekrotisch.

In seiner Größe erheblich reduziertes Endhirn mit ausgeprägter Pachygyrie. Beide Großhirnhemisphären angelegt. Nach Spreizung der Hemisphären läßt sich im Interhemisphärenspalt ein totaler Balkenmangel feststellen.

Das Kleinhirn wird nicht vom Großhirn überdeckt. Rostral der Vierhügelregion findet sich der bereits beschriebene „Prolaps". Kleinhirn und Medulla oblongata unauffällig. Zart angelegte Sehnerven. Tractus olfactorius vorhanden. Nach Zerlegung in Frontalscheiben stellen

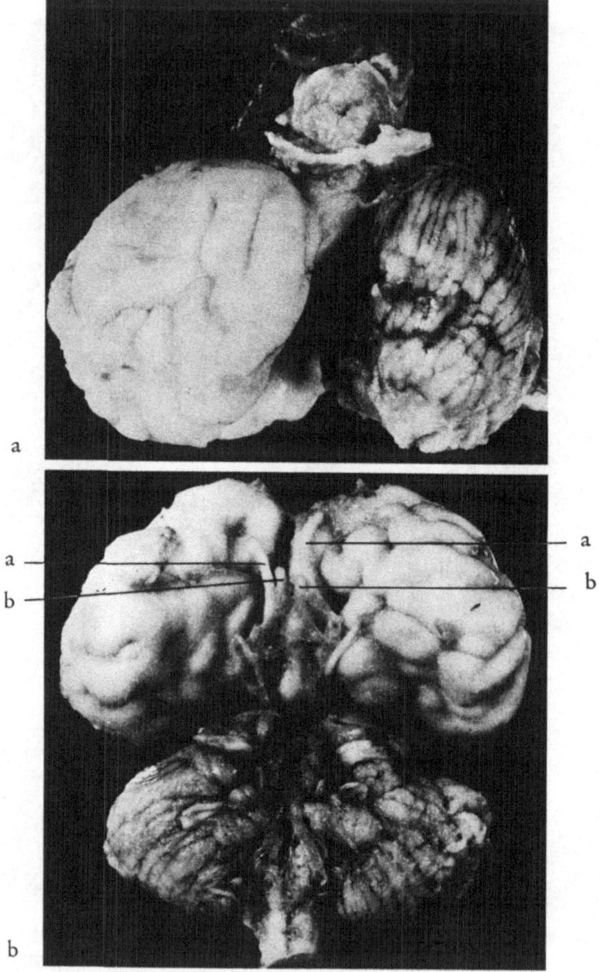

Abb. 30 a. Beobachtung 28. Makrophoto. Blick auf die linke Großhirn- und linke Kleinhirnhemisphäre. Hirnprolaps mit rüsselartiger Ausstülpung, die durch eine Lücke in der Schädelkalotte nach außen reicht. Das Kleinhirn wird nicht vom Großhirn überdeckt

Abb. 30 b. Beobachtung 28. Makrophoto. Blick auf die Hirnbasis. Tractus olfactorius bei a, Nervi optici bei b

sich Rinde und Mark gut voneinander abgesetzt dar. Ventrikelsystem unvollkommen ausgebildet, nur in den hinteren Abschnitten spaltförmige Seitenventrikel. IV. Ventrikel nicht zu erkennen.

Diagnose: Fehlbildung im Endhirnbereich mit totalem Balkenmangel. Hirnprolaps im Bereich der Vierhügelregion. Unvollständig angelegtes Ventrikelsystem. Lücken- und Leistenschädel.

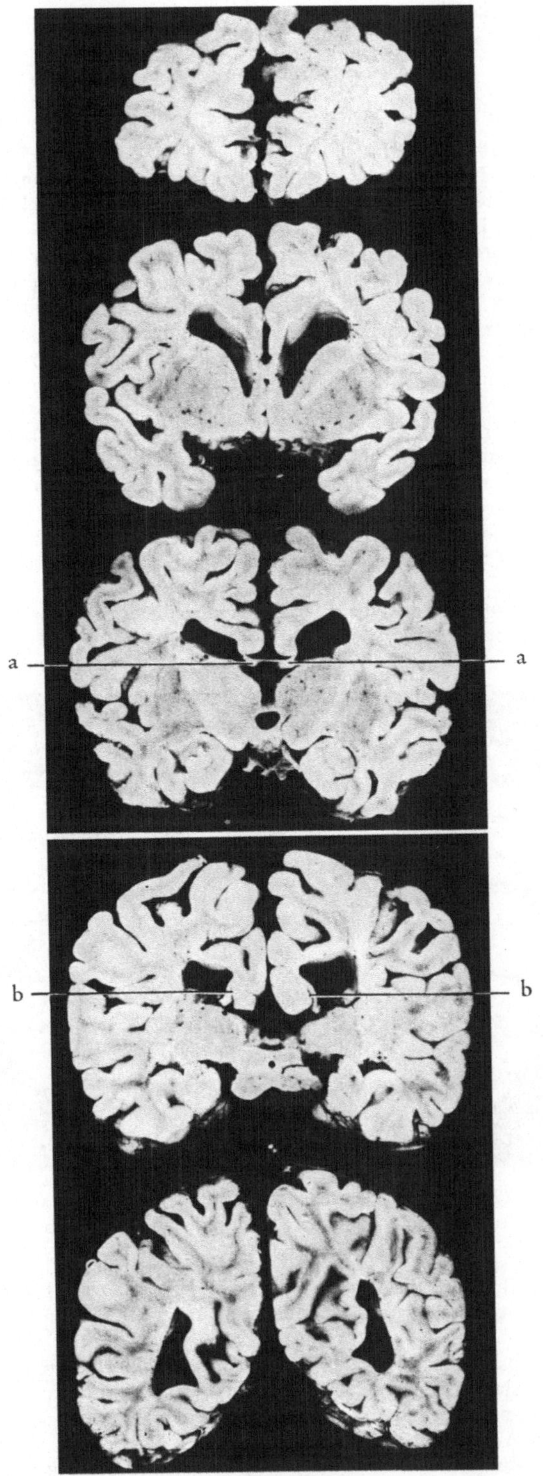

Abb. 31. Beobachtung 29. Makrophotos. Horizontalschnitte durch die Großhirnhemisphären. Vollständiger Balkenmangel. Die Columnae und Crura fornicis bei a vereinigen sich nicht zum Corpus fornicis. Balkenlängsbündel bei b

Beobachtung 29

R. Le.: Sechseinhalb Monate alter männlicher Säugling, der wegen Toxikose in moribundem Zustand in stationäre Behandlung überwiesen wurde.

Familien-Anamnese: Nerven- oder Gemütsleiden sind nicht bekannt. Zwei Söhne der Schwester der Kindesmutter haben eingezogene Zeigefinger. Die Kindeseltern sind gesund. Ein Bruder des Patienten hat 11 Finger.

Eigen-Anamnese: Normale Geburt, unauffällige Entwicklung, guter Esser. Drei Tage vor der stationären Aufnahme Erbrechen, kein Stuhlgang. Am nächsten Tag anhaltende Temperaturen. Verabreichung von Fieberzäpfchen. Weiter Erbrechen. Leichter Husten. Am Nachmittag des gleichen Tages Nahrungsverweigerung, livide Verfärbung der Haut.

Allgemeiner Befund: Stationäre Aufnahme des moribunden, cyanotischen Säuglings. Stark herabgesetzter Hautturgor. Der Körper fühlt sich sehr heiß an, die Extremitäten kalt, stellenweise livide verfärbt. Kein Husten, kein Meningismus, kein Exanthem oder Ekzem, keine Struma. Reine Herztöne, Aktionen zunächst regelmäßig, sehr tachykard. Puls kaum fühlbar. Atemgeräusche nicht ganz rein, jedoch keine feuchten Rasselgeräusche, keine Dämpfung, seitengleiche Beatmung. Weiche Bauchdecken. Leber und Milz nicht palpabel. Beiderseits Pendelhoden.

Neurologischer Befund: Normal konfigurierter Kopf. Pupillen seitengleich, eng, auf Licht kaum reagierend. Tonus der Muskulatur schlaff. Physiologische Eigenreflexe nicht auslösbar. Kein Meningismus.

Somatische Dysplasien: Beide Zeigefinger, besonders die Endglieder dysplastisch, wesentlich dünner, aber etwa normal lang.

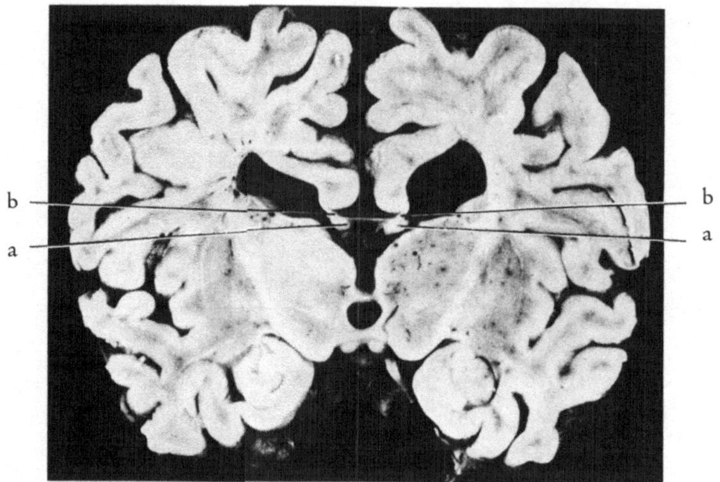

Abb. 32. Beobachtung 29. Makrophotos. Vergrößerung der 3. Frontalscheibe von Abb. 31. Columnae fornicis bei a. Balkenlängsbündel bei b

Liquor nach Lumbalpunktion: 40/3 Lymphocyten. Nonne opal., Pandy negativ. Zucker 272 mg-%. Gesamteiweiß 24,0 mg-%. Albumine 21,6 mg-%. Globuline 2,4 mg-%. Eiweiß-Quotient 0,11.

Trotz weiterer Gaben von Herz- und Kreislaufmitteln und Dauertropf zunehmende Verschlechterung von Kreislauf und Atmung. Die Temperaturen konnten mit Pyramidon und Wadenwickeln nicht beeinflußt werden. Ante finem generalisierte cerebrale Krämpfe. Verstirbt 4½ Std nach der Aufnahme.

Pathologisch-anatomischer Befund: Hochgradige diffuse Verfettung und deutliches Ödem der Leber. Ausgedehntes Ödem beider Lungen mit umfangreicher Cyanose der dorsolateralen Abschnitte und Blähung der Lungenvorderränder. Erhebliche Schwellung beider Nieren, mit hochgradiger Blässe der Rinde. Lipoidarme, schmale Nebennierenrinden. Anämie des Myokards.

Neuropathologischer Befund (Abb. 31—32): Die weichen Häute sind zart und durchscheinend. Starke Blutfülle der leptomeningealen Gefäße. Regelrechter Verlauf der basalen Gefäße. Auf dem Mittelhirnschnitt ist die Substantia nigra noch nicht pigmentiert. Nach Spreizen des Gehirns sieht man, daß der Balken in seiner gesamten Ausdehnung nicht angelegt ist. Nach der Zerlegung in Frontalscheiben bestätigt sich dieser Befund. Ebenso fehlt das Septum pellucidum vollständig. Die Seitenventrikel sind stark erweitert, die Oberkanten der Seitenhörner sind stierhornförmig nach oben und seitlich ausgezogen und zeigen eine Diastase. Der III. Ventrikel ist birnförmig erweitert. Die Commissura rostralis ist als dünner fadenförmiger Strang erkennbar. Die Massa intermedia und die hintere Commissur sind normal ausgebildet. Rinde und Mark sowie die Stammganglien stellen sich gut voneinander abgesetzt dar. Kein Anhalt für weitere Anlagemißbildungen, insbesondere keine Ektopien. Die weitere Zerlegung von Brücke, Medulla oblongata und Kleinhirn ergibt einen unauffälligen Befund. Der Aquaeductus Sylvii ist durchgängig.

Diagnose: Vollständige Agenesie des Corpus callosum und des Septum pellucidum, mit Verschmächtigung der Commissura rostralis.

Beobachtung 30

M. Schä.: 17 Monate alter Säugling.

Auffallend kleiner Hirnschädel. Klinische Diagnose: Folgezustand nach Erythroblastose bei Rh-Inkompatibilität. Ein fieberhafter Infekt führte durch Herz- und Kreislaufversagen ad exitum.

Neuropathologischer Befund: Über beiden Hemisphären zarte und durchsichtige weiche Häute, die an der Basis leicht getrübt und verdickt sind. Über der linken Hemisphäre erkennt man im hinteren Drittel, in der ersten, zweiten und dritten Frontalhirnwindung, fast parallel zur Zentralwindung verlaufend, einen tiefreichenden porusartigen Defekt, durch den man in den erweiterten linken Seitenventrikel blicken kann. Die Hirnwindungen laufen auf diesen Defekt zu; es finden sich keine Mikrogyrien. Das Gefäßsystem ist regelrecht angelegt und zeigt keinerlei Auffälligkeiten.

Nach Spreizen des Medianspaltes erkennt man eine vollständige Balkenagenesie.

Nach Zerlegung des Gehirns durch einen Horizontalschnitt fällt die hochgradige Erweiterung des Ventrikelsystems auf. Im rechten Großhirnbereich ist an symmetrischer Stelle zum linksseitigen Porus eine deutliche, etwa kleinfingerendgliedgroße Vorstülpung, bis nahe an die Hirnrinde reichend, gelegen. Der linke Seitenventrikel zeigt einige Ependymstränge, seine Auskleidung ist unregelmäßig. Die Verbindung beider Großhirnhemisphären wird durch die zusammengelagerten Fornices hergestellt.

Diagnose: Vollständiger Balkenmangel, Porencephalie, stellenweise mit dem Ventrikelsystem kommunizierend.

Beobachtung 31

A. Mü.: 13jähr. Patientin, in einer Heilanstalt verstorben.

Familien-Anamnese: Vater psychopathische Persönlichkeit, sonst keine näheren Angaben.

Eigen-Anamnese: Normaler Schwangerschaftsverlauf, Frühgeburt. Bereits in den ersten Lebensmonaten generalisierte cerebrale Krampfanfälle bis zum 4. Lebensjahr, danach anfallfrei. Im Alter von 4½ Jahren erste Gehversuche. Motorische Unruhe, zerstörungssüchtig, vermag nicht zu sprechen. Körpergröße 130 cm (Norm: 150 cm), Kopfumfang 46 cm (mikrocephal). Strabismus convergens, Klumpfuß links.

Exitus infolge Bronchopneumonie.

Neuropathologischer Befund: Normal konfiguriertes, 985 g schweres Gehirn. Weiche Häute zart und durchscheinend. Balken, Septum pellucidum und Fornix fehlen vollkommen. Vordere und hintere Commissur sind vorhanden, jedoch recht schmächtig angelegt.

Atrophisches Kleinhirn (71 g); erhebliche Reduktion des li. Flocculus.

Histologischer Befund: In Schichten, Hauptfeldern und Kernen regelrecht angelegtes Gehirn. Im Bereich der Medulla oblongata Aplasie einer Pyramide. Im Kleinhirn mächtige Entwicklung des Nucleus dentatus. Kleinhirn auffallend schmächtig. Kleine Heterotopien im Bereich des Nucleus dentatus.

Diagnose: Vollständiger Balkenmangel mit Fehlen des Septum pellucidum und der Fornices. Hypoplasie einer Pyramide. Kleinhirnhypoplasie. Geringfügige Dentatumheterotopien.

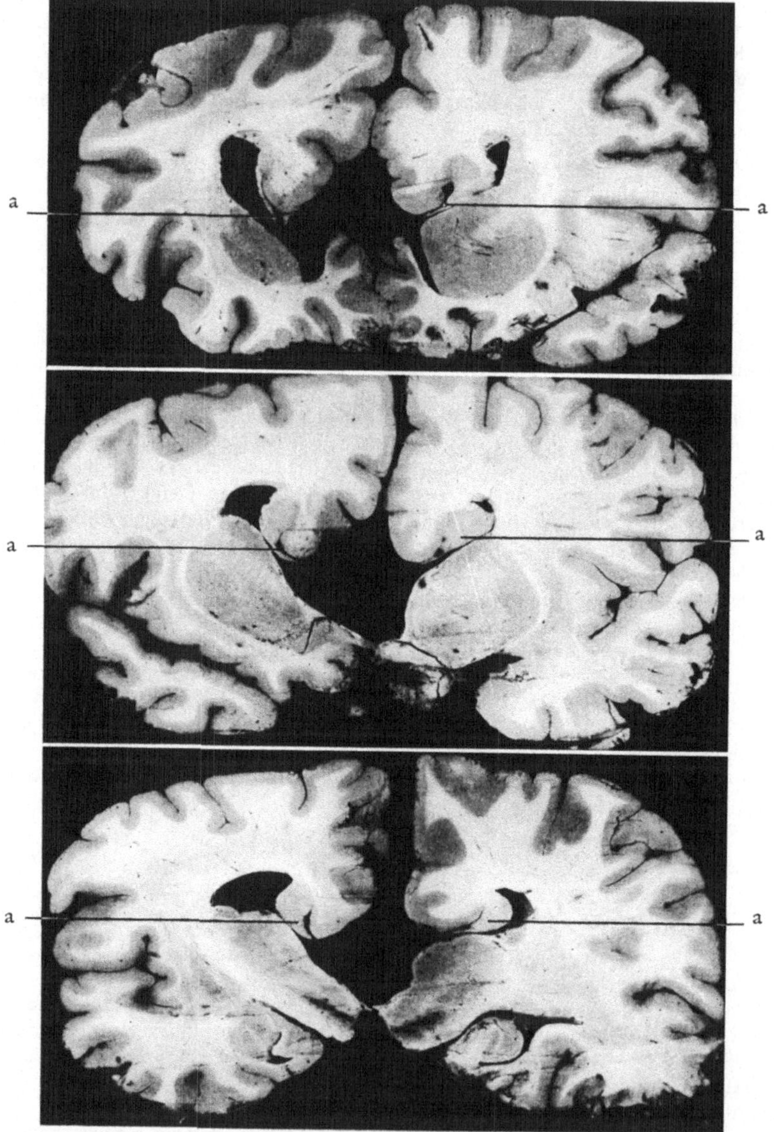

Abb. 33. Beobachtung 32. Makrophotos. Frontalserie durch das Großhirn. Vollständiger Balkenmangel. Seitenventrikel stellenweise spaltförmig, nach innen konkav, stellenweise erweitert. Balkenlängsbündel bei a

Beobachtung 32

H. Wi.: 15jähr. Patientin, die infolge Schädelbruchs in einer Anstalt ad exitum kam. Keine näheren Angaben zur Vorgeschichte und zum klinischen Befund.

Diagnose (Abb. 33): Vollständiger Balkenmangel sowie Mangel sämtlicher Commissuren.

Beobachtung 33

K. Ha.: 62jähr. Patient, in einer Heilanstalt verstorben.

Familien-Anamnese: nicht bekannt.

Eigen-Anamnese: Retardierte Entwicklung, konnte nicht eingeschult werden, Analphabet. Verbrachte den größten Teil seines Lebens in verschiedenen Pflegeheimen; Neigung zu Exhibitionismus. Im Alter von 56 Jahren Überweisung in eine Heilanstalt wegen Pflegebedürftigkeit. Verhielt sich äußerlich geordnet, kam den Anweisungen des Pflegepersonals willig nach. Im Alter von 57 Jahren plötzlich auftretende, linksseitige schlaffe Hemiparese mit linksseitigem Babinski.

Psychischer Befund: Örtlich mangelhaft, zeitlich nicht orientiert; hochgradiger Schwachsinn.

Kam unter den Zeichen einer Herzinsuffizienz bei chronischem Lungenemphysem ad exitum.

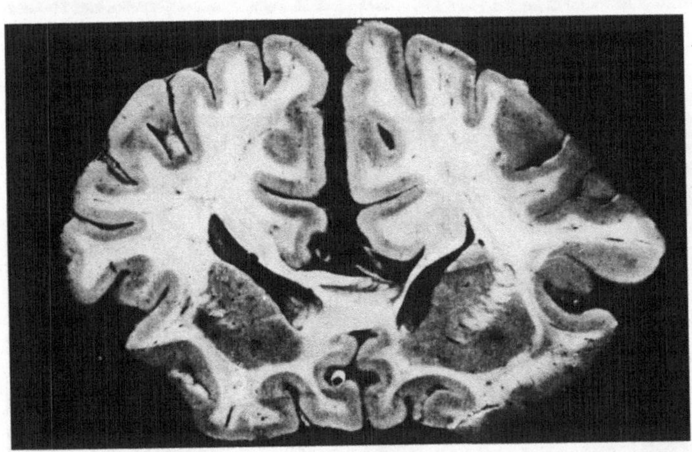

Abb. 34 a

Abb. 34 a—e. Beobachtung 33. Makrophotos. Frontalserie durch das Großhirn von frontal nach dorsal. Vollständiger Balkenmangel. Commissura rostralis angelegt bei a. In vorderen Abschnitten spaltförmige Seitenventrikel mit stierhornförmiger Ausziehung der Oberkanten bei b. Hintere Anteile des rechten Seitenventrikels verplumpt mit erweiterten Unterhörnern bei c. Columnae fornicis bei d. Balkenlängsbündel bei e

Neuropathologischer Befund (Abb. 34): Gehirngewicht: 1780 g. Abgesehen von skleratheromatösen Gefäßwandeinlagerungen kein auffälliger Befund. Nach Spreizen der Großhirnhemisphären fällt ein vollständiger Balkenmangel auf, man blickt von oben auf die Tela chorioidea des III. Ventrikels.

Nach Zerlegung des Gehirns in Frontalscheiben bds. vergrößerte, länglich ausgezogene Seitenventrikel. Der III. Ventrikel ist hochgradig dilatiert, der Boden stark verdünnt und pergamentartig durchsichtig.

Im Bereich der li. Großhirnhemisphäre, besonders links occipital, bestehen Heterotopien. In beiden Großhirnhemisphären Erweichungscysten verschiedener Größe und verschiedenen Alters. Anomalie der Fornices, die sich nicht zum Corpus fornicale vereinigen, sondern

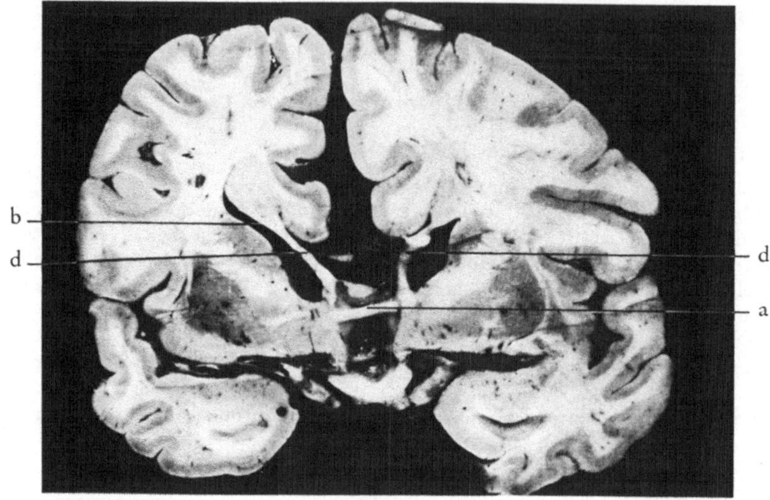

Abb. 34 b

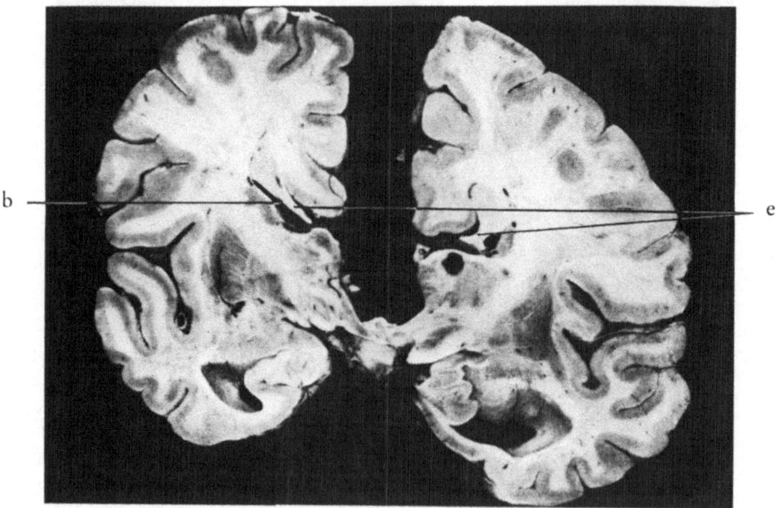

Abb. 34 c

getrennt zur Fimbria hippocampi verlaufen. Ammonshornmißbildung, zungenförmige Ausläufer strahlen in das Zellband des Ammonshorns ein und teilen einzelne Anteile ab.

Diagnose: Multiple Mißbildungen des Gehirns (totaler Balkenmangel, Fornixanomalie, Ammonshornmißbildungen, Rindenheterotopien). Daneben besteht eine Skleratheromatose mit frischen und alten Erweichungen.

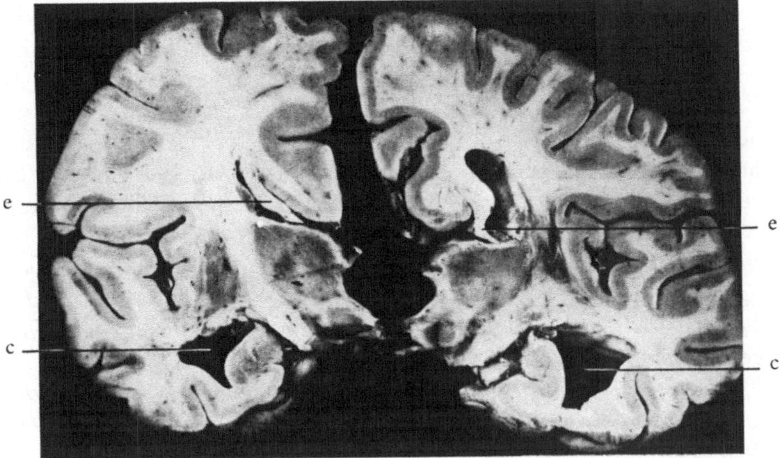

Abb. 34 d

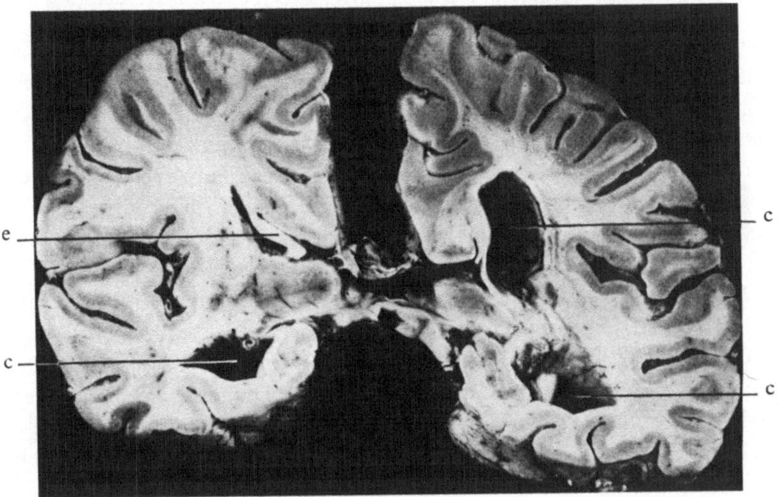

Abb. 34 e

VII. Zusammenfassende Besprechung der bisher veröffentlichten und der eigenen Ergebnisse

Die Ergebnisse und Daten von 146 in der Literatur mitgeteilten, intra vitam diagnostizierten Fällen von Balkenagenesien werden im folgenden mit den von uns zu Lebzeiten diagnostizierten 23 Beobachtungen in Beziehung gesetzt. Die Mitteilungen aus der Literatur sind sehr inhomogen, da sie aus den verschiedensten Fachkliniken veröffentlicht wurden. Unser eigenes Material entstammt fünf Bonner Kliniken und

Instituten, nämlich der Universitätskinderklinik, der Nervenklinik der Universität*, der Neurochirurgischen Universitätsklinik**, dem Neuropathologischen Institut und dem Rheinischen Hirnforschungsinstitut, der Rheinischen Landesklinik für Jugendpsychiatrie sowie der Sammlung der Deutschen Forschungsanstalt für Psychiatrie (Max-Planck-Institut) München.

Betrachtet man die *Anzahl der Fälle nach Geschlechtern*, so ergibt sich übereinstimmend ein leichtes Überwiegen des männlichen Geschlechts: Unter 146 Probanden fanden sich 74 (=50,7%) ♂ und 63 (=43,1%) ♀. (Bei 9=6,2% war das Geschlecht nicht angegeben.) Von unseren 23 Fällen waren 16 (=69,6%) ♂ und 7 (=30,4%) ♀.

Der Beginn der Erkrankungen bzw. das erstmalige Auftreten von Beschwerden oder objektiv feststellbaren Krankheitserscheinungen oder Anomalien lassen gleichfalls eine gewisse Übereinstimmung erkennen:

Unter 146 Fällen lag der Beginn überwiegend im Säuglings- und Vorschulalter; bis zum 6. Lebensjahr waren 96 (= 66,0%) auffällig, 79 (= 54,0%) von Geburt an bzw. bis zum Ende des 1. Lebensjahres. Die Zahlen sinken dann erheblich ab: Vom 2.—6. Lebensjahr erkrankten bzw. wurden auffällig 17 (=11,7%), vom 6.—14. Lebensjahr 11 (=7,5%). *Vom 20.—40. Lebensjahr 10 (=6,9%) und über 40 nur 3 (= 2,1%).*

Von den 8 Fällen von ROSENTHAL-WISSKIRCHEN (1967) waren 6 Kinder (bis 3½ Jahre) und 2 Erwachsene (darunter ein 74jähr. Mann).

Unter unseren 23 Probanden wurden bis zum 6. Lebensjahr auffällig 17 (=73,9%). Von Geburt an bzw. bis zum Ende des 1. Lebensjahres waren es 11 (=47,8%), vom 2.—6. Lebensjahr 6 (=26,2%). Vom 6.—14., vom 20.—40. Lebensjahr und über 40 Jahre wurde nur je einer auffällig bzw. krank (=4,2%).

Das Alter des Probanden bei Diagnosestellung ergibt im Vergleich zum erstmaligen Auftreten von Beschwerden bzw. von Auffälligkeiten eine leichte Verschiebung nach oben, jedoch überwiegen auch hier übereinstimmend die jüngeren Jahrgänge: Von 146 Fällen wurde 36mal (=24,7%) die Diagnose im 1. Lebensjahr gestellt, 39mal (=26,7% im 2.—6. Lebensjahr, 21mal (=14,4%) im 6.—14. Lebensjahr, 5mal (=3,4%) im 14.—20. Lebensjahr. Ein leichter Anstieg findet sich im 20.—40. Lebensjahr mit 31 (=21,4%), über 40 ein Absinken auf 8 (=5,5%).

Bei unseren 23 Fällen wurde 2mal (=8,7%) die Diagnose im 1. Lebensjahr gestellt; 7mal (=30,4%) im 2.—6. Lebensjahr, 6mal (=26,2%) im 6.—14. Lebensjahr, 4mal (=17,4%) im 14.—20. Lebensjahr, einmal (=4,3%) im 20.—40. Lebensjahr und 3mal (=13,0%) über 40.

Betrachtet man die *Gründe, die zur Klinikeinweisung bzw. zur ärztlichen Behandlung Veranlassung gegeben hatten*, so fällt folgendes besonders auf:

Bei den 146 zusammengestellten Kasuistiken *überwiegen bei weitem die cerebralen Anfälle.* Das läßt jedoch nicht von vornherein den Schluß zu, daß eine Korrelation zwischen Balkenmangel und cerebralen Anfalleiden bestünde. Es ist vielmehr anzunehmen, daß unter den Indikationen zur Pneumencephalographie die cerebralen Anfälle einen bevorzugten Platz einnehmen und daß daher unter den Anfall-Patienten relativ häufig Balkenagenesien pneumencephalographisch diagnostiziert werden

---

Wir sind im einzelnen für die freundliche Überlassung von Krankengeschichten zu großem Dank verpflichtet:

* Herrn Prof. Dr. H. J. WEITBRECHT sowie

** Herrn Prof. Dr. P. RÖTTGEN.

können. Andererseits finden sich bei den symptomatischen Anfalleiden oft encephale Fehlbildungen, Schädel-Anomalien, dysraphische Störungen usw., nicht selten auch Balkenagenesien. Es fanden sich bei 81 Probanden (=54,8%) cerebrale Anfälle, und zwar bei 38 (=26,0%) generalisierte, tonisch-klinische Anfälle, bei 27 (=18,5%) fokale Anfälle, bei 3 (=2,0%) „kleine" Anfälle (petit mal) und bei 13 (=8,9%) sonstige Anfälle und Äquivalente.

Unter unseren 23 Probanden hatten 6 cerebrale Anfälle (=26,2%), davon einer gemischte (grand mal und petit mal) Anfälle, vier generalisierte und einer fokale Anfälle.

Die *verzögerte somatische* und *psychische Entwicklung* nimmt gleichfalls unter den Gründen, die zur ärztlichen Behandlung führten, eine besondere Stellung ein: Unter 146 Probanden kamen 38 (=26,0%) aus diesem Anlaß in ärztliche bzw. klinische Behandlung; von unseren 23 Probanden waren es 6 (=34,8%).

In der Literatur wird ferner erwähnt zunehmende Makrocephalie (12 Fälle =8,2%), Wesensänderung und Demenz (5 Fälle = 3,4%), Kopfschmerzen (4 Fälle =2,7%), 2 Psychosen sowie verschiedene Einzelfälle.

Unter unseren 23 Probanden fanden sich 5 Fälle mit organischer Wesensänderung (=21,7%); als besondere Indikation hervorzuheben sind 3 Fälle (=13,0%) mit psychotischen Symptomen.

Vergleicht man den *allgemeinen Befund* — soweit das bei den unvollständigen Literaturangaben möglich ist (33mal = 22,6% fehlen Angaben) — ergibt sich eine weitgehende Übereinstimmung der normalen bzw. unauffälligen Befunde, berechnet in Prozent-Anteilen.

Von 146 waren 33 (=22,6%) Befunde normal. Von unseren 23 waren 5 (=21,7%) Befunde normal. Unter den 79 (=54,1%) Fällen mit somatischen Auffälligkeiten, die in der Literatur mitgeteilt wurden, fanden sich am häufigsten Schädel-Anomalien: 18mal (=12,3%) Makrocephalie (Hydrocephalus), 6mal (=4,1%) Mikrocephalie, 4mal (=2,7%) Brachycephalie und Schädelasymmetrien. Insgesamt sind es 28 Fälle mit Schädel-Anomalien oder über ein Drittel (35,4% der Fälle mit somatischen Auffälligkeiten. Dysplasien des Gesichtsschädels und seiner Weichteile finden sich in weiteren 23 Fällen (=29,1%, bezogen auf die Anzahl der Probanden mit somatischen Auffälligkeiten). Zahlenmäßig bedeutsam sind ferner ophthalmologische Anomalien, insgesamt 32 (=40,5% der Fälle mit somatischen Auffälligkeiten). Skelet- und Extremitäten-Anomalien finden sich in 15 Fällen (=19,0%), inkretorische Störungen, körperliche Retardierung in je 8 Fällen (=10,1%). Die übrigen Dysplasien spielen zahlenmäßig eine untergeordnete Rolle.

In Analogie dazu finden sich bei unseren Fällen: *12 Hirnschädel-Anomalien (=52,2%), darunter an erster Stelle 8 (=34,8%) Mikrocephalien, 4 (=17,4%) Makrocephalien, ferner 17 Gesichtsasymmetrien und -dysplasien (=73,9%), 13 ophthalmologische Anomalien (=56,5%) und 12 (=52,2%) Skelet- und Extremitäten-Anomalien.*

Abgesehen von den höheren Prozentzahlen, die sich aus der relativ kleinen Zahl der Beobachtungen ableiten, finden sich weitgehende Übereinstimmungen zwischen den Literaturangaben und den somatischen Auffälligkeiten unserer Fälle.

Die *neurologische Symptomatik* ist so vielgestaltig, daß ein Vergleich der einzelnen Symptome, die zum Teil als Syndrome auftreten, äußerst schwierig wird. Bei 20 von 146 Fällen (=13,8%) war der neurologische Befund normal; in 35 Fällen

(=24,3%) fanden sich keine Angaben. Bei unseren 23 Kasuistiken fanden sich 3mal (=13,0%) keine neurologischen Normabweichungen.

Bei den 91 Fällen der Literatur mit neurologischen Regelwidrigkeiten (=62,3%) fanden sich 26 (=17,9%) Lähmungen der Extremitäten (18 Hemiparesen, 6 Diplegien und Paraplegien, 2 Tetraplegien). In 21 Fällen (=14,4%) war das Reflexniveau erhöht, 17mal (=11,7%) fanden sich Pyramidenzeichen, 10mal vermehrter Muskeltonus (=6,9%). Andererseits war 11mal (=7,6%) eine Muskelhypotonie vorhanden, 6mal (4,1%) fanden sich abgeschwächte Reflexe. Die zahlenmäßig weniger eindrucksvollen, jedoch vielfältigen sonstigen Symptome sind in der Tabelle aufgeführt. Ähnlich unterschiedlich ist die Symptomatik unserer Fälle: Unter 20 Probanden fanden sich 6 (=26,2%) Reflexsteigerungen, 7mal vermehrter Muskeltonus (=30,4%) und 4mal Pyramidenzeichen (=17,4%). Der Muskeltonus war bei 4 Probanden schlaff (=17,4%), 7mal fanden sich Koordinationsstörungen (=30,4%) und 4mal Nystagmus (=17,4%). (Weiteres siehe Tabelle.)

Ein Vergleich der *psychischen Befunde* gestaltet sich gleichfalls schwierig, da zum Teil nur vage bzw. summarische Angaben über das Intelligenzniveau in den veröffentlichten Kasuistiken zu finden sind, Testuntersuchungen kaum durchgeführt und charakterliche Auffälligkeiten nur selten registriert wurden. Bei 38 von 146 Fällen (=26,0%) fehlen Angaben über den psychischen Status völlig. Normal begabt bzw. psychisch unauffällig sind nur 8 (=5,5%).

Als unterbegabt bzw. psychisch retardiert werden 68 (=46,6%), als fraglich unterbegabt 5 (=3,4%) bezeichnet. Es dürften sich darunter alle Schwachsinnsgrade und Demenzformen, vereinzelt auch psychische Reifungshemmungen (Spätentwickler) finden. Schwachsinnsfälle (ohne Angabe des Schwachsinnsgrades) finden sich 3 (=2,0%), Debile 7 (=4,8%), Imbezille 2 (=1,4%), Idioten 7 (=4,8%). Spärlich sind auch sonstige Auffälligkeiten angegeben: Wesensänderung 3 (=2,0%), zunehmende Demenz 1 (=0,7%), Wesensbesonderheiten bei normaler Intelligenz 2 (=1,4%), zwei Psychosen (=1,4%) mit normaler Intelligenz.

Von unseren 23 Probanden ist keiner psychisch unauffällig. Bei 3 Normalintelligenten fanden sich Wesensbesonderheiten; einer davon ist jedoch nicht näher untersucht worden, da er post operationem ad exitum kam. Bis zum Beginn der Erkrankung war er berufstätig, d. h. wahrscheinlich ausreichend intelligent.

Debil sind 8 (=34,8%), imbezill 5 (=21,7%), idiotisch 3 (=13,0%). Von den 3 Psychosen ist einer primär minderbegabt, die anderen beiden entsprechen intellektuell etwa der unteren Normgrenze.

Die psychopathologischen Befunde sind keineswegs erschöpfend dargestellt und lassen viele Fragen offen. Das Bemühen, Krankengeschichten verschiedener Untersucher auszuwerten und nach bestimmten Korrelationen zu durchforschen, stellt auf psychopathologischem Gebiet eine Aufgabe dar, die nicht befriedigend zu lösen ist. Differenziertere psychopathologische Phänomene werden oft übersehen oder je nach Einstellung, Ausbildung und Erfahrung des Untersuchers unterschiedlich beurteilt. Kasuistiken aus verschiedenen Fachkliniken miteinander in Beziehung zu setzen wird zudem durch die Verschiedenartigkeit des Krankengutes sowie durch die unterschiedlichen diagnostischen Möglichkeiten, z. B. bei der Anwendung differenzierter Testverfahren u. a. erschwert. Die Besprechung psychopathologischer Befunde beschränkte sich daher im wesentlichen auf eine vergleichende Betrachtung des Intelligenzniveaus. Da nicht in jedem Falle Intelligenztests durchgeführt wurden, haben die Prozentangaben nur einen relativen Wert. Schwieriger als die Beurteilung der Intelligenz gestaltet sich das Bemühen, signifikante, übereinstimmende oder ähnliche Wesensmerkmale aufzuzeigen, die gegebenenfalls eine Stütze in der psychopathologischen Diagnostik der Balkenagenesien bedeuten könnten. Bei vorsichtiger Interpretation der von uns mitgeteilten Krankengeschichten kann festgestellt werden, daß keiner der Patienten psychisch unauffällig gewesen ist. Neben Intelligenzmängeln, deren Ausprägungsgrad von der unterdurchschnittlichen Intelligenz bis zur unteren Grenze der Imbezillität reicht, lassen sich auch Auffälligkeiten in anderen Wesensbereichen bei normaler bzw. nahezu normaler Intelligenz (bei 3 unserer Beobachtungen) feststellen. *Auffällig sind vor allem Antriebsstörungen:* Einige der Patienten zeigen einen deutlichen Antriebsmangel mit Verlangsamung, Initiativeverarmung, Zähflüssigkeit und Einförmigkeit aller psychischen Reaktionen. Sie müssen „geschoben" werden, zeigen vor allem in Fremdsituationen eine auffallende Ängstlichkeit und haben Schwierigkeiten in der Anpassung. Andere erscheinen umtriebig, dranghaft-unruhig, unberechenbar in ihren Reaktionen oder zeigen motorische Stereotypien, vor allem, wenn ein geistiger Defekt vorliegt. Die Kontaktgabe der Patienten ist zum Teil gut, oft überschießend in anschmiegsam-freundlicher oder in aufdringlich-klebriger Art. Einige Patienten sind kontaktgestört, sie führen ein stumpfes Eigendasein oder erscheinen eigenbrötlerisch, gehemmt. Im affektiven Bereich reagieren einige ungezügelt und unberechenbar; sie neigen zu Wutanfällen, werden aggressiv gegen die Umgebung oder erscheinen leicht verstimmbar, dysphorisch.

Der Katalog psychopathologischer Symptome ließe sich noch wesentlich erweitern; durch den kurzen Überblick sollte gezeigt werden, daß *psychische Auffälligkeiten bei Patienten mit Balkenagenesien recht mannigfaltig in Erscheinung treten können und in der Regel Anklänge an die Symptomatik eines organischen Psychosyndroms erkennen lassen.* Obwohl bei Kindern und Jugendlichen oft zwei Gruppen zu unterscheiden sind: dranghaft-unruhige und antriebsverarmte, verlangsamte Patienten, so lassen sich — ähnlich wie bei den Encephalopathien nach frühkindlicher Hirnschädigung — auch Antriebsschwankungen und Übergangsformen feststellen. Die relativ häufigen Störungen in der Kontaktgabe und die mehr oder weniger ausgeprägten affektiven Veränderungen muten gleichfalls organisch an. Die verhältnismäßig kleine Anzahl psychopathologisch ausreichend untersuchter Fälle erlaubt *keine verbindliche Schlußfolgerung über eine spezifische Artung oder eine bestimmte Kombination organischer Wesensbesonderheiten.*

Nach unseren Beobachtungen erscheint es naheliegend, bei Patienten mit Krampfanfällen in der Anamnese, somatischen Dysplasien, neurologischen Auffälligkeiten, Minderbegabung sowie organisch anmutenden Wesensbesonderheiten eine Agenesie des Corpus callosum in Erwägung zu ziehen. *Die Diagnose kann jedoch nur pneumencephalographisch gesichert werden.*

VIII. Psychosen bei Agenesie des Corpus callosum

Nachdem wir über 23 Beobachtungen intra vitam diagnostizierter Balkenaplasien unter Sichtung der Literatur berichtet haben, die seit der Monographie von MINGAZZINI im Jahre 1922 über den Balken erschien, wollen wir im folgenden drei Krankheitsverläufe von Patienten als kasuistische Beiträge zur Psychopathologie der Psychosen bei Balkenagenesien mitteilen.

Beobachtung 1 (21)

G. Ha.: 18 Jahre alt bei der Klinikaufnahme.

Familien-Anamnese: Gesunde Familie, Großvater mütterlicherseits Mathematik-Professor, in der väterlichen Verwandtschaft Bankbeamte und Kaufleute. Der jüngere Bruder des Probanden ist körperlich und psychisch normal entwickelt.

Eigen-Anamnese: Normaler Schwangerschaftsverlauf, abgesehen von einem Sturz der Mutter im 6. Schwangerschaftsmonat. Forceps wegen des großen kindlichen Kopfes. Angeborene Hornhauttrübung, deshalb operative Behandlung im 4. Lebensmonat. Verzögerte statische und psychische Entwicklung, laufen mit 22 Monaten. Bereits als Kleinkind sonderlinghaftes Verhalten: Kein Kontakt zu Kindern, eigenbrötlerisch, egozentrisch, ohne Bedürfnis nach altersgemäßer spielerischer Betätigung. Im Schulalter monomanes Interesse für Fahrpläne, Verkehrsmittel und Zahlen. Vom Schulbesuch ein Jahr zurückgestellt, nach 4jährigem Volksschulbesuch Übergang zur Höheren Schule. Nachlassende Leistungen, erfaßt Fremdsprachen nicht, Sonderbegabung für Zahlen. Im letzten Schuljahr Besuch der Abschlußklasse eines ärztlich geleiteten Volksschulinternats. Mit 17 Jahren Büro-Hilfskraft bei Bekannten der Eltern, die auf seine Eigenheiten und seine Sehbehinderung weitgehend Rücksicht nehmen. Seine Freizeit füllt H. mit Straßenbahnfahrten aus, er fährt stundenlang umher, beschäftigt sich mit Straßenbahnfahrplänen, beherrscht sie auswendig, kennt die Strecken seines Heimatortes und der umliegenden Ortschaften. Er stellt den Wecker, kontrolliert nachts die Ankunfts- und Abfahrzeiten der Züge und äußert in drängelnder Art den Wunsch, Straßenbahner zu werden. Auf seiner Arbeitsstelle ist er nicht mehr zu halten, er läuft planlos umher, schläft unruhig und wird zunehmend aufsässig. Von den Kindern häufig gehänselt, gerät er in heftige Erregung, schlägt um sich und wendet sich schutzsuchend an die Polizei, als sich Erwachsene zugunsten der Kinder einschalten.

Da er 3 Tage lang die Nahrung verweigert und auch nachts nicht zur Ruhe kommt, wird er im November 1948 in eine Städtische Nervenklinik eingeliefert. Es treten dort fortlaufend schwere psychotische Unruhezustände auf. H. ist zeitweilig erregt, schimpft, kreischt und brüllt, läuft nackt umher, schraubt Sicherungen heraus, gießt Waschwasser in sein Bett und zerreißt sein Hemd in kleine Fetzen. Das Bewußtsein ist nicht getrübt; er redet in ideenflüchtiger Art, wirkt zerfahren und zeitweilig auch leicht verworren. Neben einer Neigung zu Perseverationen und Iterationen fallen Bewegungsstereotypien, eine Maniriertheit der Sprache und Grimassieren auf. Er schmiert zeitweilig mit Kot, kramt im Bett herum und stört besonders nachts durch anhaltendes Schreien, Singen und Pfeifen. Halluzinationen sind nicht sicher nachzuweisen; in Zeiten relativer Zugänglichkeit unterliegt er wahllos suggestiven Einflüssen. Bei der orientierenden Intelligenzprüfung wird ein deutlicher Rückstand festgestellt; die Merkfähigkeit für Zahlen scheint im Gegensatz zu den übrigen Intelligenzfunktionen weniger eingeschränkt.

Nach Abklingen der Erregungszustände wird H. im Januar 1949 in die Rheinische Landesklinik für Jugendpsychiatrie nach Bonn verlegt. Der damals nahezu 19jährige kommt in erheblich reduziertem Allgemeinzustand zur Aufnahme. Größe 155 cm, Gewicht 36,5 kg. Fettpolster und Muskulatur stark reduziert, Haut und Schleimhäute mäßig durchblutet. Geringgradige rachitische Deformierung des Thorax. Großer, makrocephal anmutender Hirnschädel mit betonten Stirnhöckern, Hypertelorismus, schräg verlaufende Lidachsen. Prognathie des Oberkiefers, links ausgeprägter als rechts. Zahnstellungsanomalien. Breiter, sattelförmig gebogener Nasenrücken, eingezogene Nasenwurzel. Hoher, steiler Gaumen. Augen: Zustand nach Staroperation beiderseits, Iriskolobom, Hornhauttrübung. Thorax- und Abdominalorgane klinisch ohne Besonderheiten. Genitale altersgemäß entwickelt.

Neurologischer Befund: Strabismus convergens. Augenbewegungen allseitig frei. Kein Nystagmus. Pupillenreaktionen wegen der Cataracte nicht zu prüfen. Keine Störung der Facialis- und Hypoglossus-Funktionen. BDR in allen Höhen seitengleich auslösbar. Physiologische Eigenreflexe an Armen und Beinen seitengleich in normaler Stärke erhältlich. Keine Pyramidenzeichen, keine Kloni. Motilität, Tonus und Trophik der Extremitätenmuskulatur regelrecht. Keine Koordinationsstörungen; keine Ausfälle der Oberflächen- und Tiefen-Sensibilität.

Schädelübersichtsaufnahmen: Das knöcherne Schädelskelet zeigt in Struktur, Form und Größe keine Auffälligkeiten. Die frontalen Anteile verlaufen nach vorn ausladend. Der Schädelknochen stellt sich kräftig und massiv dar. Hintere Sellabrücke mit plumpen Spangen. Gut pneumatisierte Nebenhöhlen.

Pneumencephalogramm (Abb. 35—37): Im sagittalen Strahlengang eine ausgeprägte Trennung beider Seitenventrikel, die nach lateral verlagert dargestellt sind. Die medialen Flächen der Seitenventrikel sind konkav, die Oberkanten der Seitenventrikel spitzwinkelig, stierhornförmig nach cranial ausgezogen. In den unteren Abschnitten besteht eine deutliche Erweiterung beider Seitenventrikel. Die interventrikulären Foramina sind verlängert. Der dritte Ventrikel ist ballonartig mächtig erweitert und erheblich nach cranial verlagert. Um das Dach des dritten Ventrikels sind die medialen Sulci andeutungsweise radiär angeordnet.

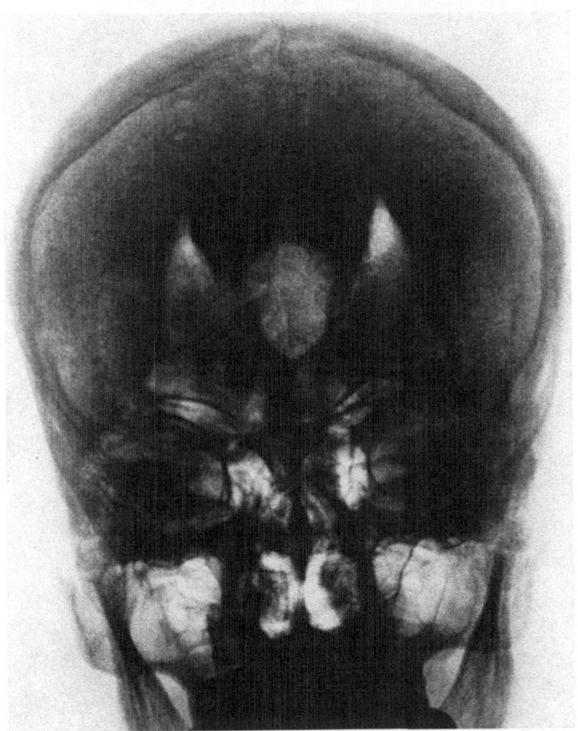

Abb. 35. Beobachtung 21. PEG im a. p. Strahlengang (siehe PEG-Befund)

Diagnose: Agenesia corporis callosi.

Augenärztlicher Befund: Sehschärfe: ungenaue Angaben, schwankend zwischen R 8/60 und 5/24 mit 4,0. Links Handbewegungen in nächster Nähe. Beiderseits Iriskolobom nach temporal unten. Rechts Hornhauttrübung zungenförmig zur Mitte ziehend. Linsentrübung: vordere Polster. Punktförmige Trübung in der Vorder- und Hinterkapsel. Augenhintergrund verschleiert. Linkes Auge: Zustand nach Katarakt-Operation. Kein Einblick in tiefere Teile. Patient fixiert schlecht. Ob Fixationsunmöglichkeit besteht, kann nicht entschieden werden. Strabismus convergens. Wiederholte Augeninnendruckmessungen ergeben eine beiderseitige Druckerhöhung bis zu 32 mm Hg. Nach erfolgloser Anwendung von Pilocarpin, Mintacol, Prostigmin und DFP wird im Juni 1951 eine diathermische Stichelung des Ciliarkörpers durchgeführt, die 1953 wiederholt werden muß. Im Januar 1954 ist das Sehvermögen bereits hochgradig eingeschränkt infolge starker Zunahme der Katarakte. Es werden lediglich Handbewegungen bis zu 75 cm Entfernung wahrgenommen. Eine operative Behandlung kann wegen periodisch auftretender Unruhezustände nicht durchgeführt werden. Im Januar 1957 ist eine

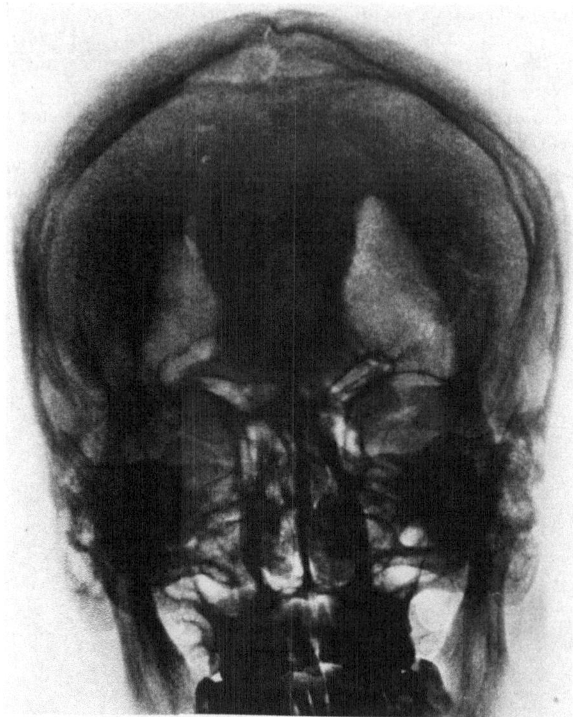

Abb. 36. Beobachtung 21. PEG im p. a. Strahlengang (siehe PEG-Befund)

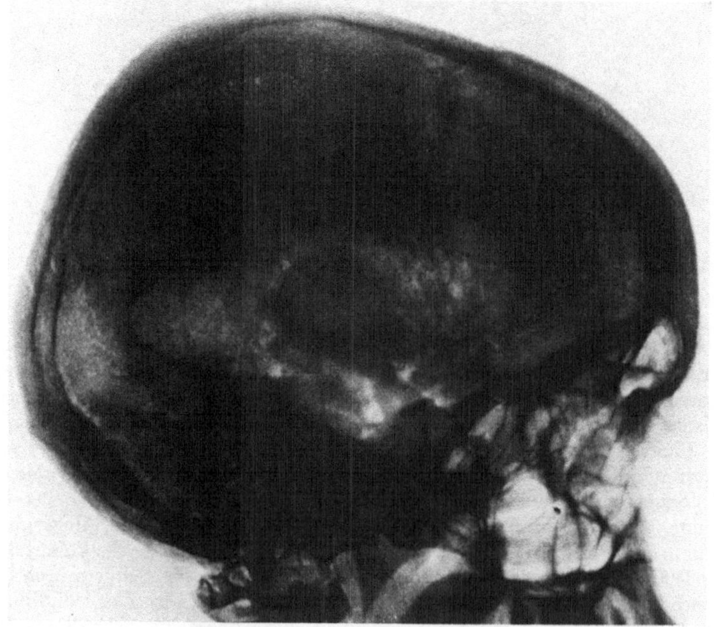

Abb. 37. Beobachtung 21. PEG im seitlichen Strahlengang (siehe PEG-Befund)

Hell-Dunkel-Unterscheidung links nicht vorhanden, rechts werden Handbewegungen bis zu 1 m wahrgenommen.

Unmittelbar nach der Aufnahme in die Rheinische Landesklinik für Jugendpsychiatrie Bonn treten erneut psychotische Erregungszustände auf. H. ist nicht nachhaltig zu fixieren, er beginnt unmotiviert zu schreien, grimassiert heftig und zeigt zahlreiche motorische Stereotypien und Bizarrerien. Seine Bewußtseinslage ist nicht verändert. Er redet zerfahren, wiederholt einförmig Fragmente von Kirchenliedern und Gebeten und äußert in flüchtigen Momenten relativer Zugänglichkeit paranoide Gedanken und Beziehungsideen. Er fühlt sich nachts durch Strom beeinflußt, befürchtet, „von der Heizung aus" geschockt zu werden und berichtet über „eigenartige Behandlungsmaßnahmen", die in der Turnhalle durchgeführt werden u. a. Immer wieder treten inkohärente Gedankenabläufe, Perseverationen, eine gewisse Maniriertheit sowie ein anhaltender Rede- und Bewegungsdrang hervor. Er wird tätlich gegen Mitpatienten, läuft unbekleidet umher, schreit tagsüber und auch nachts anhaltend, hält sich zeitweilig die Ohren zu, so daß der Eindruck akustischer Halluzinationen hervorgerufen wird. Auf entsprechendes Befragen geht er nicht ein. Da sedierende Maßnahmen keine wesentliche Besserung herbeiführen, wird H. im Januar 1949 auf die Wachabteilung für unruhige Kranke der Landesheilanstalt Bonn verlegt. Etwa sieben Monate lang halten die dranghaften Unruhezustände unvermindert an. H. schmiert zeitweilig mit Kot, uriniert ins Bett, belästigt durch lautes Singen und Schreien seine Mitpatienten, scheint zeitweilig zornig-erregt und beschimpft mit unflätigen Worten das Pflegepersonal. Er neigt zu Selbstbeschädigungen, zieht sich ausgedehnte Hämatome zu und versucht, sich die Augen herauszureißen. Im August 1949 erfolgt ein allmähliches Abklingen der Erregungszustände und ein gleichzeitiges Versanden energetischer und affektiver Impulse. Etwa vier Jahre lang kennzeichnen Antriebsarmut, mangelnde Spontaneität, Interesselosigkeit und Stumpfheit das psychische Bild. Die Stimmungslage ist indolent bzw. depressiv gefärbt. H. findet keinen Kontakt zur Umwelt, scheint autistisch abgeschirmt, in seinen Gefühlsäußerungen und affektiven Regungen monoton, verödet. Auf Fremdantrieb reagiert er kaum, lediglich altgewohnte Verrichtungen führt er nach einem äußeren Impuls mechanisch, ohne innere Beteiligung aus. Seine Mimik ist starr, verhangen und leer im Ausdruck. Seine Bewegungen wirken automatenhaft starr, fast kataleptisch. Seine stumpfe Lethargie wird gelegentlich jäh durchbrochen, wenn er sich durch Mitpatienten bedrängt oder belästigt fühlt. Seine raptusartigen Affektentladungen gleichen den beschriebenen, periodisch auftretenden Unruhezuständen, ohne jedoch deren Ausprägungsgrad und Dauer zu erreichen.

1953 erfolgt eine merkliche Auflockerung seines psychischen Verhaltens. Er nimmt Anteil am Stationsleben, führt einfache Aufträge willig aus, hört interessiert zu und scheint vorwiegend heiter, oft sogar euphorisch gestimmt. Er prägt sich die Namen, die Aufnahme- und Entlassungsdaten seiner Mitpatienten ein und ist stolz, wenn er wegen seiner guten Gedächtnisleistungen gelobt wird. Bei näherer Überprüfung zeigen sich jedoch deutliche Intelligenzausfälle. Begriffliches, kombinatorisches und abstraktes Denkvermögen sowie Urteils- und Kritikfähigkeit sind leicht eingeschränkt; die Merkfähigkeit für Zahlen ist relativ gut. Er reproduziert 7 Zahlen und rechnet im Zahlenraum bis 1000 relativ sicher und flüssig. Seine Schulkenntnisse sind lückenhaft; er verfügt über ein Fassadenwissen, das andressiert wirkt. Verständnis für kausale Zusammenhänge fehlt ihm weitgehend.

Während eines Aufenthaltes in der Universitäts-Augenklinik Bonn im Juni 1954 beschimpft H. nach einigen Tagen Mitpatienten und Pflegepersonal, fühlt sich von „allen" belästigt, klagt über Schlaflosigkeit und drängt, die Augenklinik zu verlassen. Seine Unruhe hält auch nach der Rückverlegung in die Rheinische Landesklinik für Jugendpsychiatrie unvermindert an. Er läuft planlos umher, schimpft vor sich hin, bezieht Gespräche der Mitpatienten in paranoider Art auf sich. Er grimassiert, redet zerfahren, beginnt ohne ersichtliche äußere Veranlassung zu schreien und verliert jegliches Scham- und Distanzgefühl. Auch in der Landesheilanstalt Bonn halten die Unruhezustände an. H. lärmt, singt, schimpft, wirft das Bettzeug durcheinander, näßt und kotet ein. Er ist oft gehobener Stimmung, erscheint euphorisch-expansiv, so daß der Eindruck einer maniformen psychotischen Erkrankung hervorgerufen wird.

In zeitlichem Zusammenhang mit dem Abklingen der psychomotorischen Unruhe steht eine Erkrankung mit septischen Fieberschüben, die durch ein Oberlippenfurunkel hervorgerufen wird. Innerhalb weniger Tage, noch vor der lytischen Entfieberung, wird H. zunehmend apathisch, stuporös und stumpf. Er nimmt den Umgebungswechsel nach seiner Rückverlegung in die jugendpsychiatrische Klinik kaum wahr, gibt mit leiser, monotoner Stimme kurze, jedoch sinngemäße Antworten. Seine Mimik ist maskenhaft starr, seine Bewegungen wirken automatisiert, steif. Um ihm „Auftrieb" zu geben, wird dem Wunsch der Eltern nach einer vorübergehenden Beurlaubung entsprochen, zumal der stuporöse Zustand nahezu acht Monate unverändert fortbesteht.

Bereits nach wenigen Tagen wird er in einem manie-ähnlichen Zustand vorzeitig in die Klinik gebracht. Er ist aufgeräumt und betriebsam, ergeht sich in großartigen Versprechungen, lädt die Pflegerinnen zu Autofahrten ein. Er wird zunehmend läppisch, manieriert und verliert seine Hochstimmung nach wenigen Tagen. Stimmungslage und Affektivität sind jetzt ständigen Schwankungen unterworfen. H. erscheint oft gereizt, zornig-erregt, andererseits unernst, läppisch, witzelnd. Auch in der Landesheilanstalt wechseln hochgradige Erregungszustände mit Phasen affektiver Verödung und Antriebsverarmung. Die periodischen Unruhezustände sind durch Reserpin- und Phenothiazin-Behandlung nicht ausreichend zu beherrschen. Nach einer kurzen Beurlaubung wird H. Anfang Mai 1957 apathisch und stumpf in die Anstalt zurückgebracht. Er verliert jeglichen Bezug zur Umwelt, wirkt depressiv, antriebsentleert und indolent. Am 19. 5. 1957 kommt er in erheblich reduziertem Allgemeinzustand nach einem mehrere Stunden andauernden, unklaren Temperaturanstieg ad exitum.

Neuropathologischer Befund

Makroskopischer Befund (Abb. 38—39): Die weichen Häute — insbesondere über der Konvexität — sind etwas verdickt und besonders über den Taleingängen mäßiggradig getrübt (die Hirnwindungen sind nicht verbreitert und nicht abgeplattet; die basalen Gefäße verlau-

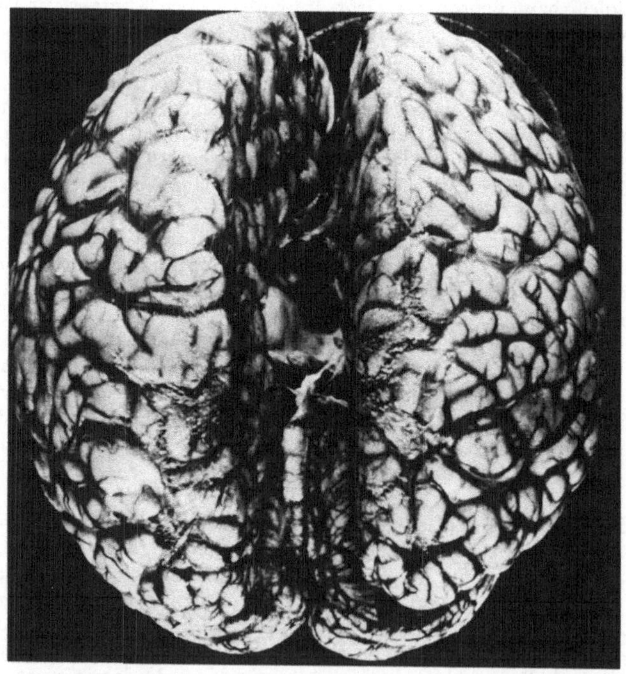

Abb. 38. Beobachtung 21. Makrophoto. Blick von oben in den gespreizten Interhemisphärenspalt. Totale Balkenagenesie

fen normal und zeigen keine skleratheromatösen Wandeinlagerungen). Nach Auseinanderspreizen des Großhirns im Medianspalt blickt man unmittelbar in den erweiterten dritten Ventrikel. Der Balken fehlt vollständig. Nach Zerlegung des Gehirns in Frontalscheiben erkennt man eine starke Erweiterung des Ventrikelsystems. Die Vorderhörner beider Seitenventrikel stellen sich weit ausladend, verbreitert, dar. Im mittleren Bereich sind die Seitenventrikel spaltförmig verschmälert, um im Bereich der Hinterhörner sich erneut stark zu erweitern. Die Unterhörner sind beiderseits von normaler Größe. Der dritte Ventrikel ist erheblich trichterförmig erweitert. Wegen des Fehlens des Balkens ist der Gyrus cinguli beiderseits unter starker Defor-

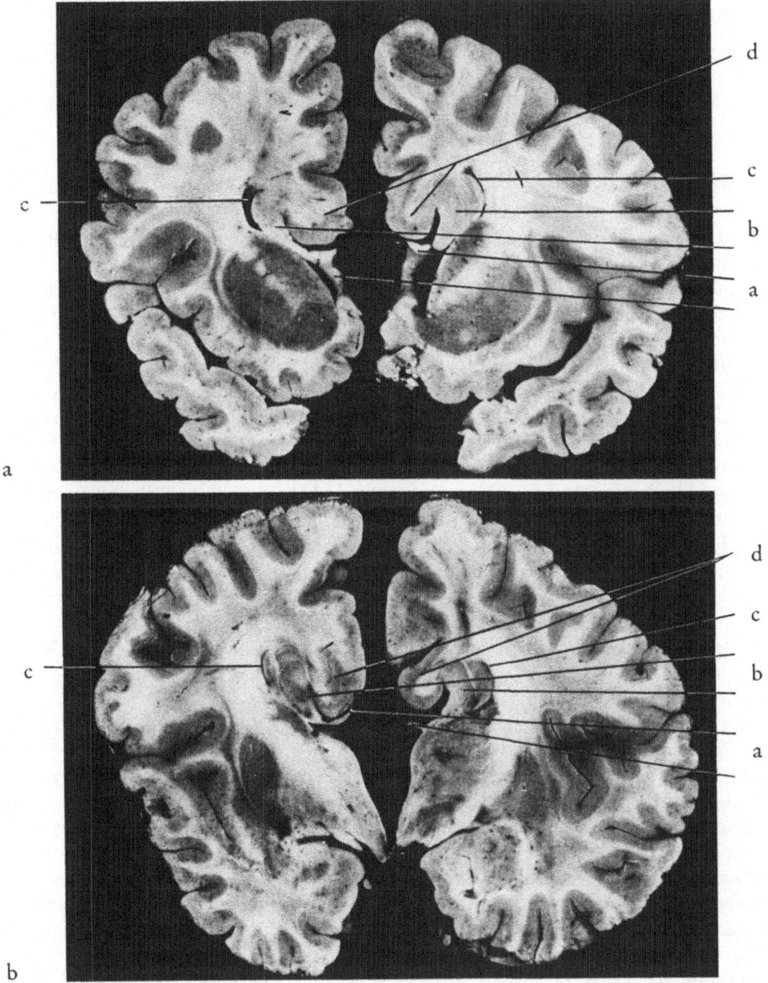

Abb. 39 a u. b. Beobachtung 21. Makrophotos. Zerlegung des Großhirns in Frontalscheiben. a Schnitt kurz hinter den Temporalpolen. b Schnitt im Bereich des Putamen und des Globus pallidus. Vollständiger Balkenmangel. Bei a Columnae fornicis, die sich nicht zum Corpus fornicis zusammenlegen. Bei b Balkenlängsbündel. Kompression der Seitenventrikel bei c durch die eingerollten Balkenlängsbündel. Gyrus cinguli bei d

mierung erheblich nach lateral verschoben. Die Fornices folgen in ihrem Columnaabschnitt dieser lateralen Verdrängung und klaffen ebenfalls weit auseinander. Ein Septum pellucidum ist ebenfalls nicht vorhanden. Die beiderseitigen Arteriae cerebri anteriores folgen in ihrem Verlauf dem nicht vorhandenen Balkenknie bogenförmig. Die Stammganglien erscheinen beiderseits unverändert, insbesondere zeigen die beiden Thalami keine Formveränderungen. Der

Aquaeductus Sylvii ist leicht erweitert, der vierte Ventrikel entspricht in seinen Ausmaßen der Norm. — Bei weiterer makroskopischer Betrachtung der Frontalscheiben ergibt sich an keiner Stelle ein Anhaltspunkt für weitere Mißbildungen oder sonstige Veränderungen, Migrationshemmungen und dergleichen.

Diagnose: Agenesie des Corpus callosum und des Septum pellucidum.

Es handelt sich unseres Erachtens um eine körperlich begründbare Psychose, die ohne Kenntnis der vorliegenden Hemmungsmißbildung auf Grund des psychopathologischen Bildes und des Verlaufes leicht zu diagnostischen Fehldeutungen — beispielsweise im Sinne einer Cyclothymie — Anlaß geben kann.

Beobachtung 2 (22)

G. Me.: 16 Jahre alt.

Familien-Anamnese: Ein Mädchen aus der entfernten Verwandtschaft der Mutter soll „geistig anomal" sein. Die jüngere Schwester des Probanden ist psychisch unauffällig und normal entwickelt.

Eigen-Anamnese: Normaler Schwangerschafts- und Geburtsverlauf. Mit 15 Monaten laufen, früh sprechen gelernt, behält auch früh kleine Melodien. M. sondert sich von anderen Kindern ab und neigt bereits im Vorschulalter zum Fortlaufen. Wegen umtriebiger Unruhe wird er erst im 7. Lebensjahr eingeschult. Er besucht sechs Jahre lang die Volksschule ohne zu repetieren. Wegen der Evakuierung wird der Schulbesuch eingestellt. M. läuft oft grundlos von Zuhause fort, wird wiederholt von der Polizei aufgegriffen und gibt dann häufig falsche Namen an. Nach Rückkehr aus der Evakuierung entfernt er sich 1945 aus einem Sammellager in Weimar und gilt bis Januar 1947 als vermißt. Er kommt dann in ein Kinderheim und später in eine Anstalt bei Dresden. Vom Vater nach Hause geholt, fällt er durch absonderliches Verhalten auf. Er ist manuell ungeschickt und neigt zu dranghaftem Fortlaufen. Versuche einer Berufsausbildung schlagen fehl. Zur Frage geeigneter Förderungsmöglichkeiten wird er im Juni 1949 in die Rheinische Landesklinik für Jugendpsychiatrie Bonn eingewiesen.

Körperlicher Befund: Klein für sein Alter, schmalwüchsig, untergewichtig. Genitale retardiert, Kryptorchismus rechts. Leichter Rundrücken. Schmaler Hirnschädel, temporal verbreitert, weit ausladendes Hinterhaupt, niedrige Stirn. Gesichtsasymmetrie, die linke Gesichtshälfte ist kleiner als die rechte.

Die internistische Untersuchung ergibt keine Besonderheiten.

Neurologischer Befund: Augen allseitig frei beweglich, bei starker Convergenz leichte Internusschwäche links. Prompte und ergiebige Reaktionen der unter mittelweiten Pupillen.

PSR beiderseits lebhaft, links mit verbreiterten Provokationszonen auslösbar. Tonus der Extremitätenmuskulatur linksseitig erhöht. Keine Koordinationsstörungen.

Wa.R. und Nebenreaktionen in Blut und Liquor negativ.

Pneumencephalogramm: Im sagittalen Strahlengang mäßige Auseinanderdrängung beider Seitenventrikel nach lateral. Die medialen Flächen der Vorderhörner sind konkav. Die Oberkanten beider nicht erweiterter Vorderhörner sind spitzwinkelig, stierhornförmig nach craniolateral ausgezogen. Der dritte Ventrikel ist birnförmig erweitert und nach cranial verlagert.

Diagnose: Agenesia corporis callosi.

Arteriogramm der Arteria carotis interna: Der Gefäßverlauf zeigt keine Verdrängung. Auffallender Verlauf der Arteria pericallosa.

Bei der Exploration fällt eine merkwürdige manirierte Sprache auf, jedes Wort wird einzeln artikuliert. M. spricht in näselnd-singendem Tonfall, „dozierend". Die Inhalte sind unkindlich-altklug-verständig. M. behandelt Nebensächlichkeiten mit kleinlicher, ausführlich-wichtigtuerischer Art. Seine minutiösen Schilderungen lassen auf ein erstaunlich gutes optisches und akustisches Gedächtnis schließen. M. ist in der Lage, Einzelheiten von Apparaten und Einrichtungen, die er vor langer Zeit sah, genau aufzuzeichnen und darzustellen. Es fällt bei diesen Schilderungen jedoch auf, daß er die Realitäten in phantastischer, pseudologistischer Art zu seiner Person in Beziehung setzt. M. steht bei allen Erzählungen im Mittelpunkt; er knüpft vielfach so weitgehende Bezüge zur eigenen Person, daß der Eindruck einer paranoiden Erlebnisverarbeitung hervorgerufen wird. Seine Ausführungen sind meist wenig affektbesetzt, monoton-leiernd, einförmig und haftend; er verfällt nur in gereizte Abwehr, wenn man ihn unterbricht. Seine Reden haben oft einen vorwurfsvoll-anklagenden Unterton, „mir wird etwas angetan". Ebenso wie die manirierte Sprechweise ist M. in seinem motorischen Gebaren auffällig. Er bewegt sich steif, gemessen, mit bizarren Ausdrucksbewegungen, grimassiert, steht oft stramm, verbeugt sich linkisch-verschroben, wenn er etwas vorträgt. Sowohl mit Gleichaltrigen als auch mit Erwachsenen geht er formell-umständlich und steif-feierlich um. Er läßt sich jedoch nicht unterbrechen, ist nicht abzuschütteln, beharrt mit unerschütterlicher Penetranz auf eigenwilligen, verschrobenen Ideen. Zu anderen Jugendlichen findet er keinen Kontakt, beteiligt sich weder an Spielen noch an Arbeiten. Mit Vorliebe schreibt er lange, manchmal phantastische, z. T. erstaunlich sachliche Aufsätze und Abhandlungen über selbstgewählte, nicht immer für seine Stellung und Situation einfühlbare Themen. So schreibt er beispielsweise eine Abhandlung über die „Typhusgefahr" und verfaßt einen Bericht über die chirurgische Behandlung der Epilepsie, offenbar angeregt durch einen Aufsatz in einer Tageszeitung.

Das Verhalten wechselt während des zweijährigen Klinikaufenthaltes kaum. Während eines Besuches seiner Mutter gelingt es ihm, aus der Klinik zu entweichen. Nach sechs Wochen wird er in einer anderen Anstalt unter falschem Namen aufgefunden. Man hatte ihn dort eingewiesen, weil sein merkwürdiges Verhalten in einer Nachbarstadt aufgefallen war. Nach seiner Rückführung bot er im wesentlichen das gleiche Bild, wie es ausführlich geschildert wurde.

Die Intelligenzprüfung nach Binet-Simon ergibt einen Rückstand von 3—4 Jahren. Die Merkfähigkeit ist relativ gut, er erfaßt jedoch mehr die Form als den Inhalt. Seine Schulkenntnisse und sein Allgemeinwissen sind dürftig. Er hat mechanische Fertigkeiten erworben; er liest relativ flüssig, schreibt nahezu fehlerfrei, beherrscht die vier Grundrechnungsarten, leichte Bruchrechnungen und Dreisatzaufgaben.

In den folgenden Jahren befand sich M. in verschiedenen heilpädagogischen und psychiatrischen Anstalten. Er neigte immer wieder dazu, unmotiviert fortzulaufen und planlos umherzustreunen. Meist wurde er von der Polizei aufgegriffen und in verwahrlostem Zustand dem nächstliegenden psychiatrischen Krankenhaus zugeführt. Ab 1954 — er war damals aus einem Erziehungsheim entwichen — befand er sich im psychiatrischen Landeskrankenhaus seines Heimatortes. Bewußtseinsstörungen wurden nicht beobachtet; durch sein egozentrisches, aufdringlich-klebriges Verhalten wirkte er oft störend und fand keinen echten Kontakt zur Umwelt. Er hatte einspurige Interessen, äußerte verschrobene Ideen, schien zerfahren und affektiv versandet. Zeitweilig war er relativ zugänglich, verrichtete Botengänge, vermochte sich jedoch nicht ausreichend zu konzentrieren und ließ eine innere Unrast und Getriebenheit erkennen. Versuche, ihn einer gezielten Arbeitstherapie zuzuführen, scheiterten. In mehrwöchigen bis mehrmonatigen Abständen traten unmotiviert Unruhezustände auf: M. schien rastlos, zeigte eine sprunghafte Agilität und führte unsinnige Handlungen aus. Er verließ z. B. das Krankenhausgelände und alarmierte die Feuerwehr. Da er öfters in der näheren Umgebung aufgegriffen wurde, mußte er auf eine geschlossene Abteilung verlegt werden. Er führte ein Eigenbrötler-Dasein, wußte sich nicht sinnvoll zu betätigen und wirkte in allen Wesensbereichen nivelliert. Bezüglich seiner geistigen Leistungsfähigkeit ließ sich ein weiterer Abbau nicht ausschließen. Durch intellektuelle Floskeln und stereotype Phrasen versuchte er seine Mängel zu kaschieren. In letzter Zeit kam es immer wieder zu Verstimmungs- und Erregungszuständen. Er fühlte sich oft ungerecht behandelt oder angegriffen, schien übersteigert-selbstbezogen und empfindsam, reagierte mit abrupten, inadäquaten Affektäußerungen.

Nach den Verlaufsbeobachtungen und Befunden handelt es sich um eine symptomatische Psychose, die psychopathologisch eine schizophrene Färbung erkennen läßt. Es sind jedoch nicht nur Symptome vorhanden, die an einen schizophrenen Defektzustand denken lassen, sondern Wesensänderungen, die an ein organisches Psychosyndrom erinnern.

Beobachtung 3 (23)

F. Gl.: 51 Jahre alt.

Familien-Anamnese: Sohn eines Landwirts aus Westpreußen. In der Verwandtschaft keine Nerven- oder Gemütskrankheiten bekannt. Vier gesunde Geschwister.

Eigen-Anamnese: Normale Geburt, frühkindliche Entwicklung ohne Besonderheiten. Mangelhafte Schulleistungen, besonders im Rechnen und Schreiben, bleibt mehrfach sitzen.

Nach der Schulentlassung Hilfsarbeiter in der Landwirtschaft, auch in Ziegeleien und im Baufach tätig. 1918 (19jährig) Granatsplitterverletzung am Kopf mit kurzer Bewußtlosigkeit, achtwöchiger Lazarettaufenthalt. Seit 1931 verheiratet, drei Kinder.

Im Frühjahr 1945 (mit 46 Jahren) klagt G. erstmalig über Schlaflosigkeit. Er ist aufgeregt und ängstlich, glaubte Stimmen zu hören, die über ihn sprächen. Ferner befürchtet er, aufgrund eines fehlgeleiteten Gestellungsbefehls verhaftet und erschossen zu werden. Auch glaubt er, kein „freier Mann" zu sein. Der ängstliche Erregungszustand hält acht bis zehn Wochen an. Im Sommer 1950 tritt ein ähnlicher Zustand auf. Nach Angaben einer Werksfürsorgerin, der Ehefrau und der Tochter des G. vernachlässigt der bisher fleißige Mann seine Arbeit und äußert Vergiftungsideen. Er beschuldigt die Ehefrau, sie habe ihm Gift ins Essen getan; auch glaubt er aus Gesprächen seiner Frau und seines Sohnes entnehmen zu können, daß man ihn umbringen wolle. Er fühlt sich bespitzelt und ausgehorcht; auch glaubt er, man habe ihm Essig in die Ohren geträufelt. Kopfschmerzen und eine Leberschwellung führt er darauf zurück, daß ihm sein Sohn und die Ehefrau eine Spritze mit Essigsprit in den Körper gestochen hätten. Er sitzt meist untätig zu Hause herum, schimpft und streitet. In der Leber spürt er drei Nadelstiche, gibt den genauen Zeitpunkt an.

In der Klinik ist G. bewußtseinsklar und allseitig orientiert. Er spricht gleichbleibend mit monotoner Stimme, lächelt — auch bei der Schilderung seiner Beschwerden — inadäquat. Während er zuhause über „Beeinflussungen" geschimpft und sich weitere energisch verbeten hat, berichtet er jetzt gleichmütig lächelnd darüber. Sein intellektuelles Niveau ist äußerst dürftig, das praktische Lebenswissen erscheint jedoch ausreichend.

Die interne Untersuchung ergibt keine Besonderheiten.

Neurologischer Befund: Isolierte Druck- und Klopfempfindlichkeit rechts parietal. Konstantes Vorbeizeigen nach rechts beim Barany, sonst keine Normabweichungen.

Cisternaler Liquor: normale Werte.

Wa.R.: in Blut und Liquor negativ.

EEG: temporal und parietal rechts deutlich verlangsamte elektrische Rindentätigkeit.

Arteriogramm: Die Arteria pericallosa verläuft verhältnismäßig nahe der Sylviischen Gruppe bei seitlicher Betrachtung.

Pneumencephalogramm: Im sagittalen Strahlengang sieht man eine Auseinanderdrängung und Seitwärtsverlagerung beider Seitenventrikel. Stierhornförmige, spitzwinkelige Ausziehung der Oberkanten beider Vorderhörner. Erweiterter, nach cranial verlagerter dritter Ventrikel.

Diagnose: Agenesia corporis callosi.

G. kommt infolge eines operativen Eingriffs im Alter von 51 Jahren ad exitum.

Das Erscheinungsbild der Psychose wird wesentlich bestimmt von der ausgeprägten Minderbegabung. Die Gedankeninhalte sind daher auch im psychotischen Geschehen im ganzen ärmlich-primitiv. Die haptischen Halluzinationen und die Wahnbildungen lassen jedoch am Vorliegen einer Psychose nicht zweifeln.

Boeke und Goudsmit teilen einen bemerkenswerten Fall einer psychotischen Entwicklung bei Balkenmangel mit:

Die 28jähr. Patientin stammt aus gesunder Familie; Älteste von fünf Geschwistern. Unauffällige frühkindliche Entwicklung. Eigenwillig, jedoch gute Schülerin. Außer Lungentuberkulose nie ernstlich krank gewesen. Im Alter von 6 Jahren zwei- bis dreimal täglich für die Dauer einer Woche synkopale Anfälle. Keine Aura. Gesichtsblässe, Hinstürzen, keine Konvulsionen. Anfallsdauer etwa 2 bis 3 min. Danach keine Schläfrigkeit. Die prämorbide Persönlichkeit wird als eigenbrötlerisch, egozentrisch, leicht erregbar und empfindsam geschildert.

Im Herbst 1952, als 25jährige, klagt die Patientin über Schlaflosigkeit, Vergeßlichkeit und Abgespanntheit. Der Verdacht eines Tuberkuloserezidivs bestätigt sich nicht. Es treten anfallsweise Angstattacken auf von 10—40 min Dauer mit optischen, akustischen und haptischen Halluzinationen. Die Patientin läuft erregt auf und ab, ringt die Hände, weint hemmungslos mit geringer Tränensekretion und berichtet über „Schädel, Teufel, seltsame Tiere", die auf sie zukommen. „Schreckliche, fette Gesichter" tauchen auf, „schwammige Hände" berühren sie, auch innerlich, besonders im Abdomen. Gleichzeitig hört sie Gotteslästern, Stimmen befehlen ihr, Gott „Belzebub" zu nennen. Gelegentlich antwortet sie den Stimmen; zweimal sieht sie ein „großes, helles Licht", einmal tritt ein „Engel in ihr Zimmer". Sie erleidet zeitweilig Todesängste, klagt über ein „komisches Gefühl im Kopf, als ob alles leer ist" und glaubt manchmal, daß „der Körper, vor allem die linke Seite, ganz offen" sei. Suicidabsichten werden verneint.

Die Patientin fühlt sich auch im angstfreien Intervall deprimiert, hält sich für krank und befürchtet, sich nie mehr zu erholen. Sie wirkt gealtert und läßt in ihren geistigen Leistungen nach. Während der Exploration fallen einige Sekunden anhaltende, absenceartige Zustände auf. Es wird eine progressive Demenz festgestellt.

Körperlicher Befund: Dysplastischer Habitus. Gesichtsasymmetrie, Dominieren der rechten Seite; hoher Gaumen, linksseitig Exophthalmus, zusammengewachsene Augenbrauen, angewachsene Ohrläppchen, deutlicher Bartwuchs, links ausgeprägter als rechts, sonst femininer Behaarungstyp. Auffallend tiefe Stimme. Mittelstarker Panniculus adiposis; plumpe Hände.

Neurologischer Befund: Links Retina leporina. Linke Pupille weiter als die rechte. Geringe Konvergenzschwäche. Hyperalgesie V 1 links. Linker Mundast etwas schwächer innerviert, linker Gaumenbogen etwas tiefer als rechts. Links leichte Zungenatrophie. Athetoide Bewegungsunruhe der Hände, gelegentlich angedeutet Intentionstremor. Parkinsonoide Schritte bei vorgebeugtem Körper. Hypotonie der Muskulatur; gesteigerte Reflexe, nicht sicher seitendifferent. Babinski links positiv, zeitweise auch rechts. Chaddok beiderseits positiv. Bauchdeckenreflexe beiderseits schwach auslösbar.

Röntgenaufnahmen des Schädels: unauffälliger Befund.

Pneumencephalogramm: Balkenagenesie.

EEG: Irregulärer Alpharhythmus, vor allem occipital. Betawellen parietal und frontal, nicht selten Thetawellen. Diffuse Störungen der Rindentätigkeit.

Bouchier teilte 1957 die Krankengeschichte eines 46jähr. farbigen Südafrikaners mit, der seit etwa 20 Jahren an generalisierten cerebralen Anfällen litt. Die Pneumencephalographie deckte einen Balkenmangel auf.

Sechs Monate vor der Krankenhausaufnahme machte sich eine auffallende Persönlichkeitsänderung bemerkbar: Der Patient wurde mißtrauisch, er klagte seine Ehefrau grundlos an, daß sie ihm untreu sei. Auch griff er seine Kinder tätlich an in der Meinung, sie seien gegen ihn eingestellt. Er kapselte sich ab, vernachlässigte seine Arbeit, verhielt sich Nachbarn gegenüber mißtrauisch und zänkisch. Auch im Krankenhaus entwickelte er eine paranoide Einstellung und glaubte, Ärzte, Pflegepersonal und Patienten seien gegen ihn. Er beschrieb Stimmen — sowohl männliche wie weibliche (die seiner Schwägerin) — die zu ihm sprachen, ihn vor den Ärzten warnten, von der Untreue seiner Frau berichteten und seinen baldigen Tod voraussagten. Er bezichtigte die Familienangehörigen, ihn verhext zu haben; auch glaubte er, die Leute nähmen von ihm an, er sei ein Spion und zeitweise ein Geist. Seine geistige Leistungsfähigkeit hielt er für eingeschränkt. Örtlich und zeitlich war er voll orientiert. Über das Ergebnis der stationären psychiatrischen Behandlung und über den weiteren Verlauf wurde nichts mitgeteilt.

Versuchen wir die 4 Psychosen miteinander zu vergleichen und Gemeinsamkeiten herauszustellen:

Den ersten beiden Psychosen ist gemeinsam, daß sie sich in der Pubertät langsam aus auffälligen frühkindlichen Wesenszügen entwickelten, die zunächst noch persönlichkeitseigen und einfühlbar erschienen. Sie zeigen teilweise Symptome 1. Ranges (K. Schneider); beide Psychosen hätten erscheinungsbildlich in der ersten Zeit als Hebephrenie gedeutet werden können. Dagegen unterscheiden sich beide Fälle im weiteren Verlauf insofern, als die zweite Beobachtung auch weiterhin ein verschroben-manieriertes Bild zeigt, das relativ stationär erscheint und an einen hebephrenen Defektzustand erinnert; zudem finden sich organisch anmutende Wesensbesonderheiten: Klebrigkeit, Dranghaftigkeit u. a. Bei dem 1. Patienten sind nach der schizophren anmutenden Entwicklung später cyclothym anmutende (depressive und maniforme) „Phasen" abwechselnd hervorgetreten. Keiner der beiden Patienten war hochgradig dement, bei relativ guten Merkfähigkeits- und Gedächtnisleistungen lag das Intelligenzniveau jedoch unter dem Durchschnitt.

Völlig andersartig stellt sich die 3. Beobachtung dar. Erstmalig im Alter von 46 Jahren tritt bei dem intellektuell erheblich minderbegabten Mann ein 8—10 Wochen dauernder, ängstlicher Erregungszustand auf mit Wahnbildungen und akustischen Halluzinationen. Die Gedankeninhalte muten auch während des psychotischen Geschehens — infolge des niedrigen Intelligenzniveaus — ärmlich-primitiv an. Nach einer 5 Jahre andauernden Remission tritt ein erneuter psychotischer Schub auf, der erscheinungsbildlich einer paranoid-halluzinatorischen Schizophrenie gleicht. Boeke u. Goudsmit beschreiben eine Psychose bei einer 25jähr. Patientin mit anfallsweise — für die Dauer von 10—40 min — auftretenden psychotischen Erscheinungen, die als Symptome 1. Ranges (K. Schneider) aufzufassen sind.

Allen Psychosen, die hier beschrieben wurden, ist gemeinsam, daß sie nicht das Leitsymptom (Bewußtseinstrübung) des von Bonhoeffer dargelegten exogenen Reaktionstypus bieten, jedoch zweifellos als körperlich begründbare (symptomatische) Psychosen bei Hemmungsmißbildung des Gehirns (Balkenmangel) aufzufassen sind.

„Wenn es auf psychischem Gebiet keine spezifischen Symptome für bestimmte organische Hirnkrankheiten gibt, so ist es eine andere Frage, ob es nicht spezifische psychische Symptome je nach dem Ort im Gehirn gibt, der von dem Krankheitsprozeß ergriffen ist. Diese Frage ist grundsätzlich von der größten Bedeutung. Es ist die Frage nach der Lokalisierbarkeit des Seelischen (Jaspers)." Kleist hat die verschiedenen schizophrenen Symptome bestimmten Teilen des Gehirns zugeordnet. Paranoide Persönlichkeitsveränderungen und affektive Störungen werden beispielsweise in den orbitalen Bereich des Stirnhirns lokalisiert, katatone Erscheinungen werden auf die Stammganglien bezogen u. a.

Feuchtwanger und Mayer-Gross weisen jedoch darauf hin, daß einzelnen positiven Korrelaten zahlreiche negative gegenüberstehen. „Jedenfalls ergibt sich bei einem Versuch, Zuordnungen nach dem Kleistschen Vorgehen vorzunehmen, scheinbar nichts als Regellosigkeiten (Feuchtwanger u. Mayer-Gross)."

Der Balken als größte Commissur des Gehirns sollte eigentlich erwarten lassen, daß beim Ausfall dieses Systems massive neurologische und psychopathologische Defekte im Sinne eines Balken-Syndroms auftreten müßten. Es sind in der Literatur zwar Balken-Syndrome mitgeteilt worden, z. B. das von Liepmann beschriebene, bei dem eine Apraxie der linken Hand vorliegen sollte. Diese Angaben haben sich nicht bestätigen lassen. Wenn Balkensyndrome beschrieben wurden, war morphologisch jeweils eine Läsion der umliegenden Anteile der Großhirnrinde festzustellen, so daß diese Syndrome nicht auf den Balken direkt zu beziehen waren. Andererseits läßt ein primärer Balkenmangel im Sinne einer Hemmungsmißbildung vermuten, daß im Laufe der Entwicklung und Reifung des Gehirns andere Fasersysteme bestimmte Funktionen des Balkens ganz oder teilweise übernehmen. Man wird daher umschriebene Herdstörungen ausgeprägter Art kaum erwarten können. Auch die psychopathologischen Befunde bei den beschriebenen Psychosen beim Balkenmangel sind hinsichtlich ihrer Symptomatologie recht unterschiedlich und von den klassischen endogenen Psychosen phänomenologisch oft schwer zu trennen. Sie zeigen eine auffällige Mannigfaltigkeit und Unspezifität. Die besonderen Verlaufsformen und die Variabilität der Symptomatik, die z. T. schleichend und in jungen Jahren beginnt, in der Regel phasenhaft verläuft und zu einem Persönlichkeitsabbau führt, lassen erst nach längerer Verlaufsbeobachtung an eine symptomatische Psychose denken. Im Querschnitt bereitet die Diagnose Schwierigkeiten, wenn neurologische Symptome fehlen; sie wird dann in der Regel erst auf Grund des pneumencephalographischen Befundes gestellt.

Die Verlaufsbeobachtungen der von uns beschriebenen Psychosen haben sowohl schizophren anmutende Bilder paranoid-halluzinatorischer Prägung erkennen lassen bzw. maniforme und stuporös-depressive Phasen (Beobachtung 1) als auch paranoide Symptome, die in einen Defektzustand übergingen, der einer versandeten Schizophrenie ähnelte. Gleichzeitig waren organisch anmutende Wesenszüge erkennbar (Beobachtung 2). Die psychotischen Erscheinungen unserer 3. Beobachtung werden durch die intellektuelle Minderbegabung nivelliert; sie sind von einer Spät-Schizophrenie schwer abgrenzbar.

Die Feststellung Weitbrechts, daß bei körperlich begründbaren Psychosen sowohl schizophrene als auch cyclothyme Verläufe vorkommen, wird durch die psychopathologischen Bilder dieser Psychosen, die als körperlich begründbare Psychosen einzuordnen sind, erneut bestätigt.

IX. Die Bedeutung der Pneumencephalographie für die Diagnosestellung

Die Kontrastdarstellung der Hirninnenräume ist die einzige Methode, mit deren Hilfe die Diagnose „Agenesie des Corpus callosum" mit Sicherheit gestellt werden kann (vgl. PEG in den Kasuistiken).

Im a. p.-Strahlengang haben die Vorderhörner der Seitenventrikel Halbmond- bzw. Stierhornform; sie sind nach oben und außen verlängert und ausgezogen. Die Innenfläche ist konkav infolge Einsinkens der medialen Flächen der Großhirnhemisphären und wegen der Seitwärtsverdrängung der Seitenventrikel; es besteht eine Diastase der Vorderhörner. Die Hinterhörner sind meist erweitert, plump, ebenfalls nach außen verlagert. de Morsier u. Mozer erklären diesen Befund mit einer Druckerhöhung in den Vorderhörnern infolge der einsinkenden medianen Großhirnanteile, mit der eine Verdrängung des Liquors in die hinteren Ventrikelanteile verbunden ist.

Der diffus erweiterte III. Ventrikel ragt im allgemeinen zwischen den Seitenventrikeln nach oben empor, manchmal mit einer scharf abgegrenzten recessusartigen Ausstülpung noch darüber hinaus. In einigen Fällen ist er auch nach vorn und hinten erweitert. Die obere Begrenzung des III. Ventrikels bildet die Tela chorioidea.

Die Foramina interventricularia sind ausgezogen, verlängert und verbreitert.

Hyndman u. Penfield (1937), später Pospiech (1942) und in letzer Zeit Zellweger machten auf die Möglichkeiten einer differentialdiagnostischen Unterscheidung zwischen partieller und totaler Agenesie des Corpus callosum im Pneumencephalogramm aufmerksam. Sie basiert auf der Beurteilung von Kontur und Lage des erweiterten und nach cranial verlagerten III. Ventrikels. Auf den Aufnahmen im seitlichen Strahlengang findet sich bei partiellen Agenesien eine treppenförmige Verschiebung nach oben im Verlauf der Kontur des III. Ventrikels an der Stelle, wo die partiell angelegte Balkenanlage endigt und in die nicht angelegte Zone übergeht. Bei der Betrachtung im a. p.-Strahlengang ist der III. Ventrikel an normaler Stelle nachweisbar. Es findet sich bei teilweisem Balkenmangel aber darüber gelegen eine allgemein schwächer dargestellte Luftansammlung von Dreieck- oder Zeltform. Es handelt sich dabei um den luftgefüllten Raum hinter der Endigung der partiell angelegten Balkenanlage.

Zu einer solchen Unterscheidung sind jedoch gute Kontrastdarstellungen der Ventrikelräume ohne Füllungsdefekte notwendig. KNITTEL u. SCHMIDT machen u. E. mit Recht darauf aufmerksam, daß bei der Betrachtung im seitlichen Strahlengang gerade diese Region sich schwer exakt beurteilen läßt.

WEICKMANN verweist auf die Feststellung von KRAYENBÜHL im Röntgenhandbuch von SCHINZ-BAENSCH-FRIEDL, daß die hornartige Ausziehung der Seitenventrikel im Vorderhornbild auch bei Tumoren des Balkens oder der Falx beobachtet werde und nicht pathognomonisch für den Balkenmangel sei. WEICKMANN teilt dann 2 eigene Fälle mit, die beide autoptisch geklärt werden konnten.

Encephalographisch zeigen nach WEICKMANNs Auffassung beide Fälle so auffallende Übereinstimmung und bieten so viele der charakteristischen Veränderungen des Balkenmangels, wie sie im Schrifttum niedergelegt sind, daß die Mitteilung dieser Fälle dem Autor für differentialdiagnostische Erwägungen wertvoll erscheint. (Fall 1: Agenesie des Corpus callosum. Fall 2: Oligodendrogliom des Balkens.) Die a. p.-Aufnahmen zeigen bei dem Patienten mit Balkenmangel zumindest auf der linken Seite deutlich ausgeprägt eine konkave mediale Wandbegrenzung der Seitenventrikel, während im Falle des Tumors beide medialen Ventrikelwände eine ausgeprägte konvexe Begrenzung aufweisen. Auf den a. p.-Aufnahmen ist der III. Ventrikel nicht sicher zu erkennen.

Die Diastase der Spitzen der Vorderhörner ist beim Balkenmangel ausgeprägter. Während bei dem Patienten mit Balkenmangel seit 8 Jahren zunehmende, rechtsseitige, fokale Anfälle mit einer deutlichen epileptischen Wesensänderung gefunden wurden, mit rechtsseitig geringer Trigeminushyperästhesie und Mundfacialisschwäche, bildete sich bei der Patientin mit dem Balkentumor innerhalb von 8 Monaten eine fortschreitende Lähmung der rechten Gesichtsseite, des rechten Beines und Armes heraus.

Psychische Veränderungen fanden sich bereits nach 2 Monaten: Schwerfälligkeit und Interesselosigkeit, verwaschene Sprache, Stuhl- und Harninkontinenz.

Befund: Durchgehende, spastische Hemiparese rechts mit Facialis- und Hypoglossusbeteiligung, rechte Körperhälfte hypalgetisch. Bei dem Patienten mit Balkenmangel fanden sich eine Reihe von somatischen Dysplasien: asymmetrischer Schädel, gespaltene Uvula, Hypospadie. Bei der Patientin mit Balkentumor fehlten entsprechende Stigmen.

Der Vergleich beider Befunde zeigt, daß eine differentialdiagnostische Abgrenzung zwischen Balkenagenesie und Balkentumor möglich ist.

Ein Umstand, der die Diagnose „Balkenmangel" erschweren kann, ist das Vorliegen von raumfordernden Heterotopien in einer Hemisphäre, wie im Fall 1 von WEICKMANN und unserer Beobachtung 18.

X. Angiographische Befunde bei Agenesien des Corpus callosum

Die Carotis-Arteriographie vermag lediglich in einzelnen Fällen zur Diagnose „Agenesie des Corpus callosum" beizutragen, ohne aber den diagnostischen Wert der Pneumencephalographie zu erreichen. SANTAGATI (1953) gibt an, daß bei einer oligophrenen 26jähr. Patientin mit Balkenmangel die Arteria cerebralis anterior im sagittalen Strahlengang einen serpinginösen Verlauf aufwies und die Arteria pericallosa nicht dargestellt war. SHELDEN u. PEYMAN weisen auf die direkt nach oben verlaufende Arteria cerebralis anterior und die Verlagerung des Gefäßes hin, das schärfer nach rückwärts einbiege. Außerdem fehle der Bogen der Arteria cerebralis um das Genu des Corpus callosum.

Bei den Beobachtungen von MÄURER, TARLOW u. ROSENBERG, sowie CARPENTER u. DRUCKEMILLER bot das Carotisangiogramm keinerlei Anhaltspunkte für das Vorliegen eines Balkenmangels.

ZELLWEGER fand nur bei 2 von 5 Patienten mit einer Agenesie des Corpus callosum eine Arteria pericallosa. Sie lag bedeutend weiter nach vorn als in normalen Arteriogrammen. In den übrigen Fällen ZELLWEGERs entsprangen aus der Arteria carotis interna eine oder zwei Arterien mit geringem Kaliber und teilten sich nach kurzem Verlauf in mehrere Äste.

ZELLWEGER, der bei seiner 6. Beobachtung keine Arteria cerebralis anterior dargestellt sah, bemerkt, daß Füllungsdefekte der Arteria cerebralis anterior gelegentlich auch bei normalem Gefäßverlauf gesehen werden, so daß im Einzelfall nicht sicher zu entscheiden sei, ob ein Füllungsdefekt vorliege oder eine Aplasie der Arteria cerebralis anterior.

Der radiäre Verlauf der Äste der Arteria cerebralis anterior ist nach ZELLWEGER dadurch zu erklären, daß beim Balkenmangel am anatomischen Präparat die Gyri der medialen Hemisphärenflächen radiär verlaufen.

ZELLWEGER empfiehlt, die Arteriographie im Anschluß an die Luftfüllung vorzunehmen. In diesem Fall konnte der Autor zeigen, daß die vorhandene Arteria pericallosa unmittelbar oberhalb des Daches des III. Ventrikels verlief, woraus ebenfalls auf das Fehlen des Balkens geschlossen werden konnte.

XI. Die elektrencephalographischen Veränderungen bei Agenesien des Corpus callosum

Die klinische Elektrencephalographie hat aus naheliegenden Gründen auch die Balkenagenesie in ihre Fragestellung nach der Entstehung der bilateralen interhemisphärischen Synchronisation einbezogen. Diese in das EEG gesetzten Erwartungen haben sich nicht erfüllt. Aber auch heute noch wird in allen EEG-Interpretationen dieser Störung das besondere Augenmerk auf das Fehlen einer Korrespondenz zwischen den beiden Hemisphären gelegt. Nur einzelne Autoren konnten eine Hemisphären-Asynchronie überzeugend nachweisen (GOLDENSOHN u. Mitarb.; ZELLWEGER; ZWEYMÜLLER), und auch bei ihnen überwiegen die Fälle mit befriedigender Hemisphären-Korrespondenz. Andererseits finden sich in der übrigen kasuistischen Literatur (DERBYSHIRE u. EVANS; BUNTS u. CHAFFEE; MASSEBOEUF u. Mitarb.; DURAND u. PISTONE; NAIMAN u. FRASER; ALDEGHI u. CALVI), normale, d. h. altersentsprechende (GARSCHE; PACHE u. a.) elektrische Befunde ebenso selten wie die theoretisch zu erwartenden interhemisphärischen Asynchronien. Die abnormen Elektrencephalogramme weisen vorwiegend folgende unspezifische Merkmale auf, die isoliert oder auch kombiniert vorkommen können:

1. Allgemeinveränderungen im Sinne der Dysrhythmie und Verlangsamung (generalisierte Abnormität), bezogen auf die Altersnorm (Reife).
2. Einschränkung oder Fehlen der α-Aktivität.
3. Paroxysmale, bilateral-synchrone Entladungen.
4. Fokale unilaterale Entladungen.

Bei 15 unserer Fälle liegen EEG-Befunde vor. Eindeutige bilaterale Synchronisierung läßt sich bei 8 Fällen nachweisen (Beobachtung 4, 6, 9, 11, 13, 15, 16, 17).

Als unbestimmbar hinsichtlich der bilateralen Synchronisation müssen 5 weitere Fälle (Beobachtung 5, 10, 12, 14, 18) bezeichnet werden. Nur in einem Fall (Beobachtung 23) besteht eindeutige bilaterale Asynchronie. Hierbei ist unverkennbar, daß sowohl die normalen als auch die Krampfpotentiale aufweisenden Kurven bilaterale Synchronisation erkennen lassen, während die Registrierungen mit generalisierter Abnormität bezüglich der Synchronisation unbestimmbar sind.

Klinisches Bild, Lebensalter und EEG: Bei unserem Patienten sind Korrelationen zwischen Lebensalter-Entwicklungsstufen und EEG-Qualitäten nicht auffindbar. Hingegen findet sich bei Beobachtung Nr. 14 gute Übereinstimmung zwischen dem herdbetonten Anfallsgeschehen und der Seitenbevorzugung im EEG. Merkwürdig ist die Diskrepanz in Beobachtung Nr. 6 zwischen den seit dem 12. Lebensmonat bestehenden und mit Entwicklungsstillstand einhergehenden „Nickanfällen" und dem altersentsprechend normalen EEG-Befund. Denn bekanntlich ist ja das zugehörige EEG-Symptom der sogenannten BNS-Krämpfe („Propulsiv-petit mal" nach Janz), die „Hypsarrhythmie" bzw. die „diffusen gemischten Krampfpotentiale" (Gibbs bzw. Hess u. Neuhaus), pathognostisch außerordentlich zuverlässig. So dürfen wir in diesem Fall aus dem neutralen EEG-Befund den Rückschluß ziehen, daß es sich hier um einen anderen Krampfmechanismus handelt als dem der klassischen BNS-Krämpfe. Es ist überhaupt bemerkenswert, daß in der Kasuistik der mit frühkindlichen Anfällen einhergehenden Balkenagenesie das Syndrom der BNS-Krämpfe so selten beschrieben ist; leider ist der hierher gehörende Fall von Zellweger (Nr. 3) elektrencephalographisch nicht untersucht worden.

Alle bisher vorliegenden EEG-Untersuchungen bei Balkenagenesie bestätigen die klinisch und experimentell fundierte Meinung von Neurophysiologen (Bremer u. Mitarb.; Müller-Limmroth; Caspers; Umbach u. a.), daß die bioelektrische Synchronisation der beiden Hemisphären vorwiegend solchen subcorticalen Einflüssen unterliegt, die aus thalamischen Erregungskreisen und aus dem Retikulärsystem stammen und somit unabhängig von den interhemisphärischen Verbindungswegen des Balkens sind.

Abschließend kann in Übereinstimmung mit allen Autoren festgestellt werden, daß das EEG nichts zur Diagnose der Balkenagenesie beisteuern kann. Vielleicht ist aber der Hinweis erlaubt, daß die EEG-Diagnose der Hypsarrhythmie den Verdacht auf Agenesie des Corpus callosum eher entkräftet als bestärkt.

XII. Die angeblich symptomfreien Agenesien des Corpus callosum

Während bei den meisten Patienten mit partieller oder totaler Balkenagenesie eine unterdurchschnittliche Intelligenz bzw. alle Schwachsinnsgrade festzustellen sind bis zur Idiotie, häufig vergesellschaftet mit neurologischen Auffälligkeiten, degenerativen Stigmata oder anderen Mißbildungen, liegen Beobachtungen von Patienten vor, deren intellektuelle Leistungen ausreichend, z. T. sogar gut sind und die keine anderen psychischen oder organischen Störungen zeigen.

Intelligenzdefekte sind nicht ohne weiteres auf die vorliegende Agenesie des Corpus callosum zu beziehen — vgl. das Kapitel über die Psychopathologie des Balkenmangels — es können auch andere Fehlbildungen, mit denen der Balkenmangel vergesellschaftet sein kann, für das intellektuelle Niveau mitbestimmend sein.

Von SANDER wurden aus der Literatur Fälle mit partiellem oder totalem Balkenmangel und verhältnismäßig intakter Intelligenz bzw. nur geringer Geistesschwäche gesammelt.

In neuerer Zeit haben SLAGER, KELLY u. WAGNER (1957) die asymptomatischen Fälle von Balkenmangel zusammengestellt. Von den ihnen zugänglichen 170 Agenesien des Corpus callosum (davon 123 anatomisch beschrieben; bei 47 Patienten wurde die Diagnose pneumencephalographisch gestellt) waren 23 asymptomatisch, d. h. neurologisch und psychisch unauffällig. Die Verfasser fügten einen eigenen Fall hinzu.

Asymptomatische Fälle bei totalen Agenesien

WARD	1846	11 Monate	Normales Mädchen, „haßt Musik".
KLOB	1860	12 Jahre	
CALORI	1873	17 Jahre	BANCHI nennt ihn „abnormal".
REEVES u. COURVILLE	1938	19 Jahre	Besucht eine High School. Plötzlicher Todesfall nach Trauma.
MARCHAND	1899	20 Jahre	
SEGAL	1935	24 Jahre	Hemisphären fusioniert. Agenesie des Corpus callosum bei Autopsie festgestellt.
TRETIAKOFF	1922	32 Jahre	Familiäre hypertrophische Neuritis.
MOLINVERNI	1874	40 Jahre	Soldat. Unauffälliges Verhalten.
MEYER	1935	40 Jahre	Schiffsoffizier, plötzlicher Tod. Anomalie zufällig aufgedeckt.
EICHLER	1878	43 Jahre	Gestorben an einem Carcinoma testis.
HUDDLESON	1928	46 Jahre	Schriftsetzer. Lipom des Corpus callosum.
MINGAZZINI	1897	51 Jahre	
SEGAL	1935	65 Jahre	
REEVES u. COURVILLE	1938	69 Jahre	Unauffälliges Verhalten. Milchmann.
BANCHI	1901	73 Jahre	
STÖCKER	1868	Erw.	
KLIENEBERGER	1911	Erw.	Emotionelle Störungen.

Asymptomatische Fälle bei partiellen Agenesien

PAGET	1846	21 Jahre	„Flighty servant" [a]
RANDACCIO	1874	24 Jahre	
BIRCH-HIRSCHFELD	1867	41 Jahre	
VAN EPPS (Fall 2)	1953	52 Jahre	
NOBILING	1869	58 Jahre	Intelligenter Bahnarbeiter.
MIRTO	1901	73 Jahre	

[a] Unter einem „flighty servant" ist ein fahrig-umtriebiger, unkonzentrierter Bediensteter zu verstehen.

VAN EPPS *(1953), Fall 2:* 52jähr., psychisch unauffälliger Mann mit normalem internen und neurologischen Befund, der plötzlich unter dem Bilde von „Atemstörungen" verstarb. Es fand sich eine partielle Agenesie des Corpus callosum mit einem kleinen Cavum septi pellucidi, das nur mit dem linken Seitenventrikel kommunizierte.

NOBILING: 59jähr. Eisenbahnarbeiter, ohne jeden auffälligen neurologischen Befund, der an einem Magen-Carcinom verstarb. Bei der Obduktion fand sich eine mangelhafte Entwicklung des Balkens.

Es besteht kein Zweifel, daß ein erheblicher Teil der von SLAGER u. Mitarb. aufgeführten „asymptomatischen" Fälle einer kritischen Nachprüfung nicht standhält. Vor allem im vergangenen Jahrhundert sind bei den Arbeiten, die sich vorwiegend mit anatomischen Problemen des Balkenmangels befaßten, geringere oder mittelgradige Intelligenzdefekte übersehen worden. Eingehende psychologische Testuntersuchungen und Leistungsprüfungen hätten sicherlich in vielen Fällen Intelligenzdefekte und andere psychische Auffälligkeiten erkennen lassen.

Von besonderem Interesse sind psychologische Untersuchungen bei Patienten mit Balkenagenesien, deren intellektuelles Niveau nahezu normal ist, bzw. für die auf Grund ihrer beruflichen Stellung und der gezeigten Leistungsfähigkeit eine durchschnittliche Intelligenz angenommen werden kann. Unsere eigenen Fälle wurden eingehend neurologisch-psychiatrisch oder pädiatrisch-psychiatrisch untersucht.

Zusammenfassend ist festzustellen, daß es zweifellos Patienten mit angeborenem Balkenmangel gibt, die über ein ausreichendes intellektuelles Niveau verfügen. Falls keine somatischen oder neurologischen Auffälligkeiten vorhanden sind, wird die Diagnose „Agenesie des Corpus callosum" entweder als Zufallsbefund auf dem Sektionstisch oder anläßlich einer neurologischen Untersuchung mit Pneumencephalographie aus anderweitiger Indikation gestellt. Aber diese Fälle sind sicherlich weniger häufig als gemeinhin angenommen wird, wie unsere synoptische Zusammenstellung zeigt.

Eine Pneumencephalographie wird bei Erwachsenen in der Regel erst dann durchgeführt, wenn etwa ein Schädeltrauma oder eine neurologische Erkrankung spezielle diagnostische Methoden notwendig macht. Wir verfügen über eine Beobachtung (siehe Beobachtung 20), bei der die Diagnose anläßlich einer Begutachtung zur Frage einer traumatischen Hirnschädigung nach Verkehrsunfall als Zufallsbefund pneumencephalographisch aufgedeckt wurde. Es handelt sich bei dem Patienten um einen normal begabten Mann mit abgeschlossener Lehrausbildung als Schreiner, der während des Krieges als Offizier eingesetzt war. Eingehende psychopathologische Untersuchungen, insbesondere Intelligenz- und Charaktertests sind jedoch nicht durchgeführt worden.

XIII. Sekundäre Atrophien des Corpus callosum infolge Hydrocephalus internus und anderer Prozesse. Die besondere Reaktionsweise des unreifen Zentralnervengewebes

Außer den anlagebedingten partiellen oder totalen Balkenagenesien gibt es die sekundären Atrophien des Balkens. Einige Autoren bezeichnen damit Atrophien des vollständig angelegten Balkens, als Folge von Krankheitsprozessen, wie zum Beispiel erhöhter Liquordruck in den Hirninnenräumen.

VERHAART berichtete (1936) von einem Säugling mit Hydrocephalus, der mit 4 Monaten verstarb. Lumbalpunktionen waren ergebnislos. Bei Ventrikelpunktionen floß jedesmal unter hohem Druck stehender Liquor reichlich ab. Die Obduktion ergab einen hochgradigen Hydrocephalus, der die Ruptur des Corpus callosum verursacht hatte.

ZINGERLE teilte den Obduktionsbefund eines 3;6jähr. Jungen mit halbseitigem Hydrocephalus mit; der angelegte Balken war halbseitig zerstört. Ausführliche Besprechung des Befundes bei ERNST.

Diese sekundären Atrophien haben eine fertig entwickelte Balkenanlage betroffen. Es sind hier noch die Prozesse zu nennen, die gegen das Ende der embryonalen Entwicklung am unreifen Nervengewebe auftreten und zu Zerstörungen führen.

SPATZ hat in umfangreichen experimentellen Untersuchungen auf die „besondere Reaktionsweise des unreifen Nervengewebes" hingewiesen, die zu Einschmelzungsvorgängen führen könne, praktisch ohne Residuen zu hinterlassen. Es war SPATZ bei Experimenten am Rückenmark des Kaninchens, die er 1911 in NISSLs Labor begann, immer wieder aufgefallen, welch großer Unterschied bei allen Gewebsreaktionen bestand, je nachdem der Eingriff am erwachsenen oder am neugeborenen Tier geschah.

SPATZ hatte Gedanken seines Lehrers NISSL und dessen Lehrers V. GUDDEN aufgegriffen und sie experimentell weitergeführt. v. GUDDEN hatte den Eingriff am neugeborenen Tier in die Methodik der anatomischen Forschung am Zentralnervensystem eingeführt. Jedoch beschäftigten ihn und seine Schüler nicht Fragen der feineren Histologie und Histopathologie; sondern sie verfolgten topographisch-lokalisatorische Ziele. v. GUDDEN hatte eine verschiedene Reaktionsweise des zentralen Nervengewebes im neugeborenen, also nicht markreifen Zustande beobachtet. Später hatte NISSL wiederholt den „fundamentalen Unterschied zwischen dem Verhalten des erwachsenen und demjenigen des neugeborenen Tieres" betont, sowie daß „das Gehirn des Neugeborenen auf traumatische Schädigungen wesentlich anders reagiert, als das des Erwachsenen" (zit. n. SPATZ).

SPATZ fand, daß das neugeborene Zentralorgan, speziell das Rückenmark, auf eine Läsion mit Einschmelzung und Hohlraumbildung reagiert; die der Wundstelle zunächstliegenden Partien des Läsionsstumpfes, die der Trümmerzone entsprechen, wurden „mitsamt den darin enthaltenen, teilweise anfänglich bereits Wucherungserscheinungen zeigenden Bindegewebsbestandteilen eingeschmolzen" (SPATZ). Entstand beim Erwachsenen an Stelle der Trümmerzone eine bindegewebige Narbe, so fand sich beim Neugeborenen an gleicher Stelle ein flüssig gefüllter Hohlraum als Residuum jenes Einschmelzvorganges. Das benachbarte Gewebe der Lückenzone demarkierte sich gegen das Einschmelzungsgebiet der Trümmerzone mit messerscharfem Rand. Dieser entsprach nicht etwa dem Schnittrand, sondern ausdrücklich jener Grenze zwischen Lücken und Trümmerzone, wo sich beim Erwachsenen die innere Wucherungszone bildete. Die an Stelle der eingeschmolzenen Trümmerzone entstandenen, flüssig gefüllten Hohlräume des Neugeborenen waren anderer Art. SPATZ wählte für sie eine besondere Bezeichnung, nämlich „Porus", in Anlehnung an den in der menschlichen Pathologie, speziell der des Gehirns, gebräuchlichen Ausdruck Porencephalie. Nach dreieinhalb Tagen begann sichtbar der Einschmelzvorgang; nach acht Tagen war er bereits vollendet. Die Wand der Höhle ist dann allseits durch eine scharfe Demarkationslinie gekennzeichnet. Als geformte Reste der Trümmerzone fanden sich nur noch wenige Gitterzellen im Porus.

SPATZ hebt als gemeinsame Charakteristika der besonderen Reaktionsweise des unreifen Zentralnervengewebes hervor: 1. Die zugrundegehende Trümmerzone wird beim Neugeborenen nicht so wie beim Erwachsenen durch proliferierendes Bindegewebe organisiert, sondern sie wird verflüssigt. 2. Das Gebiet der Lückenzone setzt sich gegen die Trümmerzone mit scharfem Rand ab. 3. Die Verflüssigung geschieht außerordentlich rasch und hinterläßt nur äußerst geringe, geformte Residuen. Die besondere Reaktionsweise des unreifen Zentralnervengewebes kann nach SPATZ u. LANGE-COSACK (1944) mangelnde Anlage, also Agenesie, vortäuschen.

XIV. Ontogenese der Balkenanlage

Zur Ontogenese des Corpus callosum liegen ausführliche Untersuchungen vor, die wir im folgenden auszugsweise darstellen werden.

Mit der Entwicklung des Balkens beim Menschen befaßten sich v. MIHALKOWICS (1877), BLUMENAU (1890), MARCHAND (1891), KÖLLIKER (1894), SCHMIDT (1895), RETZIUS (1896), K. GOLDSTEIN (1903/04), HIS (1904), LANGELAAN (1908), STERZI (1914), DE VILLAVERDE (1918), HOCHSTETTER (1919/1943) und MINGAZZINI (1922).

Beiträge zur Entwicklung der Balkenformation bei Tieren stammen von MARTIN für die Katze (1893/95), von DORELLO für das Schwein (1901), ZUCKERKANDL für die Ratte (1901), GRÜNBERG für den Igel und NAUNYN für Schaf und Kaninchen.

Die wichtigste Frage hinsichtlich der Balkenentwicklung, über die lange Uneinigkeit herrschte, lautete: Ist der Balken von Anfang an vollständig angelegt oder bildet er sich zunächst nur teilweise und dehnt sich später bis zur vollen Länge aus.

Die erste Auffassung, wonach der Balken bereits in der ersten Anlage vorhanden sei und später durch Bildung neuer Fasern zwischen den primär angelegten nur noch zunehme, wurde von MARCHAND, KÖLLIKER, SCHMIDT, RETZIUS u. a. um die Mitte der 90er Jahre vertreten.

MARCHAND meint, daß der primär angelegte Balken in proportionierter Form den späteren endgültigen Balken bilde, der ausgewachsen eine „Concrescentia primitiva" darstelle; im Laufe der Entwicklung wachse die Formation nach vorn und hinten aus.

Die zweite Auffassung, wonach die primäre Anlage nur dem Knie des ausgebildeten Organs entspreche und die Vergrößerung des Balkens in einer Richtung, von vorn nach hinten durch Intussusception der Fasern erfolge (GOLDSTEIN, DE VILLA-

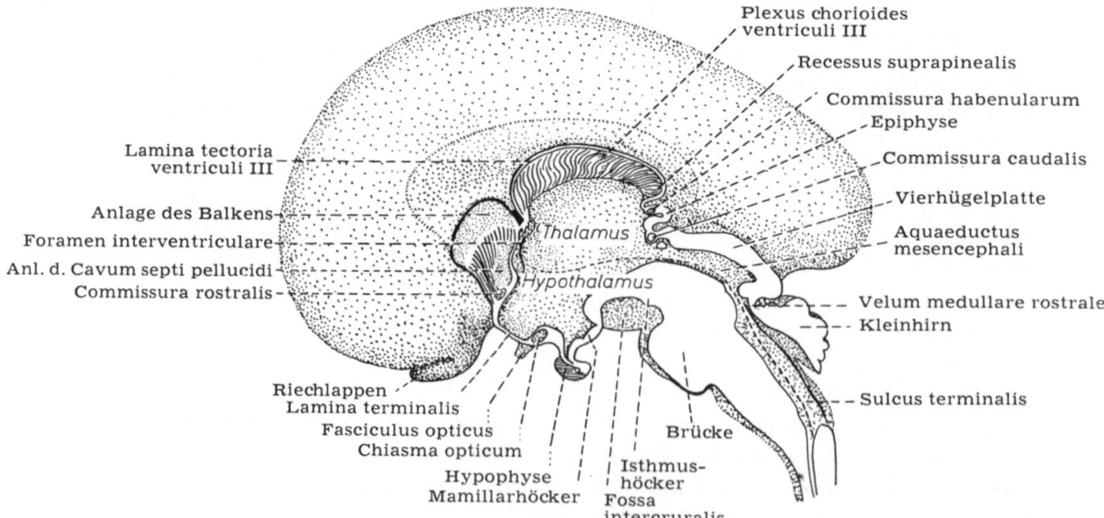

Abb. 40. Medianschnitt durch das Gehirn eines menschlichen Keimlings von 102 mm Scheitel-Steiß-Länge. Die punktierte Linie zeigt das Wachstum und die spätere Ausdehnung des Balkens an; die gestrichelte Linie kennzeichnet den Verlauf des Sulcus limitans. (Nach HOCHSTETTER, 1929)

VERDE, HOCHSTETTER u. a.), hat sich schließlich durchgesetzt (CLARA, 1953 u. STARCK, 1965).

Für diese Ansicht spricht die Tatsache, daß man bei menschlichen Embryonen bis zum Anfang des 5. Fetalmonats lediglich das Genu des Balkens angelegt sieht, und daß bei allen Fällen von partieller Agenesie nur der vordere Teil der Balkenanlage entwickelt ist, oder daß Teile nur in diesem Bereich nachweisbar sind (Abb. 40).

Der Balken entwickelt sich aus der dorsal von der Lamina terminalis — der rostralen Begrenzung des 3. Ventrikels — gelegenen Commissurenplatte, die sich offenbar aus medialen Anteilen des frontalen Endhirns entwickelt hat. Aus der Commissurenplatte entwickelt sich auch die Commissura rostralis sive anterior. Die Balkenformation verdickt sich durch Intussusception und schiebt sich nach occipital auswachsend über das dünne Dach des 3. Ventrikels (Abb. 41).

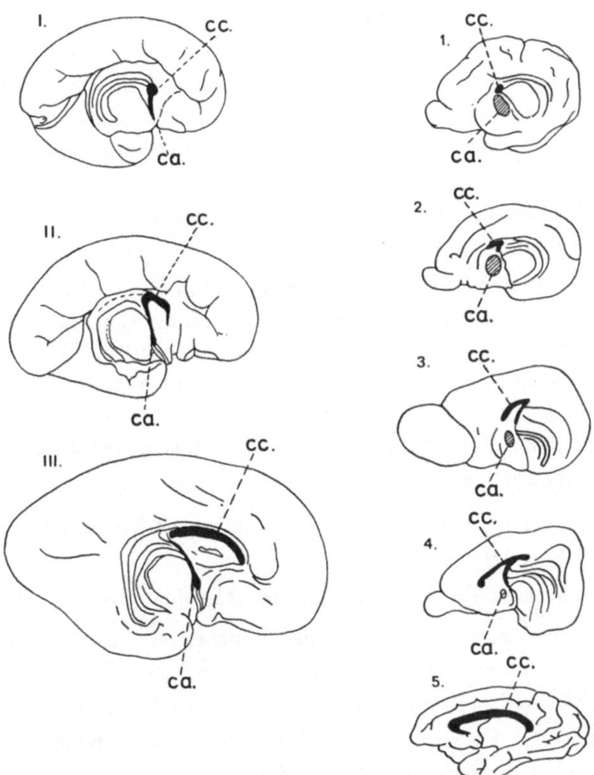

Abb. 41. Ontogenetische und phylogenetische Entwicklung des Balkens. I. Im 4. Fetalmonat, II. im 5. Fetalmonat, III. Ende des 5. Monats (nach MARCHAND). 1. Echidna ystrix, 2. Phasocolomys, 3. Erinaceus, 4. Lepus cuniculus, 5. Cynocephalus (nach GEGENBAUR). (Nach P. ERNST, 1906)

Umschriebene Schädigungen der Commissurenplatte können eine Störung der Balkenentwicklung bewirken. Nach BRUCE (1890) führt eine Noxe in den ersten drei Schwangerschaftswochen zu völliger* Agenesie der Commissurenplatte; ferner

* Bei totaler Cyclopie fehlen Balken und Falx immer. Die cyclopischen Fälle bilden sich in der allerersten Fetalzeit aus (ERNST).

unterbleibt die Teilung in zwei Großhirnhemisphären. Eine Störung in der 4. bis 12. Schwangerschaftswoche verursacht eine Agenesie von Balken und Commissura anterior, während die Hemisphärenbildung regelrecht erfolgt. Nach dem vierten Schwangerschaftsmonat hat die Noxe eine Aplasie der hinteren Balkenabschnitte zur Folge, wogegen sich der vordere Abschnitt einschließlich des Balkenknies normal entwickelt.

Die Commissurenplatte dient den Faserzügen aus den Rindenzellen als Leitgewebe; wird die Anlage der Commissurenplatte etwa ab drittem Fetalmonat gestört, so können die Faserzüge nicht auf die andere Seite übertreten, sondern verlaufen auf der selben Seite nach hinten und bilden die sogenannten Balkenlängsbündel (vgl. Ausführungen S. 112).

Die Agenesie des Corpus callosum wird nach Ostertag u. Marburg den dysraphischen Störungen zugeordnet. Die von Marburg, de Morsier u. Mozer so bezeichnete „Telencephaloschisis restricta" kann als Teilsymptom einer tiefgreifenden Entwicklungsstörung im Sinne der Dysraphie oder auch isoliert auftreten; der andere Entstehungsmodus ist der des sekundären, symptomatischen Balkenmangels. Nach Ostertag, der hierzu umfassend berichtet hat, ist Voraussetzung für die Balkenbildung:

a) Die richtige Anlage der Lamina terminalis sowie die regelrechte Entstehung der Commissurenplatte.

Mangelnder Schluß im Gebiet der Lamina terminalis und entsprechende Anlagestörung in der Commissurenplatte führen zwangsläufig zum Balkenmangel. Rostrale Teile können nur bei etwaiger Resorption wieder verlorengehen. Mit dem Mesenchym des Medianspalts kann Bindegewebe mit embryonalen Potenzen bei fehlerhaftem Nahtschluß am rostralen Neuralrohr verlagert werden, so daß im Gebiet des großen Längsspalts Lipome, Angiome und Fibrome entstehen können.

b) Die orthologische Trennung der Hemisphären.

Bleibt ein Gehirn im Stadium des einblasig-ungeteilten Endhirns stehen, ist die Balkenbildung nicht möglich.

c) Die ordnungsgemäße Entwicklung des Hirnmantels und der Hemisphären.

Fehlt die Hirnrinde, können keine der kontralateralen Seite zulaufenden Nervenfasern gebildet werden. Selbst bei Fehlen einer Hirnanlage, d. h. bei einseitigem Zuwachsen von Nervenfasern geht die Balkenanlage doch zugrunde.

Die ontogenetische Entwicklung des Corpus callosum beim Menschen gibt die verschiedenen phylogenetischen Stufen wieder, wie sie an späterer Stelle dargestellt werden.

Weitere Fragen bezüglich der histogenetischen Prozesse bei der Balkenbildung und besonders, in welcher Region der medialen Fläche der Hirnhemisphären sich die zur Formation des Balkens notwendigen Fasern entwickeln, sollen hier nicht besprochen werden. Denn einerseits erlaubt unser Material keine Aussagen zu diesen durchwegs strittigen Punkten, andererseits würde die notwendig breite Darstellung der äußerst verwickelten phylogenetischen Details den Rahmen dieser Arbeit sprengen. Wir verweisen auf die ausführlichen Darstellungen bei Martin, Mingazzini, Ernst, sowie Ostertag.

XV. Die Phylogenese der Balkenanlage

Die phylogenetische Entwicklung des Balkens wurde von HIS (1890/1904), MARCHAND (1891), ZIEHEN (1897), K. GOLDSTEIN (1903), ERNST (1906), DE VILLAVERDE (1918), HOCHSTETTER (1919), MINGAZZINI (1922), OSTERTAG (1956), sowie ROSENTHAL-WISSKIRCHEN (1967) eingehend behandelt. Wir geben daher einen Abriß nur soweit er hier dem Verständnis dienlich ist.

Die Anlage des Corpus callosum bei höheren Mammaliern hat die zoologische Unterteilung der höchsten Klasse der Vertebraten in zwei Subklassen veranlaßt: die der Nichtbalken- und die der Balkenmammalier. In der niedrigsten Gruppe stellt der Balken nur eine kleine membranöse Struktur dar; er erreicht seine höchste Ausbildung bei den Primaten (vgl. Abb. 41, S. 105).

Entgegen der Meinung, daß bei aplacentaren Säugetieren kein Balken angelegt sei, vertreten ERNST, FLOWER und ZIEHEN die Ansicht, daß bei den Monotrematen (Kloakentieren) oberhalb der Commissura rostralis Ansätze bzw. Spuren des Balkens nachweisbar sind; das gleiche gelte für die Marsupialier (Beuteltiere, etwa Phascolomys). Bei den placentaren Säugetieren, den Chiropteren (Fledermäuse, etwa Vespertilio) findet sich eine Übergangsbildung — im vorderen Anteil der Commissura rostralis sind Fasern aus dem Neopallium nachweisbar, die lediglich die Frontalpole miteinander verbinden (nach E. SMITH).

Mit der Ausbildung und Größenzunahme des Hirnmantels und des Neocortex in gleichem Maße, geht auch die zunehmende Vergrößerung und Verdickung der Balkenformation einher. Beim Erinaceus (Igel) und bei Lepus cuniculus (Kaninchen) ist die Balkenformation nach dorsal ausgebreitet. Bei den Carnivoren (Raubtieren), wie bei den Ungulaten (Huftieren) ist der Balken schon voll entwickelt und zeigt die Morphologie in horizontaler Anordnung, wie sie den Primaten eigen ist.

Bei den Vögeln ist der Balken noch nicht angelegt. In diesem Zusammenhang sei an eine Mitteilung von JOHANN GOTTFRIED ZINN (1748) erinnert, der bei (balkenlosen) Tauben „den Balken durchschnitt" und keinerlei Ausfallserscheinungen feststellen konnte (vgl. S. 117). Bei den Vögeln verlaufen die cortico-corticalen Verbindungen über die Commissura rostralis (FRAUCHIGER u. FANKHAUSER).

MINGAZZINI stellt fest, „daß, je mehr in der Phylogenie die Geruchsfunktion zurückgeht, sich umsomehr das Neopallium entwickelt und der Balken das Psalterium übertrifft". Im gleichen Maß wie das Neopallium, hat auch der Balken sich entwickelt. Dagegen verkümmert zunehmend mit der Ausbildung des Balkens die Formation des Septum pellucidum.

XVI. Pathogenese des Balkenmangels

Die Ursache der Balkenagenesie ist unbekannt. Wahrscheinlich ist sie nicht einheitlich. ZELLWEGERS Untersuchungen über Noxen während der Gravidität haben keine Aufschlüsse gebracht. Das Schema der Balkenfehlbildungen läßt sich — da es Abweichungen gibt — nicht allzu streng auf Einzelfälle anwenden.

Unter den Ursachen dieser Entwicklungsstörung werden von ZINGERLE während der Schwangerschaft erlittene Traumen und Infektionskrankheiten erwähnt.

NAIMAN u. FRAZER berichteten 1955 über zwei Geschwister mit totaler Agenesie des Corpus callosum. Die beiden Mädchen waren das erste und dritte Kind aus einer Reihe von vier Geschwistern und waren bei der Untersuchung 7 bzw. 4 Jahre alt. Das zweite Kind, ein Junge, entwickelte sich wie auch das vierte Kind, ein Mädchen, unauffällig. Die Familien-Anamnese zeigte keine Besonderheiten. Vater 43 Jahre,

Mutter 36 Jahre, unauffällige Entwicklung, kein krankhafter Befund. Während der beiden Graviditäten keine Erkrankungen oder Schädigungen der Mutter, insbesondere keine Röntgenbestrahlung.

Fall 1: 7jähr. Mädchen. Normale Geburt, konnte mit einem Jahr sitzen, mit 2;4 Jahren laufen. Keine Anfälle. Linkshänderin. Klein und untergewichtig. Spricht „Mami, Daddy, hallo". Ruhelos, brüllt viel. Kein Interesse an der Umgebung, Füttern schwierig, Kopfumfang 47,5 cm. Körperliche Untersuchung: unauffälliger Befund. EEG: normal. Pneumencephalographie: Agenesie des Corpus callosum.

Fall 2: 4jähr. Mädchen. Normale Geburt. Lernt mit 3;6 Jahren laufen. Linkshänderin. Zwei Episoden von Krampfanfällen mit Bewußtlosigkeit. Starke Ähnlichkeit mit der Schwester. Neurologischer Befund: unauffällig. EEG: normal. Pneumencephalographie: Agenesie des Corpus callosum.

Die Autoren meinen, daß das Vorkommen des Defektes bei Geschwistern zwar nicht die genetische Verursachung der Anlagestörung beweise; jedoch mache der Befund diese Annahme wahrscheinlich.

NAIMAN u. FRAZER zitieren eine persönliche Mitteilung von JOLLY, der Agenesien des Corpus callosum bei eineiigen Zwillingen gesehen habe (ohne nähere Angaben).

ROSENTHAL-WISSKIRCHEN (1967) berichtete von zwei Schwestern (nicht Zwillingen) mit partiellem Balkenmangel.

Die *Familienvorgeschichte* war unauffällig, die Schwangerschaft regelrecht. Vor den erkrankten Schwestern wurde ein Junge geboren, der sich körperlich und psychisch normal entwickelte. Die Eltern sind nicht blutsverwandt.

Die *klinische Diagnose* lautete bei beiden Schwestern: Frühgeburt; multiple Mißbildungen: Mikrocephalie, Mikrognathie, Klumphände, Hakenfüße und Erythrodermie ichtyosiformis congenita Brocq. Beide Kinder starben an Herz- und Kreislaufversagen bei Bronchopneumonie.

Die beiden Schwestern hatten einen fast gleichlautenden *makroskopischen Sektionsbefund:* Vollständige Verknöcherung der Schädelnähte, Mikroencephalie. Leicht getrübte weiche Häute, gut ausgebildete Hirnwindungen. Das Stirnhirn und der Nervus olfactorius erscheinen jedoch etwas verkürzt. Im Frontalschnitt zeigt sich, daß der caudale Anteil des Balkens fehlt. Das zweite Mädchen wies einen Hydrocephalus internus auf.

Auch die *mikroskopischen Befunde* lassen auffallende Parallelen erkennen: Auf den vordersten Frontalschnitten ist der Balken gut ausgebildet; das Septum pellucidum ist sehr breit, die Commissura rostralis liegt an normaler Stelle. In den Seitenventrikeln hat sich über dem Caudatum das Ependym samt einer subependymären Lage abgelöst. Über dem Balkenkörper liegt, besonders eindrucksvoll bei dem Mädchen Bianka, ein akzessorischer Gyrus cinguli. Einige Zellen lassen sich bis auf die Balkenoberfläche verfolgen und gehören wohl zum Induseum griseum. Auch auf den Frontalschnitten, die schon in den Bereich der Fornixhörner fallen, ist der Balken noch als schmale, ausgezogene Verbindung beider Hemisphären zu erkennen. Sehr bald wird er aber nach occipital schmaler und die Fornixschenkel weichen weit seitwärts auseinander. Eine archicorticale Commissur (Psalterium) ist nicht nachweisbar. Erst auf der Höhe des hinteren Thalamus hat die Verbindung beider Hemisphären durch den Balken gänzlich aufgehört. Stattdessen ist ein „Balkenlängsbündel" vorhanden, das auf dem Querschnitt die Form eines nach unten verjüngten Tropfens hat und sich vom Mark des Gyrus cinguli unterscheiden läßt. An seiner Oberfläche liegen Nervenzellen, die bis zum Gyrus cinguli verfolgt werden können und mit dessen Zellmassen zusammenhängen. Lateroventral setzt an dem Balkenlängsbündel der zipfelförmige Fornix an. Beide sind stark seitwärts verlagert. Balkenlängsbündel, Fornix und Plexus chorioideus schließen den Seitenventrikel nach medial ab. Der Plexus chorioideus des III. Ventrikels bildet zusammen mit einer dünnen pialen Membran die Lamina tectoria ventriculi III. Das Balkenlängsbündel läßt sich, immer kleiner werdend, über der Ventrikelwand bis in die Höhe der mächtig erweiterten Hinterhörner verfolgen.

In der Schichtendifferenzierung besteht jedoch eine erhebliche Minderentwicklung, die sich in einer hochgradigen Differenzierungshemmung der Hirnrinde, besonders im Temporal-

und Occipitallappen zeigt. Die dritte Schicht ist besonders auffällig zurückgeblieben, so daß sie als heller Streifen imponiert.

Bei dem Kind Elke ließ sich eine tumorartige Wucherung des Plexus chorioideus links nachweisen. Die Zellen zeigen keine charakteristische Differenzierung. Innerhalb der Wucherung werden vereinzelt knäuelig angeordnete, capilläre Gefäße, teils mit auffallender Wandverdickung und mit thrombenähnlichen Einlagerungen deutlich.

King u. Keeler berichteten über einen Mäusestamm, der die Balkenaplasie über mehrere Generationen vererbte; das Balkenlängsbündel ist nachgewiesen. Aus der Literatur der Humanpathologie ist uns keine ähnliche Beobachtung bekannt.

Hicks (1953) konnte Agenesien des Corpus callosum bei den Nachkommen von Ratten erzeugen, die eine Bestrahlung von 100—400 r an einem Tag zwischen dem 9.—19. Gestationstag erhalten hatten. Bei früheren Terminen traten andere schwere Mißbildungen des Gehirns auf; sie waren geringer, wenn die Röntgenbestrahlung zu einem späteren Zeitpunkt der Gestation vorgenommen wurde.

XVII. Vorkommen des Balkenmangels bei Tieren

Bei einer erwachsenen *sibirischen Katze*, die in ihrem Verhalten keine wesentlichen Auffälligkeiten gezeigt hatte, beschrieb Kisselawa (1934) aus dem zufälligen Sektionsbefund einen totalen Balkenmangel. Das Hirngewicht betrug 21,8 g, im Vergleich zu etwa 28 g bei einer normalen Katze. Die Rinde des Occipitallappens war atrophisch, und zeigte Windungsanomalien; im Hinterhauptlappen fanden sich zahlreiche „sklerotische Zellen". Einen weiteren Fall von partiellem Balkenmangel der Katze schilderten Frauchiger u. Fankhauser.

Bei *Affen** beschrieben Tumbelaka (1915) und Scherer (1944) je eine Balkenagenesie.

Bei einer *Ziege* fand Verhaart (1943) einen totalen Balkenmangel, eine partielle Agenesie des Cerebellum und der Medulla.

Bei *Hausmäusen*, die als vererbte Anomalie die Stablosigkeit der Retina aufwiesen, beobachteten King u. Keeler (1932) und King (1936) eine totale Balkenagenesie. Die Autoren stellten fest, daß eine Koppelung der vererbten Retina-Anomalie mit den Balkenagenesien, die man hätte vermuten können, nicht bestand. Frauchiger u. Fankhasuer zitierten Law, der bei den vielfältigen erblichen Anomalien der Mäuse die Agenesie des Corpus callosum an erster Stelle aufführt. Die gleichen Autoren fanden in ihrer Sammlung 5 totale Balkenagenesien bei *2 Pferden und 3 Kälbern*, und eine partielle Agenesie bei einer *Katze*. Von einem der Pferde wird gesagt, daß es sich stets unauffällig verhalten habe und im 5. Jahr unerwartet tot im Stall aufgefunden worden sei. In allen Fällen war der Balkenmangel mit anderen Fehlbildungen vergesellschaftet: Hydrocephalie, Mikrocephalie, Porencephalie, dreimal Dysraphie des Kleinhirns. Bei einem Kalb bestand eine Agenesie des Kleinhirnwurms und eine occipitale Meningocele.

Ein anderer hereditärer Typ von Balkenagenesie erscheint bei Mäusen kombiniert mit hereditärem Hydrocephalus; dort tritt die Agenesie jedoch sekundär auf und ist auf die Ausdehnung der Ventrikel und die Verdünnung des Cortex zurückzuführen (Grüneberg, 1952).

---

* Unter etwa 11 000 Affen (Rhesus, Cynomolgus und Cercopithecus), die Unterharnscheidt seit 1957 bei histologischen Untersuchungen von Impfstoffen untersuchte, fand sich keine Agenesie des Corpus callosum.

XVIII. Anatomie der Balkenformation

Corpus callosum ist die lateinische Übersetzung des von GALEN geprägten Ausdrucks τὸ σῶμα πως τολωδές (schwielenartiger Körper). Die Bezeichnung ist von der Konsistenz des Organs abgeleitet (quia substantia ibi est durior instar calli) (MINGAZZINI).

In ANDREAS VESALIUS (1514—1564) „De humani corporis fabrica libri septem", 1543 in Basel erschienen, findet sich eine Beschreibung des Corpus callosum und des Septum pellucidum.

(Bereits vier Jahre vor der Fertigstellung des Werkes wurde in Köln 1539 unbefugt ein Einzelblatt mit einer Darstellung des Gehirns mit Balkenformation von AEGIDIUS MACROLIUS gedruckt: „Cerebrum animalis facultatis fons".)

1664 veröffentlicht THOMAS WILLIS (1622—1675) sein Werk „Cerebri anatome: cui accessit nervorum descriptio et usus". Unter den ausgezeichneten Abbildungen befindet sich eine Darstellung, auf der die Großhirnhemisphären entfernt sind, so daß man von oben auf die Balkenformation schauen kann.

Corpus (lat.): Körper, Leib, Ganzes, materielle Substanz, Masse.
Callosus: hart, dickhäutig, schwielig, verhärtet; von
Callus oder Callum: dicke Haut, Schwiele, Schwarte, Verhärtung.
τὸ σῶμα (griech.): Körper, Leib, Gesamtheit, Komplex.
πως: fragend: wie, auf welche Weise.
τολωδές: schwielig hart.

Beim Menschen beträgt die Länge des Balkens in sagittaler Richtung etwa 7 bis 9 cm, die Breite — gemessen vom Boden der beiden Balkenspalten — etwa 12 mm vorn und 20 mm hinten. Das vordere Ende liegt etwa 3 cm vom Stirnpol, das hintere etwa 5 cm vom Hinterhauptpol entfernt (MINGAZZINI).

Die dorsale Fläche des Balkens grenzt an die von der Arachnoidea bedeckte „Cisterna corporis callosi" (= C. interhemisphaeri[illegible] nach SPATZ u. STROESCU*). Die Arachnoidea folgt dem konkaven Rand der Falx ce[illegible].

Die ventrale Fläche bildet das Gewölbe der Seitenventrikel. An der ventralen Fläche sind die vorderen zwei Drittel des Septum pellucidum befestigt. Der vordere Teil geht in das Genu (REIL) über und verläuft dann, sich verjüngend, nach hinten und unten und bildet das Rostrum; es reicht bis zum Apex in die Leiste der Lamina terminalis. Der mittlere Teil bildet das Corpus oder auch Truncus und läuft im hinteren Anteil in das Splenium aus, das über der Lamina quadrigemina liegt.

Der Balken läßt sich in einen zentralen Teil (die eigentliche Balkenformation) und in zwei laterale Anteile, auch Balkenstrahlung (Radiatio corporis callosi) genannt, die in die Mark- und Rindenanteile der verschiedenen Hirnregionen verlaufen, einteilen.

An der Bildung des Balkens sind nicht nur längs und quer oder schräg verlaufende Faserzüge beteiligt, sondern auch solche, die den Balken in vertikaler Richtung durchziehen (MEYNERT, GANSER, MINGAZZINI), die von KÖLLIKER als „Fibrae perforantes" beschrieben wurden. Sie sind besonders zahlreich in mittleren Balkenanteilen zwischen beiden Striae. Die Dorsalfläche des Balkens ist von einer zarten Lage grauer Substanz — dem sogenannten Induseum griseum (JASTROWITCH) — be-

* Der Nervenarzt 7, 425—437 (1934); s. Abb. 2.

kleidet. Diese Schicht verdickt sich in lateralen Anteilen und im Bereich der Mittellinie zu je zwei längsverlaufenden Streifen, den sog. „Striae laterales und mediales" (LANCISI). Die Striae longitudinales sind als rudimentäre Rinde aufzufassen, die lateral Verbindung mit der des Gyrus cinguli besitzt und in diesen eindringt. Diese Rinde, die beim Menschen nur das zarte Induseum griseum darstellt, bildet bei vielen Säugetieren eine dicke Lamina corticalis, die ZUCKERKANDL auch als „Gyrus supracallosus" bezeichnet hat. Beim Menschen sind die Striae mediales im allgemeinen stärker ausgeprägt als die lateralen (MINGAZZINI). Man erblickt sie, wenn man nach Auseinanderspreizen der Großhirnhemisphären in der Fissura medialis von oben auf die Balkenformation sieht. Die Striae mediales, die sich auf ihrem Verlauf nach hinten vereinigen, dringen in die Fascia dentata ein (HENLE, GIACOMINI, MINGAZZINI). Der vordere Teil der medialen Striae geht in das Tuber olfactorium über (BLUMENAU).

An den Striae mediales lassen sich mikroskopisch drei Schichten nachweisen: eine weiße, oberflächliche (molecularis), vorwiegend aus Nervenfasern bestehende, eine mittlere (cellularis), die Nervenzellen enthält, und eine tiefgelegene weiße Schicht, die aus in sagittaler Richtung verlaufenden Nervenfaserzügen besteht.

Die Striae laterales, auch Taeniae tectae genannt, sind beim Menschen nur gering entwickelt, oft makroskopisch nicht sichtbar und verlaufen im Sinus corporis callosi. Die Taeniae tectae können auch bei balkenlosen Gehirnen nachweisbar sein.

An der Medianseite der Hemisphären grenzt der Balken an den Gyrus cinguli (s. limbicus), der heute zum „Limbischen System" gerechnet wird. Die konstante, kurze Grenzfurche zum Balken wird von ROSENTHAL-WISSKIRCHEN als „Sulcus cingulo-callosus" bezeichnet. Über das „Cingulum" s. bei REDLICH.

ARIENS KAPPERS (1947) berechnete das Höhen-Längenverhältnis, den sog. Balkenindex. BREMER, BRIHAYE u. ANDRE-BALISAUX erscheint jedoch die Querschnittsfläche des Balkens am interessantesten, denn sie drücke nicht die Form des Organs aus, sondern sein Volumen und damit die Zahl der Commissurenfasern.

SPITZKA 1907) glaubte, daß eine direkte Beziehung zwischen der Größe des Balkens und den intellektuellen Fähigkeiten bestehe, ASHBY u. STEWART (1934) stellten dagegen fest, daß bei Normalintelligenten und Minderbegabten eine Relation zwischen der Balkengröße und Intelligenzgrad nicht vorhanden sei.

Von BAILEY u. v. BONIN wird die Zahl der den Balken durchlaufenden Fasern beim Menschen auf etwa 10^6 geschätzt. Vergleichsweise beträgt nach Angabe von v. ECONOMO die Zahl der neocorticalen Zellen etwa 10^{10}.

Die Myelinisierung der Balkenfasern tritt beim Menschen verhältnismäßig spät ein, später als die der Projektions- und Assoziationsfasern (DE VILLAVERDE, 1931).

MINGAZZINI studierte die Myelinisierung der Balkenfasern und kam zu einer Einteilung in drei Stadien: Während des intrauterinen Lebens sind im Balken keine myelinisierten Fasern nachzuweisen. Im ersten Stadium, das von der zweiten oder dritten Lebenswoche bis zum zweiten Lebensmonat reicht, zeigen die Balkenfasern eine beginnende Myelinisierung. Das zweite Stadium, das sich vom dritten bis zum siebzehnten Monat erstreckt, zeigt eine Myelinisierung der Balkenfasern sowohl im medianen wie auch in lateralen Anteilen. Zur Mittellinie hin wird die Myelinisierung jedoch schwächer.

Untersucht man ferner die ventralen, mittleren und dorsalen Balkenfaserschichten, so ergibt sich, daß die Fasern der mittleren Schicht am schwächsten myelinisiert sind. Im dritten Stadium — vom 18. bis 20. Monat — erstreckt sich die Myelinisierung auch auf die mittleren Balkenteile, sowie die lateralen, die noch unbemarkt geblieben waren. FLECHSIG wies darauf hin, daß sich im Splenium besonders frühzeitig den Sehzentren zugehörige Faserbündel myelinisieren. Diesem Befund widersprach MINGAZZINI, da sich nach seinen Untersuchungen die Myelinisierung des hinteren Balkendrittels später als die der vorderen Zweidrittel vollziehe. *Zusammenfassend* ist festzustellen, daß die heterochron verlaufende Markscheidenreifung im Balken synchron mit der Myelogenie der betreffenden Rindenregion erfolgt.

SZENTAGOTHAI-SCHIMERT sowie TORNASCH (1944) berichten über Größenordnung und Verteilung der Balkenfasern beim Menschen. Die drei untersuchten Gehirne enthielten 177 Mill., 175 Mill. bzw. 193 Mill. Fasern. Die Balkenfasern sind außerordentlich dünn, die durchschnittliche Faserdichte von 300 000 in 1 mm^2 ist dreimal größer als in der Pyramidenbahn (nach Angaben von WEIL u. LASSEK). Das durchschnittliche Verhältnis von markhaltigen zu marklosen Fasern beträgt etwa 1,4 : 1.

Innerhalb einzelner Balkenanteile ist die Anzahl der Fasern auf einem Quadratmillimeter, also die Faserdichte, unterschiedlich. Genu und Splenium des Balkens besitzen eine größere Faserdichte als das Corpus. Dieses enthält die dicksten Fasern.

SZENTAGOTHAI-SCHIMERT macht hierzu folgende Zahlenangaben: überall im Corpus callosum sind die ganz dünnen Fasern in großer Überzahl. Nur in ganz geringem Maße finden sich Fasern über 4 mμ und sehr selten solche mit einem Kaliber von mehr als 6 mμ. Die Fasern mit einem Kaliber von mehr als 4 mμ kommen im Balkenknie nur in 0,5%, im Splenium in 2,3% und mit 5% am stärksten im hinteren Drittel des Corpus vor.

Vergleicht man die durchschnittliche Gesamtzahl der Balkenfasern von 190 Mill. mit der Faserzahl der Pyramidenbahn, für die WEIL u. LASSEK 2 Mill. angeben, so scheint die Relation hoch zugunsten der Balkenfasern, aber zugleich außerordentlich klein, verglichen mit einer Zahl wie den etwa 9200 Mill. Nervenzellen der Rinde. Sie ist noch 50mal größer als die Gesamtzahl der Balkenfasern.

XIX. Pathologische Anatomie des Balkenmangels; das Balkenlängsbündel

Bei der Feststellung von Agenesien des Corpus callosum — wir bringen hier eine zeichnerische Darstellung der medialen Fläche der rechten Hemisphäre (Abb. 42) — fiel den Untersuchern bei mikroskopischer Betrachtung ein längsgerichtetes Bündel, das *Balkenlängsbündel* (PROBST, 1901) oder Fasciculus callosus longitudinalis auf. Es wurde früher von einigen Autoren als Assoziationsbahn gedeutet, die normalerweise vorhanden und nur bei fehlendem Balken augenfälliger sei. Nach Ansicht der neueren Autoren wird das Balkenlängsbündel aus Fasern gebildet, die mangels Balkenanlage nicht zur Gegenseite ziehen, sondern sagittal verlaufen und dadurch ein starkes längsgerichtetes Faserbündel bilden. Die Fasern sollen in das Mark der betreffenden Hemisphäre zurückkehren und also Assoziationsfasern darstellen.

Eine Zusammenstellung der wichtigsten Anschauungen über das Balkenlängsbündel lautet:

I. Das Längsbündel ist ein normal vorhandener Faserzug, der nur wegen des fehlenden Balkens besser sichtbar wird:

1. Es ist identisch mit dem Fasciculus longitudinalis (BURDACH) oder dem sogenannten „fronto-occipitalen Assoziationsbündel" (ONUFROWICZ-FOREL, KAUFMANN, HOCHHAUS).

2. Es stellt das retikuläre Stabkranzbündel von Sachs bzw. das cortico-caudale Bündel von Obersteiner u. Redlich dar, das Dejerine „Fasciculus fronto-occipitalis" nannte.

3. Es entspricht dem von Anton u. Zingerle beschriebenen Fasciculus longitudinalis des subependymären Grau.

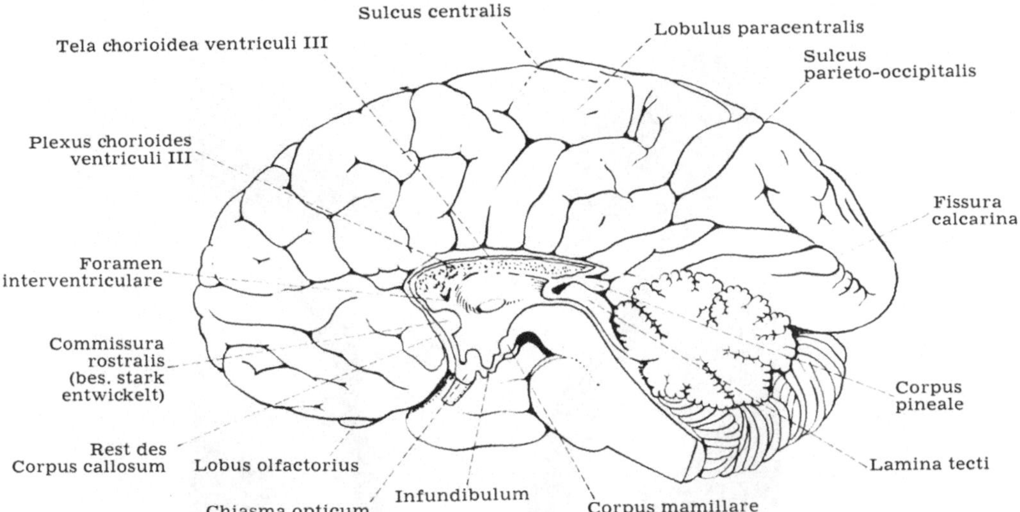

Abb. 42. Mediale Fläche der rechten Hemisphäre eines 20jähr. Mädchens. Vollständiges Fehlen von Balken und Septum pellucidum. Die Zirbeldrüse und der Recessus suprapinealis sind ergänzt, die Hypophyse fehlt. (Nach Marchand, 1909)

4. Es besteht aus den ausgeprägt gebildeten, normal vorhandenen Assoziationsfaserzügen, aus frontoparieto-occipitalen Bündeln und dem parietofrontalen Bündel, die das von Banchi so genannte Längsbündel bilden.

II. Das Balkenlängsbündel setzt sich aus Balkenfasern zusammen, die, da sie nicht von der einen zur anderen Hemisphäre übertreten können, umbiegen, um einen sagittalen Verlauf zu nehmen und die somit ein Assoziationsbündel bilden (Sachs, 1892; Probst, 1901; Arndt u. Sklarek, 1903; Marchand, 1909; Mingazzini, 1922; Hallervorden, 1953 u. a.). Es enthält „verhinderte Balkenfasern" (Rosenthal-Wisskirchen, 1967).

Histologische Untersuchungen zeigen den rostralen Ursprung des Balkenlängsbündels im frontalen Marklager vor dem Seitenventrikel. Occipital geht es in das Tapetem des Hinterhorns über, wobei es sich verjüngt. Das auf dem Querschnitt keil- oder blattförmige Bündel ist gegen den stets medial von ihm gelegenen Gyrus cinguli gut abgegrenzt. Gegen das Lumen des Seitenventrikels wölbt es sich oft vor und verursacht dessen Druck-Deformierung, wie sie vom Pneumencephalogramm her bekannt ist (Abb. 34, 39, 40 d und besonders 45). Auch der Zusammenhang der ventralen Spitze des Balkenlängsbündels mit dem Fornix der gleichen Seite ist aus unseren Bildern erkennbar.

Rosenthal-Wisskirchen ist „davon überzeugt, daß das Balkenlängsbündel das Produkt einer Fehlbildung ist, die durch den Balkenmangel induziert worden ist".

Die Autorin folgt der Hypothese von H. SACHS (1892), der sich u. a. PROBST, ARNDT u. SKLAREK, sowie MINGAZZINI angeschlossen hatten. Nach FOREL u. ROSENTHAL-WISSKIRCHEN steht sowohl die zur Hemisphäre gehörige Septumhälfte als auch die entsprechende Hälfte des Fornix mit der ventralen Verjüngung des Balkenlängsbündels im Zusammenhang (Abb. 43); es findet ein Übergang von Fasern, besonders im

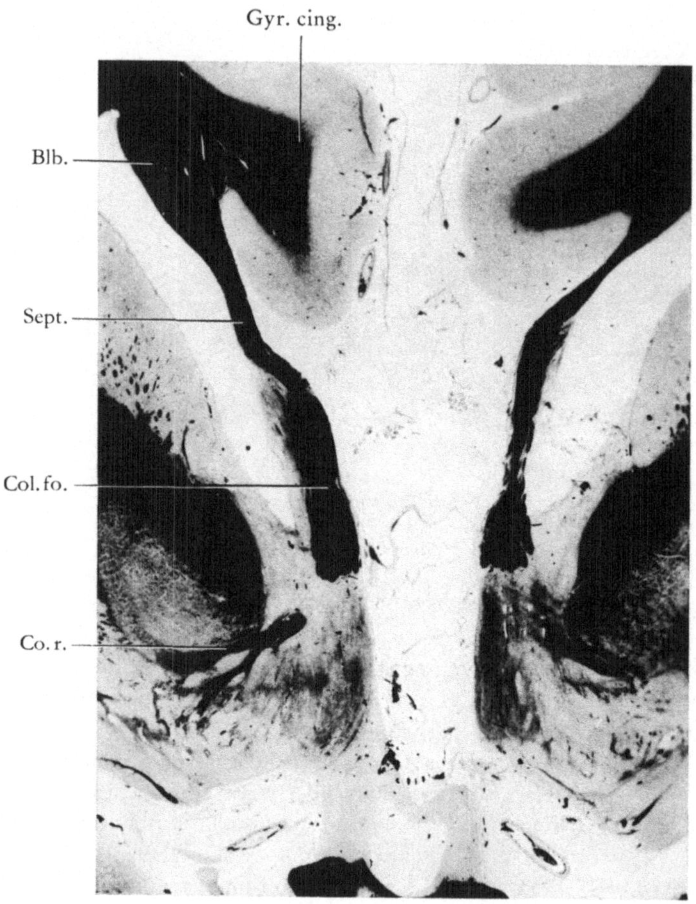

Abb. 43. Beobachtung F. Klaus, nach ROSENTHAL-WISSKIRCHEN 1967. Frontalschnitt auf der Höhe des Chiasma. Das Balkenlängsbündel, lateral vom Gyrus cinguli, etwas gegen den Ventrikel vorragend, verjüngt sich nach unten und bildet mit Septum und Columna fornicis beiderseits den Abschluß der Seitenventrikel. Commissura rostralis an normaler Stelle; links ist die schräg nach ventrolateral ziehende Pars olfactoria commissurae rostralis getroffen

Bereich von Septum und Columna fornicis statt. Wir zitieren ROSENTHAL-WISSKIRCHEN: „Das Balkenlängsbündel bildet, was bisher zu wenig beachtet wurde, ferner das Dach des Seitenventrikels, das normalerweise von der Unterseite des Balkens gebildet wird. Es schließt dann zusammen mit Septum, Fornix und Plexus den Seitenventrikel nach medial ab. Diese Feststellungen zusammengenommen führen uns zu der Vorstellung, daß das Balkenlängsbündel an die Stelle des Balkens getreten ist. Es ist eine embryonal entstandene ‚Fehlbildung', die insofern als ‚sekundär zu bezeichnen wäre, als angenommen werden darf, daß sie durch das Fehlen des Balkens induziert worden ist'. Die Fasern zeigen dabei eine andere Potenz als ihrer Bedeutung entsprach. Sie wurden zu Assoziationsfasern an Stelle von Commissurenfasern." *Der durch das Balkenlängsbündel zusammen mit Septum, Fornix und Plexus chorioideus bewirkte Abschluß der Seitenventrikel gestattet beim Balkenmangel die Darstellung der letzteren durch die Pneumencephalographie. Die Autorin sieht in der Bildung des Ventrikelabschlusses einen Regulationsvorgang.* Auch das gelegentliche Vorkommen hyperplastischer Faserzüge (Commissura rostralis, Septum, Fornix) könnte nach ihr vielleicht in diesem Sinne gedeutet werden.

Die gleiche Autorin fand mehrfach, daß längsgetroffene Faserbündel vom Hemisphärenmark her in das Längsbündel einstrahlten (oder austreten); sie konnten aber nicht weiter verfolgt werden. Dieser Befund schränkt die Auffassung von Ernst ein, wonach das Längsbündel, wenn es als Balkenformation verstanden werde, doch nicht einer Balkenhälfte entspreche. Sein lateraler Umfang grenze sich genau von der umgebenden Marksubstanz ab. Es fehle auch, abgesehen vom Übertritt der Fasern zur anderen Hemisphäre, die charakteristische Balkenstrahlung zur Konvexität der gleichen Seite.

Ein weiterer Hinweis auf die Beziehung des Längsbündels zum Balken liegt in der Feststellung, daß bei partiellem Balkenmangel beide Längsbündel an der Stelle nachweisbar werden, wo der Balkenstumpf endigt; daß sie also seine Fortsetzung nach occipital bilden.

Die Striae Lancisii liegen in Gestalt eines Streifens als Taenia tecta dem Balkenlängsbündel an (Ernst).

Die Bildung des Balkenlängsbündels bedeutet keinen Ersatz für das Fehlen der balkeneigenen Leistung, nämlich Verknüpfung und Zusammenarbeit der Großhirnhemisphären; doch bewirkt das Balkenlängsbündel, daß aus der einzelnen, abgetrennten Hemisphäre gewissermaßen ein ganzes wird, mit einem eigenen, abgeschlossenen Ventrikel. Die Fasermasse des Balkenlängsbündels, die zur Wiederherstellung einer Commissur völlig unfähig ist, verstärkt vielleicht die Assoziationssysteme der betreffenden Hemisphäre (Rosenthal-Wisskirchen).

Mithin stellt das Balkenlängsbündel eine durch Balkenmangel induzierte Fehlbildung dar, und kein normalerweise vorkommendes Bündel von Assoziationsfasern.

Normalerweise vereinigen sich die Columnae und Crura fornicis an der Unterfläche des Balkens zum Corpus fornicis. Nicht so bei Balkenmangel: „Jede Hälfte hat sich zu der entsprechenden Hemisphäre geschlagen", stellte Forel schon 1881 fest.

Zu Fragen des Tapetum und seiner Zugehörigkeit zur Balkenformation soll hier nicht Stellung genommen werden. Nach Ernst ist das Tapetum bei Balkenmangel vorhanden, aber schmächtiger als sonst (siehe Mingazzini).

Ein sehr regelmäßiger anatomischer Befund beim Balkenmangel ist die „radiäre" Anordnung der Windungsbildung auf der Medianseite der Hemisphären, besonders im Bereich des *Gyrus cinguli* (Abb. 24, 42). Er wird auch bei sonst völlig normaler Gyrusbildung festgestellt. Rosenthal-Wisskirchen neigt zu der Annahme, daß hierin der Ausdruck einer Oberflächenvergrößerung des dem Balkenlängsbündel stets benachbarten Gyrus cinguli zu sehen ist, dem durch den Wegfall des Balkens mehr Raum zur Entfaltung zur Verfügung stehe.

Das Balkenlängsbündel ist ein sehr verbreiteter Befund beim Balkenmangel. Bemerkenswert ist es, daß L. KING (1936) bei Mäusen mit erblichen Defekten des Corpus callosum das Längsbündel festgestellt, genau beschrieben und abgebildet hat.

KING schreibt zusammenfassend: "The longitudinal bundle is considered to be composed of fibers from the cells of orgin of the corpus callosum. Hindered by some genetic factor, these fibers run in a welldefined course in the ipsilateral hemisphere. These fibers are derived from the medial, dorsal, and lateral cortex, and run in a predominantly anteroposterior direction, although the constituent fibers have a more irregulare course anteriorly. Connections with different parts of the olfactory system are described. It is further possible, though not proven, that the longitudinal bundle has ipsilateral neocortical association function."

Eine Art von Balkenlängsbündel sah H. BECKER (1952) bei Hunden, bei denen in neugeborenem Zustand durch Paraffinblockade der Arteria carotis interna hydroanencephalieartige Defekte mit partieller Beteiligung des Balkens erzeugt worden waren.

XX. Physiologie und Pathophysiologie der Balkenformation

1. Ältere Ansichten über den Balken als Sitz der Seele

Im 17. und 18. Jahrhundert galt häufig der Balken als Sitz der Seele.

GIOVANNI MARIA LANCISI (1654—1720) sah in ihm den Sitz der Seele, weil der Hirnbalken in der Mitte gelegen und einzig sei, und aus unzähligen Nerven bestehe. Hierher gelangen alle Eindrücke und Empfindungen der Nerven. Aber der Balken ist nicht nur Perzeptionsorgan für die Bewegungen von Objekten der Umwelt, sondern gleichzeitig auch der Sitz der vorstellenden, überlegenden und urteilenden Seele. Balken, Fornix, Septum pellucidum und die Zirbeldrüse versteht LANCISI als zusammenhängendes, einheitliches System. Diese Formationen unterscheiden sich von anderen Hirnteilen nach Größe und Form: „Denn an keiner anderen Stelle kann der Geist die äußeren Dinge besser beurteilen, als dort, wo die äußeren Dinge zusammenfließen; ebensowenig kann der Geist von einer anderen Stätte seine Reise nach außen antreten, wenn nicht von der, nach welcher der zentripetale Lauf des Geistes selbst zusammenfließt.“ LANCISI fährt fort: „Der Balken, welcher ein einziges Markorgan ist, ist infolge der Menge der Fasern und durch ein wunderbares Zottengeflecht besonders geeignet, die fast unendliche Verschiedenartigkeit der Empfindungen und Vorstellungen zu tragen.“ Er stellt sich vor, daß Tentorium und Falx wie eine Zange eine Hemisphäre zusammendrücken und dadurch Fluida zur Ausschwemmung bringe, die zu den Balkenfasern strömen. Der Balken verteile diese Impulse in die verschiedenen Nerven, ähnlich wie bei einer Orgel der Blasebalg zunächst die Luft in einer Kammer zusammendrücke, dann nach Öffnen bestimmter Ventile, nur die angeschlossenen Pfeifen ertönen lasse. Beim Menschen übernehme die Seele diese Funktionen des Bahnens oder Hemmens. Abweichend von seinen Zeitgenossen RENÉ DESCARTES (1596—1650), YSBRAND VAN DIEMERBROECK (1609—1674), FLORENTIUS SCHUYL (1619 bis 1669), HEINRICH REGIUS (1598—1679), LAZARE MEYSSONIERIUS (1602—1672), HOGELAND, LOUIS DELAFORGE und JEAN COUSIN, die den Sitz der Seele in die Glandula pinealis verlegten, sah LANCISI in der Zirbeldrüse nur ein Gebilde, in dem die zu den Körperorganen und Gliedmaßen ziehenden Urteile eine zusätzliche Energie erhielten.

FRANCOIS DE LA PEYRONIE (1678—1747) teilt in zwei Mémoires der königlichen Akademie in Montpellier (1709) und in Paris seine Überlegungen mit, „durch welche versucht wird, den Teil des Gehirns zu entdecken, in dem die Seele ihre Funktionen ausübt". Die 16 Krankengeschichten beschreiben Hirnverletzungen, Hirnabscesse und -tumoren. Er glaubt auf Grund seiner Erfahrungen, die er als Chirurg bei der Behandlung von Schädelhirnverletzten erworben hatte, die Ansicht Lancisis stützen zu können. Verletzungen der Glandula pinealis und auch anderer Hirnteile führten nicht immer zum Tode, dagegen war auf Grund seiner Beobachtungen der Balken immer dann geschädigt, wenn die Hirnverletzung zum Tode geführt hatte. De la Peyronie glaubte auch bei Geisteskrankheiten Veränderungen am Balken festgestellt zu haben. Bei Operationen am Gehirn glaubte er feststellen zu können, daß durch Druck mit der Hand und Aufhebung des Druckes der Verletzte jedesmal sein Bewußtsein verlor bzw. wiedererlangte. De la Peyronie folgerte, daß jene Teile des Gehirns, nach deren Zerstörung der Patient überlebe, sowie paarig angelegte Hirnteile nicht Sitz der Seele sein können; so schloß er, „daß das Corpus callosum Sitz der Seele ist".

Der Auffassung, daß das Großhirn oder Teile desselben Sitz der Seele sein könnten, trat Anne Charles de Lorry (1726—1783) entgegen. Er begründete seine Ansicht mit Experimenten, die zeigten, daß auf jegliche Reizung hin die Reaktion ausbleibe. Das Gehirn bewege und empfinde nicht, also könne es nicht als Organ der seelischen Funktionen dienen. Lorry vermochte selbst nach Kompression bzw. Zerstörung des Balkens keine Veränderungen von sensiblen oder motorischen Funktionen aufzudecken. Bei seinen Untersuchungen fand er heraus, daß auf Verletzungen des verlängerten Markes sofort der Tod folgte. So gelangte er zu einer Einteilung des Gehirns in wichtige und weniger wichtige, untergeordnete Teile; das Großhirn gehörte zu den letzteren, das Kleinhirn war von größerer Bedeutung und der wichtigste Hirnteil war das verlängerte Mark.

Mit der Lehre, das ganze Gehirn sei Sitz der Seele, stellte sich Johann Gottfried Zinn (1727—1759) in Gegensatz zu den Autoren seines und des voraufgehenden Jahrhunderts. Er nahm sich die Theorien seiner Zeitgenossen einzeln vor, um ihre Haltlosigkeit zu beweisen. Gegen die Auffassungen von Lancisi und la Peyronie brachte er vor, der Balken stelle lediglich eine Commissur dar, die beide Großhirnhälften miteinander verbinde; Verletzungen der Balkenformation seien an sich nicht gefährlicher als die von anderen Hirnregionen. Révész sagt von Zinn, sein großes Verdienst bestehe nicht in dem, was er aufgestellt habe, sondern in dem, was er geleugnet habe. Logisch von Teil zu Teil gehend habe er die Unhaltbarkeit der Lokalisationstheorien nachgewiesen. Daß aber Albrecht von Haller (1708—1777) die Wichtigkeit des verlängerten Marks für das Leben zugegeben habe, sei auf Zinns Veranlassung geschehen. Um seine Lehre von der Vergeblichkeit aller Lokalisation dennoch aufrecht zu erhalten, habe Haller — ein indirektes aber nicht hoch genug anzuschlagendes Verdienst Zinns — den Satz aufgestellt, daß eine lebenswichtige Gehirnpartie nicht eo ipso der Sitz der Seele sein müsse.

„Das 16. und 17. Jahrhundert war beherrscht von der Idee, die Seele in einzelnen Teilen des zentralen Nervensystems zu lokalisieren. Das 18. Jahrhundert, hauptsäch-
in eine andere Partie des Nervensystems verlegte, erweckte den Skeptizismus der
lich unter dem Einflusse Albrecht von Hallers, kann als eine Reaktion gegenüber den Theorien des 16. und 17. Jahrhunderts, namentlich der Willisianischen Lehre betrachtet werden. Der Umstand gerade, daß jeder Physiologe oder Philosoph die Seele
Denker des 18. Jahrhunderts (Révész)."

THOMAS WILLIS (1621—1675) bringt den Verstand im Corpus striatum unter, die Phantasie im Corpus callosum und die Erinnerung in der Rinde oder grauen Substanz, welche die weiße einschließt.

NIELS STENSEN (NIKOLAUS STENO, 1638—1686) hat die Auswüchse der Lokalisationslehre, besonders von DESCARTES und WILLIS, in souveräner Weise widerlegt. Mit seinen kritischen Bemerkungen, seinem freimütigen Eingeständnis, man wisse viel zu wenig vom Gehirn, die Kenntnisse seien viel zu unsicher, um solch weitreichende Schlüsse zu ziehen, führt er eine ungewohnte Sprache unter seinen Zeitgenossen. In seiner Rede über die Anatomie des Gehirns, 1669 vor den Herren der Versammlung, die bei Herrn THEVENOT in Paris abgehalten wurde, heißt es in dem Abschnitt, der sich damit befaßt, daß die weiße Hirnmasse noch unerforscht ist:

„Man braucht nur einer Sektion dieser großen Masse, die das Gehirn bildet, beizuwohnen, um Grund zu haben, sich über diese Unwissenheit zu beklagen. An der Oberfläche sehen Sie viele verschiedene Dinge, welche Bewunderung verdienen. Wenn Sie aber darangehen, ins Innere einzudringen, sehen Sie sehr wenig. Alles was man darüber sagen kann ist, daß zwei verschiedene Substanzen da sind, die eine grau und die andere weiß; daß die weiße sich in den Nerven fortsetzt, welche sie über den ganzen Körper verteilen, daß die graue an einigen Stellen die weiße wie eine Rinde bedeckt und daß sie an anderen die weißen Fasern voneinander trennt. Wenn man, meine Herren, uns fragt, was diese Substanzen sind, auf welche Weise die Nerven miteinander in der weißen Substanz verbunden und wie weit die Nervenenden sich hinein erstrecken, dann muß man einfach seine Unwissenheit eingestehen, will man nicht die Zahl derer vermehren, die den Beifall der Menge der ehrlichen Überzeugung vorziehen. Denn zu sagen, daß die weiße Substanz nichts anderes ist als ein homogener Körper, etwa wie Wachs, in dem sich absolut nichts Kunstfertiges verberge, das hieße eine allzu geringe Meinung vom schönsten Meisterwerk der Natur zu haben. Wir sind sicher, daß, wo immer im Körper sich Fasern finden, sie alle untereinander einen bestimmten Verlauf nehmen, mehr oder weniger kompliziert, je nach den verschiedenen Funktionen, für die sie bestimmt sind. Wenn die Substanz überall fasrig ist, wie sie wirklich an manchen Orten zu sein scheint, müssen Sie mit mir zugeben, daß die Anordnung dieser Fasern sehr kunstfertig sein muß, da alle unsere verschiedenen Empfindungen mit Bewegungen darauf beruhen. Wir bewundern das Kunstwerk der Fasern an jedem Muskel; um wieviel mehr müssen wir sie im Gehirn bewundern, wo die Fasern einen so engen Raum einnehmen und doch ihre Funktion ohne Verwirrung und ohne Störung ausführen ... WILLIS gibt uns ein ganz sonderbares System. Er bringt den Verstand im Corpus striatum unter, die Phantasie im Corpus callosum und die Erinnerung in der Rinde der grauen Substanz, welche die weiße einschließt. Es würde allzuweit führen, wollten wir alle seine Hypothesen im einzelnen untersuchen. Er beschreibt das Corpus striatum, als ob zwei Sorten von Streifen vorhanden wären, einige, die aufwärts, andere, die abwärts laufen. Sie werden jedoch, wenn Sie die graue Substanz von der weißen scheiden, sehen, daß alle diese Streifen nur von einer und derselben Art sind, daß sie mit anderen Worten einen Teil der weißen Substanz des Corpus callosum ausmachen, das zum Rückenmark hin verläuft, und durch dazwischenliegende graue Substanz in mehrere Lamellen geschieden wird. Welche Gewißheit kann er doch für die Wahrheit seiner Ansicht haben, daß diese drei Prozesse wirklich in den drei Körpern vor sich gehen, die er ihnen anweist? ... Wer kann uns sagen, ob die Nervenfasern im Corpus striatum beginnen, oder ob sie nicht eher durch das Corpus callosum direkt zur Rinde oder grauen Substanz gehen? Vom Corpus callosum wissen wir in Wirklichkeit so wenig, daß man bei diesem Mangel an Wissen alles von ihm aussagen kann, was man will“ (STENO).

FRANCOIS CHOPART (1743—1795) suchte im Balken nicht die Seele, wie er eigens betonte, jedoch hatte er nach seiner Meinung beobachtet, daß bei einer Verletzung oder Erkrankung dieser Formation das Bewußtsein verloren ginge.

G. R. TREVIRANUS (1776—1837) (zit. nach v. KORANYI) sieht den Balken als Formation, die die Einheit der intellektuellen Leistungen ermöglicht.

JOHANN CHRISTIAN REIL (1759—1813), dem wir auch die erste Beschreibung der Balkenagenesie verdanken, lokalisierte das höhere Seelenleben in den Balken.

A. DESMOULINS (1825) verlegte die intellektuellen Fähigkeiten in den Balken.

Nach KARL FRIEDRICH BURDACH (1776—1847) ist der Balken der Sitz des einheitlichen seelischen Subjektes, mit der Funktion „die räumliche Form von den sinnlichen Vorstellungen abzustreifen und in der Erkenntnis von den Erscheinungen zur Wesenheit vorzudringen". BURDACH sieht demnach im Hirnbalken den Sitz des Verstandes und der höheren Seelenkräfte. RÉVÉSZ, dessen Formulierungen wir hier folgten, äußert dazu: „Man sieht, physiologische Ansichten verquickten sich bei BURDACH mit pantheistischen Ideen, eine Kombination, die vielleicht bei einzelnen Denkern in keiner Epoche gefehlt hat."

BELA RÉVÉSZ hat sich bei der Betrachtung dieser unendlichen Lokalisationswut des 16.—18. Jahrhunderts, welches keinen einzigen Teil des Nervensystems vergaß, um der Seele einen Sitz anzuweisen, zwei Fragen vorgelegt: einmal, was dachten sich alle diese Forscher unter Seele, und zum anderen, wie kam jene auf den ersten Blick kritiklos scheinende Sucht zustande, um jeden Preis den Sitz der Seele zu bestimmen?

RÉVÉSZ äußert hierzu, man müsse sich vergegenwärtigen, daß alle Autoren bewußt auf den Lehren des Hippokrates fußten. „Aus dem Zeitalter dieses Griechen, wenn auch nicht von ihm, stammt die Idee, daß das Gehirn das materielle Substrat der seelischen Vorgänge ist. Aber nicht nur Sitz der Seele war das Gehirn für die Hippokratiker, sondern auch eine mächtige Schleimdrüse, ein großes, Sekrete hervorbringendes Organ, welches Gedanken etwa so produziert, wie die Tränendrüsen Tränen hervorbringen. Die Lokalisationstheoretiker des 16.—18. Jahrhunderts modifizierten und modelten den alten hippokratischen Begriff, von dem sie sich nie trennen konnten, in ihrem Sinne um und versetzten je nach ihren persönlichen Beobachtungen oder je nach ihren roh ausgeführten Experimenten des Sitz der Seele bald in diese bald in jene Gehirnpartie. Natürlich war den meisten maßgebend, ob das Individuum nach Verletzung gewisser Hirnteile am Leben blieb oder verschied. Denn nach der Auffassung der Denker des 16. und 17. Jahrhunderts war mit dem Leben auch die Seele entflogen, so daß diese beiden Begriffe als identisch galten. Man dachte sich die Seele als einen zwar hypothetischen aber in der Tat materiellen Körper und stellte sie sich je nach den Anschauungen der Zeit, aber auch nach der persönlichen Vorliebe des Betreffenden als „Spiritus animalis", als eine Art Hauch, als magnetisches oder elektrisches Fluidum vor. Andere betrachteten diesen Seelenstoff als etwas Feuerartiges oder Ungreifbares wie das Licht oder den Äther. Die aristotelische Lehre von dem drüsigen Charakter des Gehirns von GALENOS aufgegriffen, von MALPIGHIS Autorität bestätigt, erleichterte den Begriff des Nervenfluidums, dessen Entstehung so zu verstehen war, wie wenn eine beliebige andere Drüse sezerniert hätte. Allerdings leugnete RUYSCH* die drüsige Zusammensetzung des Gehirns und CONRAD VICTOR SCHNEIDER** bewies, daß der Schleim im Munde ein Sekret der Schleimhaut des Mundes, nicht aber ein aus dem Gehirne in den Mundrachen gelangtes Exkrement sei, aber die uralte Lehre war so festgenagelt, daß man noch bis an das Ende des 18. Jahrhunderts der Überzeugung war, daß das Gehirn das Nervenfluidum ebenso produziere, wie etwa eine Speicheldrüse Speichel hervorbringe. Endlich darf auch der ungeheure Einfluß DESCARTES', der die Tiere als leblose Maschine, als Automaten erklärt hatte, dafür verantwortlich gemacht werden, daß man sich scheute, das Tierexperiment zu Hilfe zu nehmen. Aber auch große Vorteile hat diese sich über 2 Jahrhunderte erstreckende Tendenz, den Sitz der Seele in irgendeinem Teile des Zentralnervensystems zu suchen, und dies war die endgültige Entthronung des platonischen und aristotelischen Seelenzentrums. Gab es auch einzelne Forscher und Ärzte, die einzelne Seelentätigkeiten in das Herz oder die Leber versetzten, der überwiegende Teil betrachtete das Zentralnervensystem als das Substrat der Seelentätigkeiten." (RÉVÉSZ)

* FREDERIK RUYSCH (1638—1737), Professor für Anatomie in Leyden und Amsterdam.

** CONRAD VICTOR SCHNEIDER (1614—1680).

Der näher interessierte Leser findet eine Gesamtdarstellung in Révész (1917): „Geschichte des Seelenbegriffes und der Seelenlokalisation."

2. Die interhemisphäriellen Verbindungen des Corpus callosum

Das Corpus callosum stellt die größte und wichtigste interhemisphärielle Verbindung zwischen homologen und, in geringerem Maße auch heterologen Zonen des Neocortex beider Großhirnhemisphären dar.

Die Untersuchungen über den neuronalen Ursprung und die intracorticale Verteilung der Endigungen der Balkenfasern wurden an Maus, Ratte, Meerschweinchen, Kaninchen, Hund, Affe und Mensch vorgenommen (Ramon y Cajal; Kölliker; van Valkenburg; de Vries; Lorente de No; de Villaverde; Pines u. Naiman; Chang). Die Studien erfolgten nach histologischen Schnitten der intakten Großhirnrinde, nach selektiver Zerstörung bestimmter Rindenfelder sowie nach Durchtrennung des Balkens mit retrograder Degeneration.

Von Gudden (1872) zeigte als erster, daß die Fasern des Balkens „Commissurenfasern" sind, von denen Hamilton (1885) feststellte, daß nach der Kreuzung im Corpus callosum ein Teil nicht nur in identischen, sondern auch in anderen Arealen der gegenseitigen Großhirnhemisphäre endigt, während ein weiterer Teil in den Thalamus und in die innere und äußere Kapsel reiche und weiter nicht mehr zu verfolgen sei.

Ramon y Cajal (1911) konnte an Hand seiner Golgi-Präparate zeigen, daß die Radiärfasern des Corpus callosum Areale gleichen Namens und gleicher Funktion der Großhirnhemisphären verbinden. Er nahm an, daß sie daneben mittels weitreichender Kollateralen komplizierte Assoziationsaufgaben zu lösen vermögen. Daß die Balkenfasern im Vergleich zu den Assoziations- und Projektionsfasern nur wenige Kollateralen besitzen, wird übereinstimmend von allen Autoren festgestellt.

Die intracorticalen Endigungen der Balkenfasern sind wegen ihrer Dünne und Länge schwierig zu verfolgen. Die Mehrzahl der Zellen, deren Ausläufer den Balken durchziehen, liegt nach Lorente de No (1922), Chang (1953) sowie Glees in der VI., nach Ariens-Kappers in der V. Rindenschicht, während die IV. und III. Schicht nur sehr wenige enthält. Sie endigen meist in der II. und III. Rindenschicht, begleitet von und vermischt mit corticopetalen Fasern aus Thalamus und Mesencephalon. Nach den Untersuchungen von Chang (1953) endigt eine Anzahl dieser Fasern frei, ohne daß sie pericelluläre Verzweigungen eingehen; sie besitzen wahrscheinlich keine direkte synaptische Verbindung mit den großen Pyramidenzellen. Während sich Cajal (1911) zufolge diese Fasern nach einigen spitzwinkligen Gabelungen in zarte aufsteigende Fibrillen verzweigen, beobachtete de Villaverde (1931) viele Kollateralen, vor allem in den mittleren Rindenschichten.

Nach Cajal u. Lorente de No (1922) gabeln sich bestimmte Balkenaxone in der weißen Substanz; ein Zweig verläuft absteigend in basale Großhirnanteile, der andere verbleibt commissural und läßt manchmal eine Abzweigung erkennen, die sich rückläufig erstreckt. Bremer, Brihaye u. Andre-Balisaux heben hervor, daß die Balkenfasern nach Verlassen ihrer Ursprungszellen sehr wenige Kollateralen abgeben; diese werden häufiger an den corticalen und subcorticalen Endigungen, vor allem in der III. Schicht der Großhirnrinde.

Nach Untersuchungen von Mingazzini (1922) und Sunderland (1940) sind Fasern aus dem Frontalhirn auf Genu und vorderes Balkendrittel beschränkt, Fasern aus parietalen und parazentralen Hirnregionen und der Inselrinde auf mittlere Anteile, und Fasern aus occipitalen Bereichen auf das Splenium und das hintere Drittel.

Die Fasern aus dem Temporallappen liegen nach SUNDERLAND vor den aus den Parietallappen kommenden. Aus Untersuchungen mit der Marchi-Methode entnahm SUNDERLAND, daß die parietale Großhirnrinde die meisten Commissurenfasern aufweist, dann folgt die frontale, temporale und schließlich die occipitale Cortex in der genannten Reihenfolge.

GLEES (1957) hält es für unwahrscheinlich, daß corticosubcorticale Fasern durch den Balken absteigen oder daß thalamocorticale Fasern in den Balken einziehen; jedoch zitiert er BRODAL, der die letztere Möglichkeit einräumt.

Weitere ausgedehnte experimentelle Untersuchungen mit der Marchi- und Strychnin-Methode stammen von GLEES u. Mitarb. sowie von VON BONIN u. Mitarb. (1942). Mit Hilfe von Mikroelektroden, verschieden tief in die Großhirnrinde eingeführt, wurden die vom Balken übertragenen Rindenpotentiale oscillographisch aufgezeichnet. Die Projektion der Balkenfasern erstreckt sich in unterschiedlicher Dichte auf die gesamte Großhirnrinde. Schnelligkeit und Amplitude der die andere Seite erreichenden Erregungen sind für die homotopen Punkte am größten.

Die elektrische Reizung eines Punktes der Großhirnrinde kann sowohl eine homotope als auch eine heterotope corticale Reizbeantwortung auslösen. Intracorticale Verbindungen bewirken die Ausbreitung der Erregung innerhalb der corticalen Neuronennetze (METTLER, 1953; BREMER u. Mitarb., 1956).

CURTIS (1940) erhielt nach Reizung eines Punktes einer Hemisphäre diphasische Aktionspotentiale an der symmetrischen Stelle der Gegenseite; dies galt bei Katzen für sämtliche Punkte, bei Affen für alle mit Ausnahme der Area striata (Feld 17 nach BRODMANN). Die Durchschneidung der Balkenformation hob den Aktionsstrom auf der Gegenseite auf. Aus der Stärke der Aktionsströme ließ sich die Dichte der Faserverbindungen erschließen. Offenbar bestanden keine strengen Beziehungen zu den architektonischen Rindenfeldern. Diese Versuche ergaben entsprechend den anatomischen, daß nicht nur symmetrische Punkte miteinander verbunden sind, sondern auch heterotope Punkte beider Hemisphären; die Befunde waren beim Affen ausgeprägter als bei der Katze.

Es gelang CHANG 1953 nach elektrischer Reizung eines Punktes einer Hemisphäre, von der symmetrischen Stelle der kontralateralen Hemisphäre eine diphasische Welle abzuleiten, deren Grundform über der gesamten Isocortex verhältnismäßig konstant blieb und die auf kürzestem Wege die kontralaterale Seite erreichte.

BAILEY, GAROL u. MCCULLOCH (1941) führten mit Hilfe der Strychnin-Methode lokale Reizungen der Cortex einer Hemisphäre durch.

In der kontralateralen Hemisphäre waren 36, in der homolateralen 12 Elektroden eingesetzt. Der Effekt der Strychninwirkung vor und nach der Balkendurchtrennung und der Durchschneidung der Commissura anterior wurde registriert. Die Autoren konnten an der Außenseite der Hemisphären im allgemeinen 11 funktionell einheitliche, vertikal ziehende Bänder auffinden, von frontal nach occipital als Band I—XI bezeichnet.

BAILEY, GAROL u. MCCULLOCH unterschieden Rindenursprungsfelder, die nur symmetrische Stellen beider Hemisphären miteinander verbinden, von solchen, deren Faserzüge zu mehreren corticalen Arealen der kontralateralen Hemisphäre ziehen. Die erstgenannten verliefen im Band II und in zwei kleineren Arealen oberhalb des Sulcus interparietalis, die zuletzt genannten vor allem im Frontalpol in Band II, IV, V, IX und in Feldern, die vermutlich der Area 18 und 21 entsprechen. Die Reaktion der kontralateralen Hemisphäre erlosch nach der Durchtrennung des Balkens. Nur nach Reizung von Feld 21 trat noch eine Reaktion an symmetrischer Stelle ein, so daß man annehmen konnte, daß die betreffenden Fasern die Commissura anterior durchlaufen. Interessant war, daß die Strychnisierung hemmend wirkender Felder zu einer Herabsetzung der elektrischen Reaktionen beider Hemisphären führte, die auch nach Durchtrennung des Balkens bestehen blieb; daraus schlossen die Autoren, daß diese Felder keine oder nur sehr wenige Faserzüge besitzen, die durch die Balkenformation verlaufen.

Area 21 (2. Schläfenwindung) besitzt teilweise homotrope Verbindungen zur Gegenseite durch die Commissura anterior (McCulloch u. Garol, 1941; Bailey, v. Bonin u. McCulloch, 1941; Garol, 1941). Mit der Durchschneidung des Balkens wird die Transmission von Rindenströmen aus Area 21 bei Katzen und Macacus verringert; aber erst die Durchtrennung der Commissura anterior unterbindet endgültig jegliche Überleitung.

Ergänzend zeigte Chang (1953) mit Hilfe oscillographischer Ableitungen, daß die Fasern, welche die lateralen Rindenanteile miteinander verbinden, mehr ventral liegen als die Fasern, welche mediale corticale Anteile miteinander verbinden. Durch weitere elektrophysiologische Untersuchungen wurde die Topologie der Cortexverbindungen durch den Balken an Katzen, Macacus, und Schimpansen präzisiert (Gozzano, 1936; Curtis u. Bard, 1939; Curtis, 1940; McCulloch u. Garol, 1941; Bailey, v. Bonin u. McCulloch, 1941; Garol, 1942; Chang, 1953; Bremer, 1952/53, 1955).

3. Experimentelle Durchtrennung des Corpus callosum beim Tier

Die mitgeteilten Befunde nach Durchtrennung des Corpus callosum beim Tier sind sehr widersprechend.

Von den Autoren, die experimentell am Tier Liepmanns Angaben über apraktische Störungen beim Menschen nachprüften, haben nur Lafora u. Prados (1923) an Katzen und Affen apraktische Störungen beobachtet. Diese Tiere waren vor dem Eingriff dressiert worden, eine „Klötzchenaufgabe" zu lösen, die komplizierte Bewegungen erforderte.

Die Durchschneidung im Balkenknie rief eine Apraxie im Arm, die Durchschneidung des mittleren Anteils eine Apraxie in Arm und Bein, die des hinteren Anteils eine Apraxie im Bein hervor. Bei vollständiger Durchtrennung des Balkens traten apraktische Störungen und Paresen an derjenigen Körperseite auf, die der dem Schnitte am nächsten gelegenen Hemisphäre gegenüberlag.

Bremer, Brihaye u. Andre-Balisaux haben den Wert dieser Beobachtung mit dem Hinweis eingeschränkt, daß eine Beteiligung der Großhirnhemisphäre als Operationsfolge denkbar sei.

Den Angaben von Lafora u. Prados stehen zahlreiche Ergebnisse experimenteller Untersuchungen gegenüber, die noch in das ausgehende 19. Jahrhundert zurückreichen. Ihnen zufolge verursachte die Balkendurchtrennung an verschiedenen Säugetieren keine apraktischen Störungen, sofern die Großhirnhemisphären bei dem operativen Eingriff unbeschadet geblieben waren (Muratow, 1883; von Koranyi, 1890; Janischewski, 1902; Levy-Valensi, 1910; Bykow, 1925; Hartmann u. Trendelenburg, 1927; Armitage u. Meagher, 1933; Kennard u. Watts, 1934).

Hartmann u. Trendelenburg (1927) sahen bei Kastenäffchen nach totaler Durchschneidung des Corpus callosum keine Abweichungen des Bewegungsverhaltens vom Normalen, insbesondere verneinen sie apraktische Störungen.

Seletzki u. Gilula (1928) berichteten, daß die Durchschneidung des Corpus callosum in den hinteren Abschnitten bei Kaninchen und Hunden nur geringe ataktische Störungen an den Extremitäten hervorrief; eine Durchtrennung der vorderen und mittleren Balkenanteile führte jedoch an allen oder einzelnen Gliedmaßen oder auch nur am Stamm zu Störungen der Sensibilität, die nach verschieden langem Intervall verschwanden. Die Tiere waren dann unauffällig.

Den Versuchen von Frau Kennard u. Watts (1934) zufolge, führte die Durchschneidung des Balkens bei Affen weder zu motorischer Schwäche noch zu Zwangsgreifen, erzeugte aber ein Syndrom mit mangelnder Initiative und Trägheit; die willkürlichen Bewegungen waren im Ansatz verlangsamt. Das Syndrom blieb über einen längeren Zeitraum konstant.

Die ersten Mitteilungen, daß durch die neocorticalen Commissuren (Corpus callosum und Commissura anterior) sensorische Informationen von einer Großhirnhälfte zur anderen geleitet werden, kamen aus dem Pavlovschen Institut.

Anrep (1923) gelang es, an Hunden zu zeigen, daß nach der Bahnung eines bedingten Reflexes auf Berührungsreize an einer bestimmten Stelle der Körperoberfläche eine Ausstrahlung dieses Reflexes besteht, die sich demonstrieren läßt, wenn man auch andere Hautstellen reizt. Anrep bewies, daß diese bedingten Reflexe sich auch nach Berührungsreizen an verschiedenen Stellen der anderen Körperseite auslösen lassen.

Bykow (1925) setzte diese Arbeiten im gleichen Labor fort. Seine Frage lautete, welche anatomischen Bahnen die interhemisphärielle Übertragung des mnestisch Erworbenen besorgen. Nach der Durchtrennung des Balkens zeigte der Hund zwar den Nahrungsreflex genau wie ein normales Tier nach mechanischer Hautreizung der einen Körperhälfte; dagegen blieb der Reflex aus, wenn auf der entgegengesetzten Seite des Körpers gereizt wurde. Bykow folgerte, daß die Weitergabe des Erlernten in die andere Hemisphäre mit der Durchtrennung des Balkens unmöglich geworden war.

Myers u. Henson (1960) führten Untersuchungen an 5 Schimpansen durch; bei 2 Tieren waren vorher Balken und vordere Commissur total durchschnitten worden; bei 3 Kontrolltieren blieb der Balken intakt.

Die Versuchstiere waren in besonderen Metallgehäusen untergebracht, die auch als Übungsställe dienten. An der Rückseite befanden sich zwei vertikale, schlitzförmige Türen mit Angeln. Je eine der Türen konnte das Versuchstier beliebig öffnen und schließen, es konnte durch die Schlitze an die außen befestigte „Problemkiste" reichen, wenn es den einen oder anderen Arm durch die Schlitztür streckte, aber es erreichte die Kiste nur mit einer bestimmten Hand. Auf diese Weise konnte man die Hände einzeln prüfen; dabei wurde eine Türe verschlossen gehalten. Die Problemkisten waren aus schwerem Holz gefertigt. An zwei einander gegenüberliegenden Seiten befanden sich spiegelbildlich angeordnete schwere Türen mit Angeln, die jede mit einem oder mehreren Riegelschlössern versehen waren. Eine solche Kiste stand in der Mitte vor den schlitzförmigen Türen des Tierkäfigs; diese ließen sich nur soweit öffnen, daß sie nicht den Blick auf die Riegelkiste des Nachbarn freigaben; die Versuchstiere konnten also die Kiste nur auf manuelle Weise erkunden.

Um die Kistenaufgabe zu lösen, mußte der Schimpanse 1. den versenkten Türring mit dem Finger entdecken, 2. den Finger durch den Ring stecken und 3. die Tür aufziehen. Um die nächste Kiste zu öffnen, mußte das Versuchstier 1. die lange Kette oberhalb von Riegel und Bügel ergreifen, 2. die Kette ganz aus dem Bügel ziehen, 3. den Riegel vom Bügel ziehen und 4. mit einen Zug die Türe öffnen. Um die letzte Kiste zu öffnen, mußte das Versuchstier der Reihe nach betätigen: 1. einen Riegelverschluß, 2. einen Korbverschluß mit durchgestecktem Stöckchen, 3. eine Türkettensicherung, 4. ein Türschloß in Form eines Drehknopfes.

Für jede gelungene Lösung wurde der nüchterne Schimpanse mit Futter aus der Kiste belohnt. Den Tieren waren täglich 20—30 Lösungsversuche erlaubt. In den ersten Übungsstunden wurden verschiedene Hilfsmittel verwandt, um das Lernen zu erleichtern. Die sofortige und regelmäßige Lösung einer der Aufgaben unter Verwendung einer Hand wurde auf diese Weise nach einer Übungszeit von 3—7 Wochen erzielt, je nach Schwierigkeitsgrad und Persönlichkeitsmerkmalen der Tiere. Als die Lösung der Aufgaben sofort und anscheinend automatisch mit der einen Hand erfolgte, wurde die Kiste zu ersten Versuchen der noch ungeübten Hand zugänglich gemacht. Erste „naive" und letzte „gelernte" Leistungen mit der ersttrainierten Hand sowie die ersten Versuche mit der ungeübten Zweithand wurden aus Gründen der Objektivität und zu Vergleichszwecken gefilmt.

Normale Schimpansen lernen schnell mit einer Hand. Der Lernvorgang für die andere Hand war sehr ähnlich, es bestand ausgeprägte Beidhändigkeit. Operierte Tiere zeigten „normale" Lernzeiten für beide Hände bei neuen Aufgaben. Im Gegensatz zu intakten Schimpansen gelang es ihnen aber nicht, Aufgaben mit der einen Hand zu lösen, die sie mit der anderen erlernt hatten; sie bemerkten nicht einmal, daß ihnen eine Aufgabe gestellt wurde, sie befühlten nur die Kiste, besonders an den Rändern, ohne den versenkten Ring zu suchen. Diese Beobachtung wurde sonst nur an testunerfahrenen Tieren gemacht. Lernvermögen und -niveau beider Hände waren nach dem operativen Eingriff gleich; im Gegensatz zu Kontrolltieren zeigten operierte Tiere mit beiden Händen ein verschiedenartiges Vorgehen, zum Beispiel beim Herausziehen des Türringes mit dem Zeige- bzw. Mittelfinger.

Die Durchtrennung des Balkens scheint den interhemisphäriellen Austausch taktil-kinaesthetischer Erfahrungen beider Körperhälften zu verhindern. Dieses Ergebnis stimmt nach MYERS u. HENSON mit den früheren Beobachtungen BYKOWS an Hunden und mit MYERS' Untersuchungen an Affen überein.

Das Ergebnis von MYERS u. HENSON steht jedoch in einem gewissen Gegensatz zu SPERRYS Eindruck, daß der Affe taktile Aufgaben von Hand zu Hand trotz Balkendurchtrennung erlernen könne.

MYERS machte geltend, daß bei SPERRYS Untersuchungen zur Frage taktiler Erfahrungen die Affen im allgemeinen bereits früher Erfahrungen im Erlernen visueller Unterscheidungen durch das einzelne Auge besaßen. Durch das vorherige visuelle Training wurde möglicherweise das taktile Erlernen mit den Händen durch einen Prozeß intrahemisphärieller gekreuzter sensorischer Generalisierung beeinflußt. An operierten Tieren könnten solche Generalisierungseffekte Ergebnisse hervorrufen, die eine tatsächliche Übermittlung der Übungen vortäuschen, während auf der Gegenseite ein Erkennen des mit der Gegenhand Erlernten fehlt. Sicherlich vermögen frühere spezifische Lernerfahrungen innerhalb einer Sinnesmodalität spätere Leistungen auf andere Reaktionen in der gleichen Sinnesmodalität zu beeinflussen, indem sie die Lerngeschwindigkeit fördern oder hemmen.

EBNER u. MYERS (1961) erreichten durch Training bei Affen (Macaca mulatta), daß die Tiere Berührungsunterschiede ausschließlich mit der rechten Hand erkennen konnten. Danach wurden Balken und Commissura rostralis vollständig durchtrennt. Bei dem nach zwei Wochen vorgenommenen ersten Test zeigten alle Tiere etwa die gleiche Geschicklichkeit mit der linken Hand. Die geübte rechte Hand ließ keine Operationsfolgen erkennen. Die Autoren folgern, daß bei Primaten beiden Großhirnhemisphären Gedächtnisspuren für Berührungsempfindungen über afferente Bahnen zugeleitet werden. Beide Hemisphären besitzen demnach selbständige Systeme, die auch nach vollständiger Durchtrennung des Balkens und der Commissura rostralis funktionstüchtig sind. Nur scheinen über den Balkenweg induzierte Erinnerungen weniger deutlich als direkt induzierte zu sein, da regelmäßig ein erneutes Einlernen, als Nachhilfe, notwendig ist, um den Lernvorgang in der ungeübten Hand zu etablieren. Das System der Commissurenassoziation ist bei Primaten so hoch entwickelt, daß das mnestische System, das der Erlernung schwieriger Aufgaben zugrunde liegt, auch kontralateral gut repräsentiert ist.

In Fortsetzung ihrer Experimente untersuchten EBNER u. MYERS (1962) bei Affen die Übertragung von taktil Erlerntem zwischen Händen und Füßen. Die intakten Versuchstiere erkannten fast sofort mit der einen Hand wieder, was die andere erlernt hatte. Doch dies galt nicht für Tests mit dem zweiten Fuß; immerhin aber lernten sie mit dem zweiten Fuß schneller als mit dem ersten. Dagegen konnte man an Affen mit durchtrenntem Balken und durchtrennter Commissura rostralis kein wechselseitiges Wiedererkennen zwischen beiden Händen oder Füßen nachweisen: die Aufgaben betrafen 1. einfaches Umfassen einer Stange, 2. Warm- und Kaltunterscheidung, 3. eine komplizierte formunterscheidende Berührungsaufgabe.

Die Auffassung, daß Durchtrennung des Balkens und der Commissura anterior die Lerngeschwindigkeit der einzelnen Gliedmaßen herabsetzt, wurde durch die Untersuchungen von EBNER u. MYERS nicht bestätigt.

STAMM u. SPERRY (1957) beobachteten bei der Katze, daß taktile Unterscheidungsfähigkeiten, die mit den Vorderpfoten erlernt worden waren, nach der Balkensektion nicht mehr von der einen zur anderen Hemisphäre weitergeleitet wurden.

Die Untersuchungen der interhemisphäriellen Übermittlung taktiler bedingter Reflexe bei Katzen mit durchtrenntem Balken, aufgeführt von MEIKLE, SECHZER u. STELLAR (1962), bestätigten und erweiterten die Ergebnisse von STAMM u. SPERRY (1957), GLICKSTEIN u. SPERRY (1960), MYERS u. HENSON (1960), sowie von BYKOW (1924).

4. Befunde nach Durchschneidung des Corpus callosum bei neurochirurgischen Eingriffen am Menschen

LIEPMANN prägte 1905 den Begriff „Balkenapraxie". Er erklärte zur Funktion des Balkens, daß von der linken dominierenden Hemisphäre, dem sogenannten eupraktischen Zentrum die kinetischen Impulse oder Formeln über den mittleren Balkenbereich zur „beherrschten" rechten Hemisphäre übermittelt würden. Eine Unterbrechung, der durch den Balken zugeleiteten Impulse isoliere die rechte Großhirnhemisphäre von den in der linken gelegenen Zentren für „die Entwürfe", so daß die rechte Hemisphäre die Fähigkeit verliere, den linksseitigen Gliedmaßen die richtigen Formeln zu übermitteln, woraus eine linksseitige ideomotorische Apraxie resultiere.

Im vorderen Balkenanteil sollen Fasern verlaufen, welche für die Eupraxie der Muskeln des Gesichts und der Zunge bestimmt sind. MINGAZZINI glaubt, daß die Apraxie des Gesichtes und der Zunge höchstwahrscheinlich auf einer Alteration der mittleren Lamelle des vorderen Balkendrittels abhänge, während die Apraxie vom ideokinetischen Typus der linken Extremitäten vielmehr die Folge einer Läsion der Markfasern des vorderen Balkendrittels sei.

AKELAITIS u. Mitarb. befaßten sich in mehreren Studien mit den Funktionen des Corpus callosum. Sie untersuchten 1942 die von VAN WAGENEN operierten Epileptiker, bei denen das Corpus callosum partiell bzw. total durchtrennt worden war in der Absicht, die Ausbreitung der Krampfentladungen auf die Gegenseite zu verhindern, um so die Heftigkeit des Anfallablaufes zu mindern.

Bei 10 Patienten, die weder prä- noch postoperativ neurologische Störungen aufwiesen, deckte die Erhebung genauer psychischer Befunde nach der Balkendurchtrennung nie typische Ausfallserscheinungen auf, die andere Autoren auf den Balken bezogen hatten. Zwei Patienten, die eine psychomotorische Verlangsamung mit vereinzelten Orientierungs- und Urteilsstörungen und einmal auch paranoide Symptome aufwiesen, wiesen gleichzeitig Schädigungen im Bereich des rechten Frontallappens auf; diese Patienten zeigten auch nach der Durchtrennung des Balkens keine dyspraktischen Störungen. Bei sieben operierten Patienten ließen sich die dyspraktischen Störungen in jedem Fall durch Ausfallserscheinungen wie Paresen erklären, die vor oder nach der Operation aufgetreten waren. AKELAITIS führt die Ausfälle auf operative Verletzungen der Großhirnhemisphären zurück und nicht auf die Balkendurchtrennung selbst.

Nach teilweiser oder vollständiger Durchtrennung des Corpus callosum wurden bei den Patienten weder Zwangsgreifen noch andere Zwangsinnervationen beobachtet. In den Fällen von zeitweilig auftretendem Zwangsgreifen bei drei Patienten und der gleichzeitigen ideokinetischen Dyspraxie bei einem von ihnen bestanden stets Schädigungen im Frontallappen.

In einer Gruppe von 24 Epileptikern, bei denen der Balken in 9 Fällen total und in 15 Fällen partiell durchtrennt wurde, waren weder Sprachfunktionen, Schrift, visuelle Lexie in jedem homonymen Gesichtsfeld, noch die taktile Lexie (Erkennen von Lautschrift und hölzernen Buchstaben) in der dominierenden oder der untergeordneten Hemisphäre gestört. Die Patienten waren nach dem Eingriff in der Lage, schwierige synchrone, harmonische, bilaterale Bewegungsabläufe durchzuführen, wie Klavierspielen, Maschineschreiben, Tanzen, Sägen, Stricken, Häkeln und andere Tätigkeiten, die gleichzeitige koordinierte Bewegungen verlangen.

AKELAITIS deutet diese Ergebnisse in dem Sinne, daß für die getesteten Funktionen andere Commissurensysteme als das Corpus callosum die Verbindungen zwischen dominierender und untergeordneter Hemisphäre herstellen. Vier Möglichkeiten werden zur Interpretation der Befunde in Erwägung gezogen: 1. Die Rolle der cerebralen Dominanz im Einzelfall; 2. die Bedeutung ipsilateraler Repräsentanz motorischer und sensorischer Sprachfunktionen in der dominierenden Hemisphäre; 3. die Repräsentanz motorischer und sensorischer Sprachfunktionen in jeder der beiden Hemisphären und 4. die Verwendung anderer Commissuren des Balkens. Für AKELAITIS stehen die eigenen Beobachtungen in erheblichem Widerspruch zu den Ergebnissen, die er auf Grund der gegenwärtigen Kenntnis von der einseitigen cerebralen Dominanz und von der Rolle des Corpus callosum bei der Kontrolle der untergeordneten durch die dominierende Hemisphäre erwartet hatte.

FOERSTER konnte 1936 nach Transsektion des Balkens von 6—7 cm keine apraktischen Störungen beobachten. Auch MASPES (1948) sah keine dyspraktischen Störungen nach der operativen Durchtrennung des Balkens, die er zweimal im mittleren Anteil und zweimal im Spleniumbereich vorgenommen hatte.

K. U. SMITH untersuchte 1951/52 neun Epileptiker, denen VAN WAGENEN den Balken durchtrennt hatte.

Es wurden zwei Griffeltests durchgeführt. Im ersten Test mußten die Linien einer Sternfigur, die in einen Spiegel projiziert waren, zunächst mit der dominierenden, dann mit der untergeordneten Hand nachgezeichnet werden. Die Zeiten der Wiedergabe wurden für jede Hand vor und nach der Balkendurchtrennung gemessen.

Beim zweiten Test mußten die Patienten vor und nach der Balkendurchtrennung mit verbundenen Augen mit der dominierenden und mit der untergeordneten Hand den Verlauf eines Labyrinths nachtasten.

Die Balkendurchtrennung ergab keine Differenz hinsichtlich der Zeit, die für die Ausführung des ersten Tests benötigt wurde. Beim zweiten Test schien es, als ob nach der Operation die Fähigkeit, das seinseitig Erworbene auf die andere Hemisphäre zu übertragen, gelitten hätte. SMITH ist mit der Deutung sehr zurückhaltend, schließt aber die Möglichkeit nicht aus, daß der zweite Versuchsteil nach Balkendurchtrennung ein echtes Versagen in der Weitergabe zur anderen Hemisphäre aufzeige.

BREMER, BRIHAYE u. ANDRE-BALISAUX erklären das unterschiedliche Ergebnis der beiden Testverfahren damit, daß im ersten Teil bilaterale visuelle Projektionen, im zweiten dagegen cortical unilaterale Projektionen somaesthetischer Eindrücke geprüft worden sind.

Die gleichen Autoren zitierten die nachstehenden Krankengeschichten zweier von VAN WAGENEN operierter Patienten, bei denen AKELAITIS (1944) eine Störung festgestellt und sie „Dyspraxie diagnostique" genannt hatte. Sie bestand im wesentlichen in einem offensichtlichen ambivalenten Konflikt zwischen den Bewegungen der rechten und linken Körperseite.

Erste Beobachtung: 26jähr. Frau, Rechtshänderin, Lues connata und genuine Epilepsie, Zangengeburt; normale intellektuelle Entwicklung. Chirurgischer Eingriff: Durch rechte Parietalklappe Durchtrennung des Corpus sowie der hinteren Hälfte des Genu. Als Operationsfolge bestand eine linksseitige Hemiparese und Hemihypästhesie, weiter eine Anarthrie, depressive Gedanken, Angst und anfallsweise Verwirrtheit. Fünf Wochen nach der Operation trat eine eigenartige dyspraktische Störung auf: eine Hand tat das Gegenteil von dem, was die andere Hand gerade ausgeführt hatte. Beispielsweise schenkte sich die Kranke mit der rechten Hand ein Glas Wasser ein; sowie das Glas voll war, goß die linke Hand das Wasser sofort aus; sie füllte das Glas mit der rechten Hand erneut, aber leerte es wiederum mit der linken Hand aus. Nachdem sie diese antagonistischen Bewegungen mehrmals hintereinander ausgeführt hatte, gelang es ihr schließlich, mit großer Konzentration das Glas zu füllen und auszutrinken. Diese dyspraktische Störung bestand drei Wochen lang. Das Schreibvermögen war nicht gestört; desgleichen wurde keinerlei Antagonismus in Gedanken und Emotionen beobachtet.

Zweite Beobachtung: 27jähr. Mann, Alkoholiker, Epileptiker, Linkshänder und Rechtsfüßer. Völlige Durchtrennung des Balkens durch rechte Klappe hatte eine etwa 10tägige Apathie mit Verwirrtheit zur Folge. Einen Monat nach der Operation trat eine der ersten Beobachtung ähnliche dyspraktische Störung auf, die sich jedoch durch bestimmte Merkmale von ihr abhob: die Störung trat sporadisch und krisenhaft auf, mit nachfolgender Amnesie. Beispielsweise ging der Patient fort, um Brot zu kaufen, er bestellte das Brot und ergriff es mit der rechten Hand; die linke Hand nahm es aus der rechten und legte es wieder auf die Theke zurück. Dies wiederholte sich mehrmals, bis es dem Patienten gelang, seine linke Hand zu beherrschen und das Brot in der rechten zu behalten. Diese eigenartige Störung hielt etwa drei Jahre an.

BREMER, BRIHAY u. ANDRE-BALISAUX betonen die Schwierigkeit zu entscheiden, welchen Anteil die Durchtrennung des Balkens bei der Entstehung dieser Störung habe. Vorstellbar sei ein Konflikt zwischen beiden Hemisphären, wobei jede für sich arbeiten wolle. AKELAITIS selbst verwirft diese These, er weist auf die Ähnlichkeit der „Dyspraxie diagnostique" der ersten Patientin mit Verhaltensweisen Schizophrener hin (Ambitendenz oder Ambivalenz). Bei seinem zweiten Kranken diskutiert AKELAITIS einen Vergleich mit einem epileptischen Äquivalent, der uns aber nicht überzeugend scheint.

Die von AKELAITIS u. Mitarb. vorgenommenen Untersuchungen an Epileptikern mit Balkendurchtrennung ergaben, daß keinerlei dyspraktische Störungen auftraten, wenn prä- und postoperative neurologische Störungen fehlten. Werden jedoch die Großhirnhemisphären verletzt, so können bereits bestehende Ausfallserscheinungen verstärkt hervortreten. Außerdem kann sich eine Ambivalenz der motorischen Abläufe zwischen der rechten und linken oberen Extremität entwickeln (AKELAITIS u. Mitarb.; MASPES; BREMER; BRIHAYE u. ANDRE-BALISAUX).

5. Die Bedeutung des Corpus callosum für die höheren Sehfunktionen

Auf Grund anatomischer Untersuchungen gelten die Balkenverbindungen zwischen den Areae para- und peristriatae (18 und 19) als gesichert. Zur Area striata (17) liegen hingegen widersprüchliche Angaben vor.

BEEVOR (1891) gewann aus den Markscheidenpräparaten normaler Seidenäffchen die Überzeugung, daß die im Splenium des Balkens verlaufenden Fasern nicht in die Fissura calcarina, sondern in die umgebende Cortex ziehen. VAN VALKENBURG (1908) hielt es nach Untersuchungen mit der Weigert-Pal-Methode an menschlichem Material für absolut gewiß, daß die Rinde der Area striata (17) nicht durch Balkenfasern verbunden sei, sondern Commissuralfasern stattdessen in die angrenzende Area 18 und diffus in die übrige occipitale Rinde verlaufen. Aber POLJAK (1927) und METTLER (1935) wiesen mit der Marchi-Methode am Affen Fasern nach, die von der Fissura calcarina ausgehend den Balken durchziehen. POLJAK fand nach diskreten Läsionen der Cortex sowohl Area 17 wie 18 und 19 durch den Balken mit dem betreffenden kontralateralen Feld verbunden; die homotopen Verbindungen seien dichter als die heterotopen. Nach allerdings relativ großen occipitalen Läsionen sah METTLER eine Degeneration in allen drei cytoarchitektonischen Zonen des gegenüberliegenden Occipitallappens.

Ähnliche Befunde teilte DE VILLAVERDE (1931) von Maus und Kaninchen mit. Er notierte, die von der Area striata ausgehenden Balkenfasern verliefen sehr schräg, so daß sie nur schwer darstellbar seien. NAUTA u. BUCHER (1954) stellten bei der Ratte Balkenverbindungen zwischen beiden Area 17 sowie zwischen Area 17 der einen und Area 18 der anderen Großhirnhemisphäre fest. MYERS (1962) entfernte bei Affen (Macaca mulatta) den linken Occipitallappen vollständig (totale Lobektomie). Er fand dann degenerierte Nervenfasern in der ganzen Rinde der Area 18, nicht aber in 17 und 19; außerdem verstreut in der Rinde hinterer Anteile von Area 7 und 23 des Parietallappens und Area 20 des Temporallappens, wo diese Gebiete an die Area 19 grenzen. Die Area 17 (striata), offenbar ohne Fasern vom Balken her, erschien völlig und unmittelbar von Rinde umgeben, die zahlreiche Fasern vom kontralateralen Occipitallappen aufnahm.

Diese „Aufnahmezone" ist überall nur 2—3 mm breit, mit Ausnahme der Stelle, wo sie an den vorderen ventralen Winkel von Area 17 grenzt (die auf das zentrale Lesen Bezug hat); dort wird sie breit, schickt einen „Finger" nach oben über den hinteren Gyrus praelunatus und einen zweiten „Finger" caudomedial. Letzterer gabelt sich nach vorn erneut in Form von zwei Fingern auf der medialen Fläche des Pols. Diese „Finger" erstrecken sich in Rindenausweitungen, ohne balkenaffarente Fasern des gegenüberliegenden occipitalen Pols aufzunehmen.

Neben den anatomischen Untersuchungen wurden oscillographische Ableitungen nach elektrischer Reizung von Anteilen der visuellen Cortex vorgenommen. Aber auch hier stimmen die Angaben nicht überein. Wenn CURTIS 1940 mit Hilfe elektrischer Reizung bei Katzen Balkenverbindungen zwischen beiden Areae striatae feststellte, so gelang GAROL (1942) mit der Strychninneuronographie dieser Nachweis nicht.

Nach elektrischer Reizung der freigelegten Rinde vermochte CURTIS eine Projektion von Impulsen zwischen den meisten der untersuchten Punkte einschließlich der Area striata nachzuweisen. Die Energie der Projektion zwischen beiden Areae striatae war jedoch viel geringer als zwischen den anderen Feldern. Die Übertragung mit maximaler Energie fand zwischen den Areae para- und peristriata beider Hemisphären statt. GAROL hingegen gelang nach Strychnisierung von Area 17 keine Aufzeichnung kontralateraler Reizbeantwortung, für Area 18 war sie dagegen erfolgreich. Die Reizung der Area 19 blieb auf der Gegenseite stumm; sie bewirkte aber eine allgemeine Unterdrückung der spontanen elektrischen Aktivität in beiden Hemisphären, selbst noch nach Durchtrennung von Corpus callosum und Commissura anterior.

Die Untersuchungen von VON BONIN, GAROL u. MCCULLOCH (1942) mit der Strychnisierungsmethode zeitigten andere Ergebnisse. Nach Reizung von Area 18 einer Hemisphäre traten sich weit ausbreitende Entladungen in der kontralateralen Area 18 auf, nie aber in der kontralateralen Area 17 oder 19. Reizung von Area 17 oder 19 einer Hemisphäre ergab nie Entladungen an kontralateralen Punkten, so daß die Verfasser den Schluß zogen, daß im Occipitallappen nur die Area 18 über den Balken verbunden seien. BAILEY, VON BONIN u. MCCULLOCH (1950) stellten fest, daß Affen und Schimpansen nach Strychnisierung unterschiedliche Entladungsmuster zwischen den Occipitallappen zeigen: Beim Schimpansen ergab die Strychnisierung der Area OA (etwa vergleichbar Brodmann's Area 19) regelmäßig Spikes in der kontralateralen OA, Strychnin in Area OB (Area 18) erzeugte nur selten kontralaterale Entladungen, die dann auf Area OB beschränkt blieben. Strychnin in Area OC (Area 17) hatte wie beim Affen keine kontralaterale Streuung zur Folge.

BREMER, BRIHAYE u. ANDRE-BALISAUX (1956) wollen interhemisphärielle Verbindungen zwischen den genannten Zonen, für die keine bioelektrischen Potentiale aufgezeichnet werden, nicht ausschließen; die oscillographische Auffindung von Balkenverbindungen sei womöglich durch die geringe Dichte intracorticaler Endigungen erschwert.

Die Untersuchungen von MYERS u. SPERRY (1953 und 1955) galten der Frage, welche Rolle dem Balken bei der interhemisphäriellen Weiterleitung mnestischer Funktionen zukommt.

Bei Katzen wurde zunächst das Chiasma opticum längs durchtrennt, um die Projektionen der Retina auf die Area striata unilateral zu übertragen. Ein Auge des Tieres wurde dann bedeckt; die Tiere lernten dressurgemäß einen Kreis von einem Viereck zu unterscheiden. Daraufhin vertauschte man die Augenabdeckung: Auch mit dem zweiten Auge unterschieden die Katzen zwischen beiden Figuren, obwohl dieses Auge an der Dressur nicht beteiligt gewesen war.

Die Verfasser folgerten, daß das Erlernte von einer zur anderen Hemisphäre weitergegeben worden war.

In einem 2. Versuch wurde den Katzen außer dem Chiasma opticum auch der Balken durchtrennt. Jetzt zeigte sich nach der Dressur, daß eine Weitergabe des Erlernten auf die andere Hemisphäre nicht erfolgte. Geschah aber die Balkendurchtrennung erst nach der Dressur, so blieb das mnestisch Erlernte in der kontralateralen Hemisphäre wirksam erhalten.

Analoge Beobachtungen machten MYERS und SPERRY für erlernte taktile Unterscheidungsfähigkeiten.

MYERS (1959) durchtrennte in neuen Versuchen bei Katzen die gekreuzten Retinafasern am Chiasma, später nahm er eine teilweise Durchtrennung sowohl vorderer als auch hinterer Balkenanteile vor.

An 4 Katzen wurden vordere Anteile des Balkens durchtrennt; die Schnittlänge, vom vorderen Anteil des Genu gemessen, betrug 11,4—15,0 mm, etwa 70—87% der Balkenformation entsprechend. Bei einer anderen Gruppe von 6 Katzen wurden hintere Balkenanteile durchtrennt; die Schnittlänge von der hinteren äußeren Kante an der Spitze des Spleniums nach vorn betrug 4,8—11,8 mm, entsprechend 26—68% der Balkenformation.

Eine Durchtrennung in Höhe von 75—77% des vorderen Balkenabschnittes beeinträchtigt die Übertragung von Auge zu Auge für einfache Unterscheidungsaufgaben nur unbedeutend. Erst bei der Durchtrennung vorderer Anteile auf der Höhe von 85% der Balkenformation wird der Übertragungsvorgang unterbrochen. Dagegen unterbindet eine Durchschneidung von 44% des hinteren Balkenanteiles vollständig oder nahezu ganz die kontralaterale Übertragung. Selbst geringere Läsionen des hinteren Balkenanteiles, sogar noch bei einem Anteil von 26% der Formation, erzeugen eine gewisse Beeinträchtigung der Übertragung. Myers sah darin eine eindeutig posteriore Lokalisation von visuell-gnostischen Übertragungen im Balken. Weiter vorn gelegene Fasern sind für die Übertragung ohne Bedeutung. Innerhalb der verschiedenen Anteile des hinteren Balkenabschnittes (bis etwa 4 mm) besteht eine auffällige funktionelle Gleichwertigkeit: die Übermittlung wird von relativ kleinen Anteilen getragen, ungeachtet ihrer Lage in diesem Bereich. Die am Übertragungsvorgang beteiligten Nervenfasern sind durch Auszählung grob geschätzt worden. Bei einer normalen Katze beträgt die Faserzahl pro mm² in repräsentativen Anteilen des Splenium 700 000. Zwischen 2,5 bis 4 Mill. Fasern bleiben nach Angaben der Verfasser bei den 3 untersuchten Katzen im belassenen Spleniumanteil erhalten. Wenn sie alle an der Übermittlung der gnostischen Wechselbeziehungen beteiligt wären, so genügten 2,5 bis 3,5 Mill. davon für eine erfolgreiche Übermittlung der betreffenden Unterscheidungsaufgabe. Andererseits überlegen die Verfasser, daß im Splenium auch Fasern verlaufen, die solche Rindenanteile miteinander verbinden, von denen bekannt ist, daß sie keine visuellen Funktionen besitzen; infolgedessen ist vermutlich die Zahl der an der visuellen gnostischen Übermittlung beteiligten Fasern geringer als 2,5 bis 3 Mill.

Um über den Mechanismus der interoculären Weiterleitung bei Katzen mit durchtrenntem Chiasma mehr zu erfahren, setzte Glickstein (1965) Läsionen im Corpus geniculatum laterale und beobachtete die Faserdegeneration mit Hilfe einer modifizierten Nauta-Technik. Degenerierte Fasern wurden im Balken in den lateralen und suprasylvischen Gyri nachgewiesen. Daraus schloß Glickstein, daß es zwischen dem Corpus geniculatum laterale der einen Hemisphäre über den Balken eine Verbindung zur Rinde der anderen Hemisphäre gibt, die bei der Katze mit durchtrenntem Chiasma opticum für die Weiterleitung von visuell Erlerntem eine Rolle spielt. Eine solche Verbindung hatte schon Heine (1900) angenommen; sie war von späteren Untersuchern wie Polyak (1957) mit der Marchi-Methode nicht nachzuweisen.

Myers, Sperry u. McCulloch (1962) versuchten die Beziehungen zwischen visueller Information und Bewegung des Körpers zu klären, deren Koordinierung noch weitgehend unbekannt ist. Sie wollten ferner die Bedeutung verschiedenartiger Nervenbahnen für die visuelle Kontrolle von Bewegungen der vorderen Extremitäten aufdecken und zwar:

1. den Anteil direkter cortico-corticaler Verbindungen von der occipitalen Cortex zur Cortex des Gyrus prae- und postcentralis; dafür wurde an zwei erwachsenen Katzen und zwei nicht erwachsenen Rhesusaffen eine keilförmige Resektion zwischen Occipitotemporal- und Frontoparietallappen beider Hemisphären vorgenommen;

2. die Bedeutung der Stirnhirncommissuren für die wechselseitige Koordinierung von Auge und Hand bei Tieren nach Entfernung des Occipitallappens einer Hemisphäre sowie prä- und postzentraler Anteile der anderen Hemisphäre und gleichzeitiger Durchtrennung des Balkens, der vorderen Commissur und in manchen Fällen

auch der Massa intermedia. Die Beeinträchtigungen der Koordination von Auge und Hand wurde durch Vergleich der vor- und post-operativen Leistungen in einer Versuchsreihe visomotorischer Geschicklichkeitsübungen ermittelt. Katzen und Affen ließen keine Unterbrechung der visuellen Führung der Gliedmaßenbewegung nach Aufhebung der Verbindung zwischen Sehrinde und zentralmotorischer Rinde erkennen. Außerdem verursachte die vollständige Durchtrennung der Stirnhirncommissur keine Aufhebung der Koordinierung zwischen Auge und Hand der kontralateralen Seite.

Visuelle Rindenimpulse für die Kontrolle der Gliedmaßenbewegungen, die zur zentralmotorischen Rinde verlaufen, können erfolgreich durch Hirnstammzentren übermittelt werden. Die visuelle Kontrolle dieser Bewegungen geschieht direkt durch die Transmission visueller Impulse von der occipitalen Cortex in die motorischen Systeme in Hirnstamm und Rückenmark, ohne die motorische Cortex zu durchlaufen.

Eingehende Untersuchungen der höheren Sehfunktionen nach kompletter operativer Durchtrennung des menschlichen Balkens teilten TRESCHER u. FORD (1937), AKELAITIS (1941/43), SMITH u. BRIDGMAN (1942), BRIDGMAN u. SMITH (1945) sowie MASPES (1948) mit. Bei 6 Epileptikern, bei denen VAN WAGENEN eine komplette Durchtrennung des Balkens vorgenommen hatte, wurde von AKELAITIS u. Mitarb. jedes homonyme Feld in bezug auf visuelles Erkennen von Gegenständen, graphischen Symbolen und Farben, ferner die Schätzung von Entfernungen und Dimensionen untersucht. Weder AKELAITIS, SMITH u. BRIDGMAN, noch BRIDGMAN u. SMITH fanden irgendwelche Störungen in der absoluten und relativen Orientierung oder im relativen und absoluten Unterscheidungsvermögen für Gegenstände, Buchstaben und Farben. Sie folgerten, daß subcorticale Commissurenbahnen die Synergie beider Areae striatae übernehmen dürften. Ihre negativen Ergebnisse stehen im Widerspruch zu den Angaben von TRESCHER u. FORD sowie MASPES.

TRESCHER u. FORD (1937) durchtrennten während des hirnchirurgischen Eingriffes bei einem Patienten mit Kolloidcyste des III. Ventrikels durch eine rechtsseitige Occipitalklappe das Splenium des Balkens. Nach der Operation war der Patient euphorisch, er konfabulierte und war zeitlich und örtlich desorientiert. Noch vier Jahre nach der Operation waren diese Symptome in abgeschwächter Form nachweisbar. Die Autoren führten die Störungen auf die Balkendurchtrennung zurück und verglichen dieses „Splenium-Syndrom“ mit der motorischen Apraxie, die nach Durchtrennung vorderer Balkenanteile auftreten soll.

Es ist jedoch zu berücksichtigen, daß der Patient einen Hydrocephalus aufwies und räumlich desorientiert war, und daß noch mehrere Monate nach der Operation ein Korsakow-ähnliches Syndrom bestand. AKELAITIS bezog diese Erscheinung auf Verletzungen bei der Operation, da er bei eigenen Patienten nach der operativen Durchtrennung des Balkens niemals ein Korsakow-Syndrom bemerkt habe.

MASPES untersuchte 2 Patienten, bei denen er den Balken operativ im hinteren Drittel durchtrennt hatte; einmal wegen einer Kolloidcyste des III. Ventrikels, beim zweiten Mal wegen eines Tumors des Kleinhirnwurmes. Beide Patienten, Rechtshänder, hatten weder prä- noch postoperativ neurologische Ausfallserscheinungen. Gesichtsfeldeinschränkungen wurden perimetrisch ausgeschlossen. In jedem Gesichtshalbfeld wurde untersucht: die absolute und relative Orientierung eines Zeigefingers, Schätzung von Zeigefingerbewegungen, Erkennen von Farben und Abschätzung von deren Intensität sowie Erkennen von Gegenständen, Buchstaben, Zahlen und geometrischen Formen. Beiden Operierten gelang die Lösung nahezu sämtlicher Aufgaben; sie konnten jedoch nicht Buchstaben und Wörter erkennen und geometrische Formen nicht identifizieren, die im linken homonymen Sehhalbfeld angeordnet waren. Einem Patienten gelang die Lösung der Aufgaben nach $1^1/_2$ Jahren, dem zweiten noch nicht nach vier Jahren. Die Balkendurchtrennung hatte nach MASPES eine hemiopische, optische, verbographische Agnosie verursacht. Eine taktile Alexie wie bei dem Patienten von Trescher u. Ford lag jedoch nicht vor.

Maspes sieht die Ursache für die hemiopische optische verbographische Agnosie (mangelndes Erkennen durch den rechten Occipitallappen) in der Durchtrennung des Spleniums, mit der Begründung, daß sie eine Isolierung des rechten Projektionszentrums vom linksseitigen Entwurfszentrum bewirkt habe. Er hält es für möglich, daß die zusätzliche taktile Alexie, die Trescher u. Ford gesehen hatten, durch die weiter vorne erfolgte Durchschneidung des Balkens zu erklären sei. Bremer, Brihaye u. Andre-Balisaux versuchten die Tatsache, daß keine visuelle, jedoch eine optische verbographische Agnosie vorlag, mit der unterschiedlichen Integration der Hirnrinde zu erklären. Aus der komplizierten Rangordnung entstehe Rindenblindheit, Seelenblindheit und Alexie. Das erste und manchmal auch das zweite Niveau habe eine bilaterale corticale Repräsentanz, während die dritte nur eine unilaterale besäße.

Die Diskrepanz der Ergebnisse von Trescher u. Ford und von Akelaitis versucht Maspes auf die infantile Encephalopathie zurückzuführen, die alle Patienten von Akelaitis mit einer Ausnahme aufwiesen. Bekanntlich könnten nach Läsion einer Großhirnhemisphäre bestimmte Integrationszentren in die andere Hemisphäre verlegt werden. Bremer, Brihaye u. Andre-Balisaux bezweifeln die Bedeutung des Balkens für das Zustandekommen der genannten Störungen; sie vermuten, daß durch den rechtsseitigen parieto-occipitalen Eingriff die linksseitige Hemialexie als eine elektive visuelle Hemiagnosie infolge operativer Schädigung der psychovisuellen Felder der rechten Hemisphäre aufgetreten sei.

Dieselben Autoren stellen abschließend fest, daß die Balkendurchschneidung allein auch ohne jegliche Schädigung der Großhirnhemisphären zu einer Störung der höchsten Funktionen führe, da diese eine intakte Verbindung der dominierenden mit der untergeordneten Hemisphäre erfordere (taktile Lexie, visuelle Lexie, neue Erwerbungen mnestischer Art). Wenn zudem die Großhirnhemisphären geschädigt seien, könne eine Balkendurchtrennung Funktionsstörungen sichtbar werden lassen, die entweder bereits vorhanden, oder aber gleichzeitig mit der Balkenläsion aufgetreten waren (motorische Apraxie, Zeit-Raum-Orientierung). Mit anderen Worten, die klinische Symptomatik der Balkenschädigung ist wesentlich mit der gedachten Hemisphärendominanz verbunden. Die Lateralisierung einer gnostischen Funktion werde umso ausschließlicher sein, als ihr Niveau höher sei; denn die Durchtrennung des Balkens beraube die dominierende Hemisphäre völlig der Informationen, welche ihr normalerweise von der untergeordneten Hemisphäre über den Balken zugeleitet würden. Die Balkendurchtrennung wird also klinisch stumm bleiben für Zentren perzeptiver Funktion mit doppelseitiger Großhirnhemisphären-Repräsentanz. Handelt es sich um eine Funktion, deren Niveau zwischen den beiden obengenannten liegt, hängt die klinische Symptomatik der Balkendurchtrennung von der Fähigkeit der untergeordneten Hemisphäre ab, vicariierend einzuspringen.

6. Die Beteiligung des Corpus callosum an der Generalisierung cerebraler Krampfanfälle

Die Reizung eines umschriebenen Bezirkes der motorischen Rinde löst selbst nach Durchtrennung des Balkens bei Hunden und Affen generalisierte Krampfbewegungen aus (Unverricht, Frank u. Pitres sowie Karplus).

Obrador Alcalde zeigte 1942 an Katzen mit Balkendurchtrennung die klinischen Erscheinungen eines generalisierten cerebralen Krampfanfalles.

Die interhemisphärielle Überleitung der Krampfpotentiale erfolgt nach Karplus (1944) auf einem Niveau unterhalb der Balkenformation. Dem widersprachen Spiegel u. Mitarb. und Falkiewicz u. Takagi (1926/27/31) mit der Begründung, daß gestufte mediane sagittale Schnitte im Hirnstamm des Hundes nicht zum Sistieren der Generalisierung cerebraler Anfälle nach corticaler Reizung führten.

Erickson (1940) warnt davor, die Untersuchungen nur unter klinischen Aspekten zu sehen; denn seine oscillographischen Untersuchungen erwiesen, daß eine Balkendurchtrennung die interhemisphärielle Übertragung der Krampfpotentiale ganz oder überwiegend verhinderte. Ähnliche Ergebnisse legten Kopeloff u. Mitarb. (1950) vor. Bei Affen traten nach Reizung der motorischen Cortex mit Aluminiumoxydcreme zunächst unilaterale, später bilaterale Konvulsionen auf. Nach Balkendurchtrennung blieb die Ausbreitung der elektrischen Erregungen auf die andere Großhirnhemisphäre zwar erhalten, aber sie war deutlich abgeschwächt.

Nach Gozzano (1936) und Hoefer (1939) verschwinden bei Hunden und Kaninchen nach Balkendurchschneidung die nach Strychnisierung auftretenden spitzen Wellen. Hoefer u. Pool (1943) haben bei Katzen einen deutlichen Einfluß der Balkendurchtrennung auf die Weiterleitung der elektrischen Potentiale zur anderen Großhirnhemisphäre feststellen können. Sie folgern daraus, daß andere Commissurensysteme bei der Ausbreitung von Krampfpotentialen auf die andere Großhirnhemisphäre eine Rolle spielen müßten.

Morin u. Goldring (1950) zeigten am balkenlosen Opossum eine Vielfalt an Bahnen, die bei der Ausbreitung von Krampfpotentialen auf die andere Hemisphäre beteiligt sein können. Das Opossum besitzt neopalliäre Verbindungen durch die Commissura rostralis. Nach isolierter Durchtrennung der Commissura rostralis oder nach isolierter sagittaler Durchschneidung des Diencephalon bleibt die interhemisphärielle Fortpflanzung der elektrischen Potentiale nach Cortexreizung bestehen. Erst nach kombinierter Durchtrennung beider Formationen ist die Fortleitung praktisch unterbunden.

Dandy durchschnitt das Corpus callosum in seinem gesamten anterior-posterioren Anteil, ohne daß danach erkennbare Ausfallserscheinungen bestanden. Für ihn waren damit „the extravagant claims to function of the corpus callosum" abgetan. Lange versuchte dieses negative Ergebnis damit zu erklären, daß der mittlere Anteil des Balkens verschont geblieben sei. Die Befunde von Akelaitis und von van Wagenen u. Herren (1940) haben jedoch diesen Einwand widerlegt. Sie konnten nach teilweiser oder vollständiger Balkendurchtrennung, die bei Anfallskranken vorgenommen wurde, um die Ausbreitung der Erregung bei cerebralen Krampfanfällen zu hemmen, keine eindeutigen Störungen beobachten. Vorhandene Störungen waren immer durch gleichzeitige Prozesse in der Großhirnhemisphäre zu erklären.

Die Durchtrennung des Balkens bei Epileptikern hat die Vorstellungen Kopeloffs nicht bestätigt. Wie gesagt, sind an der Generalisierung cerebraler Krampfanfälle andere Bahnen beteiligt.

Die experimentelle Balkendurchtrennung hat gezeigt, daß der Balken an der interhemisphäriellen Übertragung des Krampfgeschehens beteiligt ist; er hat jedoch nur geringe Bedeutung für die finale Verhütung der Ausbreitung konvulsivischer klinischer Manifestationen der epileptischen Krise (Bremer, Brihaye u. Andre-Balisaux).

7. Elektrische Reizung der Balkenformation

Mott u. Schäfer (1890) glaubten nach elektrischer Stimulierung des Balkens bei Affen bilaterale Bewegungen gesehen zu haben. Stimulierung der Genu corporis callosi sollte Bewegungen von Kopf und Nacken herbeiführen und je mehr sich die Reize dem Splenium näherten, umso mehr setzten sich die motorischen Reaktionen in caudaler Richtung fort. Das Splenium schien ihnen keine motorischen Anteile zu besitzen. Ihre Untersuchungen blieben unbestätigt; auch Bates (1953) konnte nach Hemisphärektomie auf die elektrische Reizung des Corpus callosum hin keinerlei Bewegungen nachweisen.

8. Funktionsübernahme durch andere Commissuren sowie deren Bedeutung

Da klinische Manifestationen bei Balkenagenesien und anderen Balkenläsionen häufig fehlen, fragt es sich inwieweit Balkenfunktionen durch andere encephale Commissurensysteme übernommen werden (Abb. 44—45).

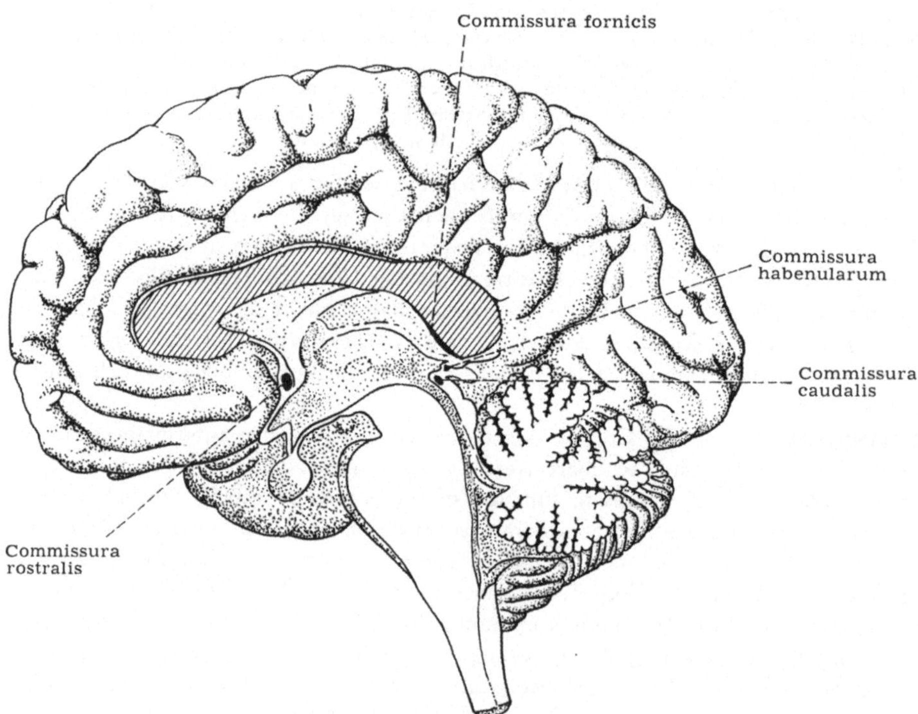

Abb. 44. Medianschnitt des Gehirns eines erwachsenen Menschen zur Darstellung der drei Commissurensysteme des Endhirns: Commissura rostralis und Commissura hippocampi, Corpus callosum. (Nach M. Clara, 1953)

Die *Commissura anterior* sive *rostralis* kann nach Mingazzini als Supplement der Balkenformation gedeutet werden: „denn — wie es auch im Balken geschieht — muß ein Teil dieser Commissur als ein Bündel angesehen werden, das — zwischen den beiden Hemisphären liegend — die nicht vom Balken versorgten Gehirnteile verbindet“ (Mingazzini).

Die Commissura rostralis, nächst dem Corpus callosum die größte Commissur, enthält beim Menschen in ihren kleineren vorderen Anteilen Riechfasern und in den größeren neopalliaren Anteilen interhemisphärielle Faserzüge, die nach DEJERINE die 2. Temporalwindungen beider Hemisphären verbinden. Sie spielt in den interhemisphäriellen Beziehungen keine wesentliche Rolle (BREMER, BRIHAYE u. ANDRE-BALISAUX). AKELAITIS beobachtete bei einem seiner Patienten mit durchtrenntem Balken, daß die anschließende Durchschneidung der Commissura anterior keine Störungen hervorrief.

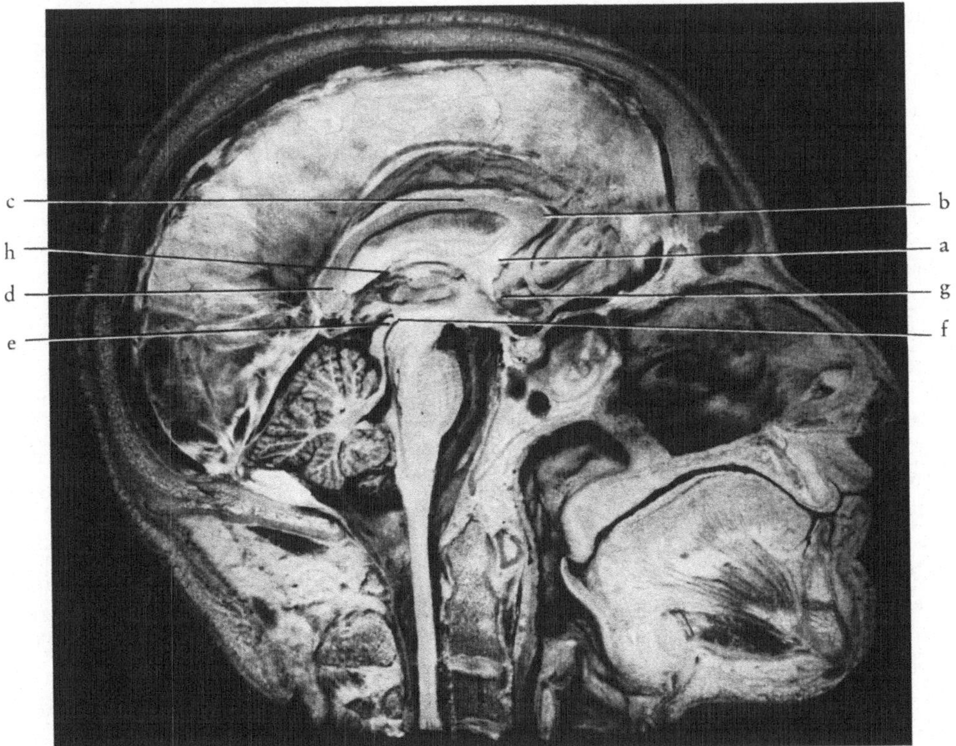

Abb. 45. Medianschnitt durch den menschlichen Gesichts- und Hirnschädel. Rostrum corporis callosi bei a, Genu bei b, Truncus bei c, Splenium bei d, Commissura caudalis bei e, Commissura habenularum bei f, Commissura rostralis bei g und Commissura fornicis bei h

BAILEY u. MCCULLOCH sowie MCCULLOCH u. BAILEY zeigten mit Strychnin-Methoden an Affen, daß die Commissura anterior die beiden Area 21 interhemisphäriell verbindet.

Säugetiere ohne Corpus callosum besitzen ein kräftiges Bündel neopalliärer Commissurenfasern; BECCARRI (1943) nannte es die „ventrale palliäre Commissur", im Gegensatz zum dorsal gelegenen Corpus callosum. Je ausgeprägter der Balken entwickelt ist, um so schwächer wird diese Verbindung.

Die *Commissura posterior* enthält Fasern, die assoziierten Augenbewegungen dienen.

Die Faserzüge der *Guddenschen* und *Meynertschen Commissur* und die *Commissura habenulae* sind klein angelegt und haben einfache olfaktorische Funktionen zu erfüllen.

Die *Massa intermedia*, auch *Commissura grisea* genannt, dient als Brücke grauer Substanz zwischen den beiden Thalami. Sie ist inkonstant angelegt und fehlt normalerweise in mehr als 10%, besteht im wesentlichen aus einem Kerngebiet und enthält mehr marklose als myelinisierte Fasern (MOREL u. WEISSFELDER, 1931; MOREL, 1950). FOIX u. NICOLESCO (1925) messen ihr als interhemisphärielle Verbindung nur eine geringe Bedeutung bei.

Die *hypothalamische Commissur* enthält nicht-myelinisierte Faserzüge; als interhemisphärielle Verbindung spielt sie eine untergeordnete Rolle.

Die *Commissura hippocampi* (Psalterium) verbindet beide Hippocampi. Sie verläuft im Splenium des Corpus callosum; fehlt also demnach bei totalem Balkenmangel.

Im *Septum pellucidum* sind bei Hunden (SCHUKOWSKI) und bei Affen (SUNDERLAND) wenige myelinisierte Fasern vorhanden; sie verbinden die Frontallappen. Es ist zweifelhaft, ob sie beim Menschen eine Rolle spielen.

Der *hinteren subthalamischen Commissur (Forel)* wird von AKELAITIS eine größere Bedeutung zuerkannt. BREMER, BRIHAYE u. ANDRE-BALISAUX lehnen die Hypothese einer interhemisphäriellen cortico-corticalen Verbindung jedoch ab.

Über die Funktionen und die Bedeutung anderer Commissurensysteme ist wenig bekannt; es sind lediglich Vermutungen geäußert worden.

9. Die Problematik der sogenannten Balken- und Septumsyndrome

Die Balkenformation kann durch vasculäre, blastomatöse, entzündliche, traumatische und degenerative Prozesse geschädigt oder zerstört werden.

WERNICKE (1881) zählte den Balken zu den Hirnteilen, deren Erkrankung symptomlos verlaufe. BRUCE (1889) schloß: „that, if the brain is otherwise well developed, absence of the corpus callosum does not necessarily produce any disturbance of motility, coordination, general or specific sensibility, reflexes, speach or intelligence.“ CAMERON (1917) ist überzeugt, daß vollständiger Balkenmangel ohne alle Auffälligkeiten im psychopathologischen oder körperlichen Befund vorkomme und daß zur Erklärung bestehender klinischer Erscheinungen andere gleichzeitig vorhandene Defekte verantwortlich seien.

Der größte Teil der „Balkensyndrome“ wurde bei Patienten mit Tumoren der Balkenregion und der umgebenden Hirnteile beschrieben:

Als typisch für Tumoren der Balkenregion bezeichnete ZINGERLE (1900) eine ataktisch-spastische Gangstörung sowie die Tendenz zur Gangabweichung nach einer Seite; er sprach von einer „Ataxia callosa“. Diese Störung wurde jedoch auch bei Gefäßläsionen beobachtet.

RAYMOND, LAJONNE u. LHERMITTE (1906) beschrieben an Patienten mit Balkentumoren das „Syndrome mental calleux“: Inkohärenz des Gedankenablaufes, Verschrobenheit der Bewegungen, Störungen der Gedächtnisfunktionen (kurz zurückliegende Ereignisse werden schneller vergessen), wechselnde, veränderte Stimmungslage und Charakterveränderungen.

K. ERB (1934) hob zwei Symptome als besonders typisch hervor: Einmal die Abnahme der intellektuellen Leistungen mit weitgehendem Verlust der Spontaneität (als Folge ausgefallener Assoziationsfasern); zum anderen eine linksseitige Apraxie, infolge der fehlenden Kontrolle durch die (beim Rechtshänder) übergeordnete linke Großhirnhemisphäre nach der Unterbrechung der Balkenfasern (Commissurenfasern).

Stumpfheit und Verlangsamung geistiger Abläufe an drei Patienten mit Balkentumoren fielen auch IRONSIDE u. GUTTMACHER (1929) auf. Ähnlich bemerkte ALPERS (1936) das indifferente Verhalten gegen Stimulation jeglicher Art; die Reizschwelle schien bei den Patienten beträchtlich erhöht. Ferner fanden sich Konzentrationsschwäche und das Unvermögen, Gedanken zu entwickeln.

Dazu bemerkten GARCIN, GUILLEAUME u. SIGWALD (1942) einschränkend, daß das gleiche Syndrom auch bei Hirnverletzungen ohne Balkenbeteiligung vorkomme.

BRIHAYE u. LE BEAU fanden Kranke mit Gliomen der Balkenregion apathischer als Patienten mit frontalen oder temporalen Gliomen. Die Verfasser halten eine Beteiligung der unmittelbar dem Balken benachbarten Area cinguli und rhinencephaler Anteile an der Entstehung dieses Syndromes für möglich.

Im Widerspruch dazu steht die Beobachtung, daß Balkentumoren oft auch ohne psychopathologische Besonderheiten bestehen (ALESSI, 1938; BUSCH, 1941; LE BEAU, 1943).

MASPES (1948) nennt das tumorbedingte Syndrom des Corpus callosum inkonstant, variabel und allgemein kompliziert und überlagert durch Symptome, die auf eine Beteiligung der Großhirnhemisphären hinwiesen. Als bekannteste und häufigste Symptome beschreibt er psychopathologische Störungen, wie räumliche und zeitliche Desorientierung, das Korsakow-Syndrom und schwere Demenzformen. MASPES sagt ausdrücklich, daß sich diese Störungen nicht grundlegend von jenen bei frontal lokalisierten Tumoren unterscheiden. Apraktische Störungen der linken Hand seien begleitet von anderen ein- und beidseitigen Störungen, die auf eine Beteiligung der Großhirnhemisphären hindeuten.

So betonen DANDY (1936), BUSCH (1941) und LE BEAU (1943), daß nach der Balkendurchtrennung im Verlauf der operativen Entfernung von Hirntumoren keine psychopathologischen Symptome auftraten; daß sogar eine solche Symptomatik nach der operativen Entfernung von Balkentumoren verschwinden konnte.

Die pathologisch-anatomischen Eigenheiten von Tumoren der Balkenregion und ihre klinische Symptomatologie, einschließlich der psychischen Veränderungen und röntgenologischen Ergebnisse, setzten COLMANT u. GROTE (1952) an Hand von 24 Gliomen der Balkenregion miteinander in Beziehung und prüften ihren diagnostischen Wert.

Es fanden sich mehrere, zeitlich, wie auch symptomatisch stark voneinander abweichende Verlaufsweisen, die über das Zufällige der Einzelbeobachtung hinaus eine gewisse Gruppenbildung gestatteten.

Zur ersten Gruppe gehörten Fälle, die nach kurzem, dramatischem Verlauf unter dem Bild eines akuten Hirndrucksyndroms in wenigen Wochen verstarben. Es handelte sich meist um Gliome mit fronto-medialem Sitz. Eine zweite Gruppe von Kranken entwickelte, initial und oft über lange Zeit isoliert, eine uncharakteristische Wesensänderung, zu der allmählich einzelne neurologische Symptome traten. Ein Viertel bis ein Fünftel der Beobachtungen gehörten der zweiten Gruppe an. Eine dritte, kleinere Gruppe litt jahrelang nur unter cerebralen generalisierten oder focalen Krampfanfällen. Für diese Patienten mit ungewöhnlich langer Anamnese (bis zu 10 Jahren) nahmen die Verfasser an, daß im späteren Verlauf eine Entdifferenzierung der Tumorzellen eingetreten war.

Neben den Tumoren des gesamten Balkens wurden Gliome des vorderen und hinteren Balkendrittels unterschieden; das mittlere Drittel war nur in einem Falle Ausgangspunkt einer Geschwulst.

Die unterschiedliche Ausbreitungsform der Mittelliniengeschwülste haben verschiedene Auswirkungen auf das Ventrikelbild; dies erlaubt nicht selten den Tumorensitz röntgenologisch festzustellen.

Ein spezifisches Syndrom ließ sich für die Balkentumoren nicht erkennen. Das von LIEPMANN angegebene wohl bekannteste „Balkensyndrom“, die Apraxie der linken Hand, fanden COLMANT u. GROTE nie; sie bezweifeln dessen praktische Bedeutung und stellen fest, daß viele der veröffentlichten Fälle einer Kritik nicht standhalten. Ebensowenig fanden sie bei ihren Tumorpatienten die von HOFF und von GROS als Äquivalent der Balkenataxie angegebene Astereognosie der linken Hand. Sie sahen lediglich Symptome von bedingtem diagnostischem Wert, vor allem bilaterale motorische Ausfallserscheinungen, Störungen der vegetativen Regulation, meningeale Reizerscheinungen und in einem ziemlich hohen Prozentsatz erhebliche Liquorveränderungen sowie psychopathologische Auffälligkeiten.

Als wichtigstes diagnostisches Hilfsmittel erwies sich die Luftdarstellung der Ventrikelräume; dagegen trat der diagnostische Wert der Gefäßdarstellung (Angiographie) stark zurück.

Aus den Angaben zur Klinik der blastomatösen Prozesse des Septum pellucidum kann man ebenfalls kein typisches Syndrom ableiten. Wir wollen im folgenden nur ein paar Kasuistiken aus der Literatur mitteilen.

WOLF (1920) beschrieb ein Gliom bei einer 31jähr. Patientin, das auf beide Vorderhörner der Seitenventrikel übergegriffen hatte. Die Patientin hatte nur über Kopfschmerzen und Zittern der Hände geklagt, ohne sonstige Beschwerden oder neurologische Auffälligkeiten.

KLEIST (1931) wies auf die allgemeine Trieberregung bei tiefgreifenden Prozessen des Orbitalhirnes hin, vor allem, wenn die vordere Zwischenhirnbasis in Mitleidenschaft gezogen war. Die Patienten schimpfen zornmütig, schreien, spucken, wehren sich mit Händen und Füßen, seien teils sexuell erregt und gefräßig.

PUUSEPP (1942) berichtete über drei operativ entfernte Geschwülste des Septum pellucidum, bei denen die ersten klinischen Symptome verhältnismäßig spät aufgetreten waren, vermutlich, weil die Geschwülste vom Septum pellucidum in die Hirnkammern hineinwuchsen, das Hirngewebe also nicht direkt lädierten. Da außerdem die Geschwülste nur in die Vorderhörner einwuchsen, wurde auch der Liquorkreislauf nicht beeinträchtigt. Erst als das Vorderhorn von der Geschwulst ganz ausgefüllt war und auf dem Hirngewebe Druck lastete, traten lokale Symptome in Erscheinung.

BERINGER (1943) teilte die Krankengeschichte eines Patienten mit, dem jeglicher Antrieb zum Sprechen, Denken und Handeln fehlte, ebenso die ganze emotionelle Grundfärbung der Persönlichkeit. Ein auffallendes Frühsymptom bildeten perakute Blasen- und Darmentleerungen. Nach operativer Beseitigung des Tumors kehrten emotionelle Beteiligung und Spontaneität rasch wieder zurück.

KRAYENBÜHL (1944) berichtete von einem Patienten mit Hirntumor, der seinen Ausgang im Septum pellucidum hatte und der den ganzen Balken zum Verschwinden brachte. Es traten anfallweise hochgradige Angstzustände, geweitete Lidspalten und Pupillen, starrer Blick, Verkrampfung des Gesichtes und stampfende Tretbewegungen auf. Bei weiter dorsal gelegenen Prozessen, z. B. doppelseitigen Stirnhirnbalkentumoren beobachtete KRAYENBÜHL dagegen mangelnden Antrieb auf dem Gebiet der motorischen und psychischen Leistungen, und zwar bei intakter Intelligenz.

Alle diese Geschwülste, die nicht streng auf das Septum beschränkt waren, sondern zum Teil auch die Balkenformation zerstört hatten, bestanden ohne irgendwelche topodiagnostischen Merkmale oder typische Syndrome; vielmehr riefen sie eine Vielfalt allgemeiner Symptome hervor, die lediglich auf einen raumfordernden Prozeß hinwiesen. Häufig liegt das begleitende Hirnödem den Ausfallserscheinungen zugrunde. Es gelten im übrigen für die Tumoren des Septum die gleichen Einwände, wie sie für die Tumoren des Balkens gemacht wurden. Wir müssen sagen, daß es auch für die blastomatösen Septumprozesse kein typisches klinisches Syndrom gibt.

Zusammenfassend ist festzustellen, daß die beschriebenen Syndrome sehr inhomogen und für eine Balkenschädigung nicht typisch sind, da sie auch bei Hirnprozessen ohne Balkenbeteiligung beobachtet werden. In der Regel sind die Tumoren des Balkens nicht auf diesen selbst beschränkt, sondern greifen auf Nachbarregionen über.

In diesem Zusammenhang erscheint es zweckmäßig, die Regionen in unmittelbarer Nähe der Balkenformation zu betrachten, deren Schädigung jene akzessorischen Auffälligkeiten hervorrufen kann, die häufig auf den Balken selbst bezogen werden.

Die Bedeutung des Gyrus cinguli (Area 24 nach Brodmann)

Unmittelbar der Balkenformation benachbart liegt der Gyrus cinguli (Area 24 nach BRODMANN). Auf die große Bedeutung der Verbindungen zwischen Hypothalamus, Hippocampus, vorderem Thalamuskern und der Cortex des Gyrus cinguli für die Kontrolle emotioneller Äußerungen machte bereits PAPEZ (1937) aufmerksam. Schon CHR. JAKOB (1911) bezeichnet den Gyrus cinguli, d. i. den „ältesten Anteil des Neopalliums", als „viscerale Rinde".

Der Gyrus cinguli, der beim Balkenmangel durch seine konstanten Lagebeziehungen zum Balkenlängsbündel ausgezeichnet ist, hat normalerweise enge Beziehungen zu einem Assoziationsfasersystem, das „Cingulum" (Zwinge) genannt wird. Dieses wurde einst durch REDLICH (1903) eingehend vergleichend-anatomisch untersucht. Er kommt zu dem Schluß, daß „das Cingulum ein komplexes, Fasern verschiedener Richtung enthaltendes System ist, das in die zentralen Olfactoriusbahnen eingeschaltet ist".

Elektrische Reizung der Area 24 beim Affen ergab im wesentlichen neurovegetative Symptome, wie verlangsamte Atmung und Herztätigkeit, herabgesetzter Arteriendruck, erweiterte Pupillen und „Gänsehaut" (BAILEY u. Mitarb., 1944; SMITH, 1945; WARD, 1948).

Die elektrische Reizung der Area 24 beim Menschen erbrachte nach POOL u. Mitarb. (1944) ein ähnliches Syndrom, während SCOVILLE (1954) keine eindeutigen Ergebnisse erhielt.

Nach Ablation der Area 24 bei der Katze stellte KENNARD (1955) leicht auslösbare Zornreaktionen fest, die Bewegungsabläufe waren verändert, „vergleichbar der menschlichen Katatonie". Die Symptome traten ausgeprägter hervor, wenn zudem die Frontalpole und die medial gelegenen Oberflächen der Frontallappen exzidiert wurden.

Beidseitige Abtragung der Area 24 beim Affen verminderte anfänglich die psychomotorische Aktivität der Tiere, die mit hängendem Kopf unbeteiligt im Käfig saßen. Die Scheu vor Menschen war aufgehoben, sie erschienen zahm, zeigten jedoch keinen Nachahmungstrieb. Etwa vier Wochen nach einseitiger und acht Wochen nach beidseitiger Abtragung waren diese Störungen jedoch verschwunden (SMITH, 1944; WARD, 1948; GLEES u. Mitarb., 1950).

Die bilaterale Zingulektomie wurde bei agitierten unruhigen Geisteskranken vorgenommen (SCOVILLE, 1949, 1954; LE BEAU, 1950/54; WHITTY u. Mitarb., 1952). Der chirurgische Eingriff verringerte ihre Unruhe anfänglich, die Wirkung hielt jedoch nicht vor.

Das Syndrom der Arteria cerebri anterior

Das Versorgungsgebiet der Arteria cerebri anterior umfaßt die vorderen drei Viertel bis vier Fünftel des Balkens, die orbitalen Anteile der Frontallappen und mediale Anteile der Frontal- und Parietallappen. Gefäßverschlüsse in diesem Bereich können beim Menschen infolge der Nekrosen apraktische Störungen hervorrufen (FOIX u. HILLEMAND, 1925; CRITCHLEY, 1930).

BREMER, BRIHAYE u. ANDRE-BALISAUX bemerken kritisch, daß bei der Beschreibung einer motorischen Apraxie bei Balkenläsionen häufig Ausfälle gnostischer Funktionen übersehen werden.

XXI. Agenesien des Corpus callosum, kombiniert mit weiteren Entwicklungsstörungen des Gehirns und anderer Körperorgane

Die Balkenagenesie ist häufig mit anderen Entwicklungsstörungen oder Defekten kombiniert, so daß — was oft nicht berücksichtigt wird — organische oder psychische Ausfallserscheinungen nicht auf den Balkenmangel, sondern auf diese gleichzeitig bestehenden Hemmungsmißbildungen zurückzuführen sind.

Wir erinnern in diesem Zusammenhang an ältere Untersuchungen, die über die experimentelle Durchschneidung des Balkens berichteten. Die nach den operativen Eingriffen aufgetretenen neurologischen und psychischen Ausfälle wurden als Folgeerscheinungen der gestörten Balkenfunktion betrachtet, während es sich in Wahrheit entweder um eine unmittelbare operative Schädigung benachbarter Areale oder um indirekte Defekte infolge Gefäßunterbindung oder -schädigung u. a. handelte.

Vorausgeschickt sei, daß man multiple Kombinationen gewöhnlich bei solchen Fällen von Balkenmangel findet, die in früher Kindheit verstorben waren, während die Fälle ohne solche Kombinationen ein höheres Alter erreichen können (H. Vogt, 1905). Gerade diese Fälle erscheinen besonders wichtig, da „reiner“ Balkenmangel vorliegt.

Im folgenden werden die wichtigsten cerebralen und *extracerebralen Mißbildungen* besprochen, die kombiniert mit partieller oder totaler Balkenagenesie auftreten. Wir versuchen der besseren Übersicht wegen, diese kombinierten Mißbildungen in topographischer Reihenfolge darzustellen und teilen dazu besonders instruktive Beispiele mit.

Die *Frontallappen* wiesen in einem von De Morsier u. Mozer mitgeteilten Fall linksseitig eine Abplattung und eine Unregelmäßigkeit des Windungsreliefs auf. Der rechte Frontallappen war hypoplastisch (Juba). Die Frontallappen waren nicht unterteilt und zeigten nur eine basale Spalte (Hinrichs). Beide Hemisphären waren miteinander verschmolzen (Mosberg u. Voris). Arhinencephalie und Fehlen des Trigonum olfactorii (H. Thomas u. Gruner). Beidseitige Agenesie des Lobus olfactorius (De Morsier). Einseitiges Fehlen des Bulbus olfactorius, auf der anderen Seite rudimentäre Anlage (Hinrichs, Palmerini).

Köhn (1952): Arhinencephalie mit medianer Cheilo-Gnatho-Palatoschisis (3. Gruppe nach Kundrat). Hydrocephales Cyclopengehirn mit ausgedehnter „Zwischenhirnblase“, die beide Seitenventrikel einnimmt. Spaltbildungen im Bereich des Mittel und Kleinhirns; Kommunikation durch einen Defekt im Os occipitale mit einer kindskopfgroßen Encephalocystocele. Balken und Fornix fehlen. Defekt des Olfactorius, verschmälerte, saumartige Hirnsubstanz von 0,6 cm Durchmesser. Beide Thalami sind miteinander verbunden. Das Corpus pineale fehlt, das unterentwickelte Kleinhirn deckt nicht den IV. Ventrikel.

Hinrichs (1929): 4 Monate alter, mikrocephaler Säugling, der nach der Operation einer Cheilo-Gnatho-Palatoschisis verstarb. Corpus callosum und Fornix fehlen. Die Falx cerebri ist nur an dorsalen Abschnitten in einer Länge von 2 cm angelegt. Das Tentorium cerebelli und die Sinus der Dura mater sind vorhanden. Die Frontalpole sind nicht getrennt, nur basal findet sich eine Spalte. Mikrogyrien. Die Fissura lateralis cerebri ist nur links vorhanden. Verwachsungen beider Thalami über dem spaltförmigen III. Ventrikel. Beide Seitenventrikel stehen wegen der fehlenden Scheidewand miteinander in Verbindung. Beträchtlicher Hydrocephalus. Olfactorius fehlt rechts, links rudimentär. Histologisch: auffällige tektonische Lage der Ganglienzellschichten, z. T. abnorm große Ganglienzellansammlungen extracortical, Heterotopien u. a.

De Morsier (1954): Frontale Mengingocele, von der Nasenwurzel bis zum hinteren Ende der großen Fontanelle reichend. Rhombencephaloschisis und weitere Mißbildungen. Beiderseits Fehlen der Bulbi olfactorii. Spina bifida occulta im Kreuzbeinbereich.

Der *Occipitallappen* bedeckte nicht ganz das Kleinhirn (HECKER).

HECKER (1923): Balken war nur in seinen hinteren Anteilen verkümmert vorhanden. Das Kleinhirn wird beiderseits nicht vom Occipitalhirn bedeckt. Allgemeine Verkümmerung der Hirnwindungen bei normaler Windungsanlage.

Im *Kleinhirn* wurde Fehlen des Culmen (DE MORSIER) beschrieben. Kleinhirnanomalien, Anomalien des Hirnstammes, des Rückenmarkes und des Gefäßbindegewebsapparates berichteten A. THOMAS u. GRUNER, über Verbildungen des Kleinhirns neben anderen Hemmungsmißbildungen L. GUTTMANN.

Eigene Beobachtung 25: Hypoplasie einer Pyramide, Kleinhirnhypoplasie.

Es kommen *Furchungsanomalien* vor. HECKER sah eine Verkümmerung der vor dem Sulcus Rolandi gelegenen Großhirnwindungen, im Parietalbereich dagegen bestand eine gewisse Hyperplasie. An der medialen Seite ließen sich atypische Windungsbildungen erkennen, besonders zum Occipitalhirn hin, wo der Gyrus callosomarginalis fehlte. Die Medianfläche zeigte besonders Radiärfurchen oder strahlige Furchungen (MERKEL, JUBA, MONAKOW, TOVO). Die Fissura calcarina und parietooccipitalis flossen nicht zusammen (DE MORSIER). Mikrogyrien beschreiben JUBA, LLOYD u. JACOBSON, Windungen in verschiedenem Ausmaß makrogyr und mikrogyr L. THOMAS, VERHAART.

Porencephalien beschrieb KIRSCHBAUM. Eigene Beobachtung 24: Porencephalie. Eigene Beobachtung 23: Mikrogyrien.

ANTON (1883): Kind, 14 Tage alt. Cheilo-Gnatho-Palatoschisis. Meningocele. Totale Agenesie des Balkens. Viele kleinere Gyri und Sulci. Erhebliche Erweiterung der Seitenventrikel. Commissura anterior fehlt. Pyramis einer Seite nicht angelegt.

JUBA (1934): 5 Monate alter Säugling. An der Konvexität des Gehirns finden sich von frontal bis occipital reichende Mikrogyrien. An den Medialflächen der Hemisphären verlaufen die Furchen radiär von der Mantelkante zu den Seitenventrikeln. Die Fissura mediana überspannt eine häutige Membran, die das Dach einer liquorhaltigen Cyste bildet. Frontal ist diese Cyste von einer Membran, die sich zwischen beiden Fornixschenkeln erstreckt, abgeschlossen, dorsal von einer Membran, die zwischen den atypischen Plexusformationen verläuft. Breite Kommunikation dieser Cyste mit dem Ventrikelsystem. Das vorhandene Balkenlängsbündel ist rechts stärker ausgeprägt als links.

L. TOMAS (1929): Balkenloses Gehirn mit ungleich angelegten Hemisphären. Makrogyre und mikrogyre Windungen. Subcallöse meningeale Cyste. Der III. Ventrikel wird von Ependym und der Pia überdacht. Außer der vorderen Commissur fehlen sämtliche Commissuren sowie einige Arterienäste.

Das *Septum pellucidum* fehlt. Überreste der *Lamina septi* bzw. eine rudimentäre Anlage fanden ANTON, LLOYD u. JACOBSON.

Über einen *Fornixdefekt* berichteten FRIEDMAN u. COHEN, FATTOVICH, HINRICHS, AYALA.

Die *Commissura anterior* war größer als gewöhnlich: LLOYD u. JACOBSON; doppelt so dick als sonst: KITASATO. Sie war vorhanden: POTERIN-DUMONTEL, FOERG, BIRCH-HIRSCHFELD, DOWN, SANDER, HUPPERT, HAGEN, DENY, ANTON, MARCHAND (2 Fälle), REGIRER, L. THOMAS, URQUIZA, ALBERT u. ANASTASIO. Sie fehlte partiell: PROBST, KAUFMANN, PALMERINI. Sie fehlte ganz: HOCHHAUS, DOWN, FOERG, EICHLER, SANDER, KAUFMANN, PALMERINI, MINGAZZINI, ANTON, VIRCHOW, FATTOVICH, FRIEDMAN u. COHEN, REGIRER.

ARNDT u. SKLAREK (1903): Fast vollständiger Balkenmangel bei einem 15jähr. Mädchen. Lediglich das verdünnte Genu verbindet beide Hemisphären. Fehlen der vorderen Commissur. Ein „Balkenlängsbündel" von der Stirn bis zum vorderen Occipitallappen verlaufend gibt Faserzüge an verschiedene Hirnteile ab. Übergang der vorhandenen rudimentären Balkenquerfasern beiderseits in die ventrale Kante des Balkenlängsbündels.

Gefäßanomalien: Fehlen der Arteria communis anterior (DE MORSIER), *Fehlen von Gefäßästen* (L. THOMAS). *Fehlen der Glandula pinealis* (DE MORSIER), *Fehlen der Zirbeldrüse* und des *Ganglion habenulae* (ZINGERLE).

Kombinationen mit anderen dysraphischen Störungen

COPELLO, DE MAESTRI u. DURAND (1955): 11½jähr. Patient mit geringer intellektueller Unterbegabung und Tremor. Die Obduktion ergab eine Agenesie des Corpus callosum, eine Membrana epipapillaris und eine Meningocele im Bereich der Nasenknochen mit Dysraphie im Bereich der Ossa sphenoides und ethmoides. Lacunärer Aufbau der vorderen Schädelgrube.

DE CRINIS (1928): Mißgeburt, die 3 Wochen lebte und ein unauffälliges motorisches und sensorisches Verhalten zeigte. Totale Agenesie des Corpus callosum. Kein Balkenlängsbündel. Mikrogyrien, Polygyrien, Asymmetrien beider Hemisphären, asymmetrisches Kleinhirn und rudimentäre Pons. Markscheidenentwicklung im Rückstand.

AYALA (1924): 17jähr., stark retardierter Patient. Cerebrale Krampfanfälle. Zeitweise beträchtliche motorische Unruhe. Die Obduktion ergab einen erheblichen Defekt des Balkens, vor allem des hinteren Anteiles. Linker Fornix fehlt. Vordere Commissur und Ammonshornformation links unterentwickelt. 3 markhaltige Faserzüge, die longitudinal z. T. oberhalb, z. T. unterhalb, der Rest der Balkenformation entlanglaufen. Zwischen beiden Hemisphären ragt aus dem Sulcus longitudinalis cerebri eine dritte, unpaarige Hemisphäre hervor, die histologisch einen primitiven corticalen Aufbau aufweist, mit einem Cavum im Inneren, das mit einem Seitenventrikel kommuniziert. Hypertrophie oder Hyperplasie des Induseum?

Somatische Dysplasien

Hypertelorismus (DELAGE, 1953; GOWAN u. MASTEN), Gesichtsasymmetrie (LLOYD u. JACOBSON).

VAN EPPS (1953), Fall 4: 4 Tage alter Säugling mit Cheilo-Gnatho-Palatoschisis und totaler Agenesie des Corpus callosum, Klumpfüße.

Zusammenstellung der somatischen Dysplasien unserer eigenen Beobachtungen siehe Seite 68.

Kombination mit Augenmißbildungen

Das Chiasma, die Tractus optici und die Sehnerven fehlen (LUCIEN). Beiderseitige Opticusatrophie (LLOYD u. JACOBSON). Beiderseits Katarakt (FRIEDMAN u. COHEN). Völliges Fehlen der Augen (HOJMAN).

VAN EPPS (1953), Fall 8: 11 Monate alter Säugling mit generalisierten cerebralen Krampfanfällen und bilateraler Mikrophthalmie mit Linsentrübung rechts und refraktilen Kristallen im Corpus vitrium links.

LLOYD u. JACOBSON (1938): 9jähr. weiblicher Idiot. Spastische Tetraplegie. Beiderseits Opticusatrophie mit Fehlen der Lichtreflexe. Gesichtsasymmetrie. Strabismus. Krampfanfälle. Obduktionsbefund: Fibrom im linken Seitenventrikel. Kleine Hemisphären ohne Mikrogyrien. Totale Agenesie des Corpus callosum.

Veränderungen der Hirnhäute

Pia mater in der Nähe beider Frontallappen sehr gefäßreich, verdickt, trübe und narbig (GROZ). Dura verdickt, an einigen Stellen mit der Pia verwachsen (KOSOWSKY). Fehlen der Tela chorioidea des III. Ventrikels (GIANELLI). In den weichen Häuten und subependymär Rundzelleninfiltrate und Verdickung des Ependyms (SHRYOCK, BERNARD, KNIGHTON).

Mikroskopische Befunde

Friedman u. Cohen sahen eine Verschmälerung des Marklagers, schwach entwickelte Marksubstanz und vereinzelt Ausfälle von Achsencylindern und Gliavermehrung. Verwachsen der Thalami und Nuclei caudati: Heterotopien im Marklager des vorderen Kleinhirns. Vergrößert waren die Ventrikel, das Putamen, das Claustrum und der Plexus chorioideus. Verkleinert waren das Pallidum, die Capsula interna und die Tractus optici sowie die Pons (Hinrichs). Starke Verschmälerung des Marklagers, Hydrocephalus internus, verkleinerte Stammganglien, gut entwickelter Schichtenaufbau der Rinde, zweite, dritte und fünfte Schicht zellarm, mit neuroblastenähnlichen Pyramidenzellen. Nekrotische Herde mit Fettkörnchenzellen im Marklager und leichter Astrocytenwucherung (Hiresaki).

Eigene Beobachtung 18: Im linken Frontal- und Parietallappen Heterotopien, die eine walzenförmige Formation bilden. In linksseitigen, vorderen und mittleren Abschnitten der linken Großhirnhemisphäre bis in Höhe der Substantia nigra ist kein Ventrikel nachweisbar. Die linke Arteria cerebri anterior fehlt.

Eigene Beobachtung 27: Multiple Hirnmißbildungen, Rindenheterotopien, Fornixanomalie, Ammonshornmißbildungen.

Kombinationen mit Atresie des Aquaeductus Sylvii, mit einem Teratom und anderen Mißbildungen

Van Epps (1953), Fall 1: 3 Wochen alter Säugling. Die Obduktion ergab eine komplette Agenesie des Corpus callosum mit einem Teratom im Bereich der Hypophyse, bis in den Nasopharynx reichend. Es bestand gleichzeitig eine Atresie des Aquäduktes, der IV. Ventrikel war unvollständig entwickelt. Cheilo-Gnatho-Palatoschisis.

Van Epps (1953), Fall 5: 6 Tage alter Säugling, der im Alter von 35 Tagen starb. Zunehmender Hydrocephalus (40,5 cm), bilateraler Verschluß des Ductus lacrimalis, Atresie des Foramen Luschkae und Magendie. Außerdem fand sich eine Cyste oberhalb des Cerebellums, mit dem IV. Ventrikel kommunizierend, Agenesie des Vermis cerebelli. Hypoplasie der Kleinhirnhemisphären.

Van Epps (1953), Fall 12: Ebenfalls Atresie des Foramen Luschkae und Magendie.

Kombinationen mit Mißbildungen im Thorax-Abdomen-Bereich

Cameron u. Nicholls (1921): Partielle Agenesie des Corpus callosum. Der Magen lag völlig im Thorax.

Rosenthal-Wisskirchen (1967), Fall 3: 9½ Wochen altes weibliches Frühgeborenes mit vielen somatischen Dysplasien mit offenem Foramen ovale und teilweise offenem Ductus arteriosus Botalli.

Eigene Beobachtung 23: Herzmißbildung, Truncus arteriosus communis.

Kombination mit Hemmungsmißbildung im Bereich der oberen Halswirbelsäule

Van Epps (1953), Fall 6: 8 Monate alter Säugling mit verzögerter Entwicklung. Der Arcus posterius und Processus spinosus des Atlas waren nicht angelegt.

Kombination mit Cystenbildung

Merkel: Partieller Balkenmangel. Doppelfaustgroße, mediane Cyste der medialen Wand des Hinterhorns, die in breiter Kommunikation mit dem Ventrikelsystem steht. Die Konvexität besteht nur aus den weichen Hirnhäuten.

Juba: 5jähr. Säugling mit totalem Balkenmangel, mit mächtiger zwischen den Großhirnhemisphären gelegener Cyste. Gleichzeitig Mikrogyrien. Heterotopien, Hypoplasie des Hemisphärenmarkes.

MONAKOW: 4 Monate alter Säugling mit Mikrocephalia vera mit vollständigem Balkenmangel und Mißbildungen der Großhirnhemisphären mit ausgedehnter Aplasie der medialen Windungen und des Frontalhirnes. An deren Stelle liegt eine zwischen den Hirnhälften gelegene, bis zum Occipitalpol reichende Cyste, die in ihrem vorderen Anteil durch einen medialen Sulcus eine angedeutete Zweiteilung erkennen läßt. Die mit dem Ventrikelsystem kommunizierende Cyste ist von Ependymzellen ausgekleidet.

Weitere Angaben vgl. MINGAZZINI, ERNST u. a.

XXII. Agenesien des Corpus callosum, kombiniert mit Lipomen der Balkenregion

ROKITANSKY wies 1856 auf das gemeinsame Vorkommen von Agenesie des Corpus callosum mit einem Balkenlipom hin. Solche Lipome können asymptomatisch bleiben und werden erst autoptisch zufällig entdeckt (HUDDLESON); oder aber Kopfschmerzen, cerebrale Anfälle, Hemiparesen oder ein Zurückbleiben in der geistigen Entwicklung geben Veranlassung zu neurologischer Untersuchung mit Röntgenaufnahmen des Schädels, die diese Tumoren aufdecken.

Lipome der Balkenregion sind selten. Nach ANDERSON sind bis 1953 39 derartige Beobachtungen mitgeteilt worden, davon nur 7 präoperativ.

Nach BAILEY kommen Lipome unter allen intrakraniellen Tumoren nur in 0,5% der Fälle vor. Sie werden am häufigsten, nämlich in 28%, im Balkenbereich angetroffen (HUBER, HAMMER u. SEITELBERGER, 1953).

Die Entwicklung eines Lipoms im Balkenbereich kann zu einem Balkendefekt dadurch führen, daß die Tumoranteile das Auswachsen der Balkenformation nach dorsal hemmen und vorzeitig zum Stillstand bringen. In anderen Fällen sitzt die Fettgeschwulst bzw. das Fettgewebe dem ausgebildeten, jedoch verdünnten Balken auf.

Der partielle Balkenmangel ist im ersteren Falle also sekundär (KIRKBRIDE, 1903; SURY, 1907; ERNST, 1907; HÜBSCHMANN, 1921). Bei hochgradigem bzw. totalem Balkenmangel erscheint die Frage berechtigt, ob neben der Lipombildung eine unabhängige, also primäre Balkenagenesie vorliegt (HUDDLESON, 1928).

Das Fettgewebe entwickelt sich nach HUDDLESON an dieser ungewöhnlichen Stelle aus Mesenchymzellen. Die Annahme von präexistierendem Fettgewebe sei zwar nicht auszuschließen; die Hypothese einer Keimversprengung setze jedoch voraus, daß nur ein kleiner, hirnunwichtiger Teil des versprengten Materials, eben das Fettgewebe sich entwickele, was wenig Wahrscheinlichkeit hat.

Nachstehend bringen wir einige gekürzte Kasuistiken von Lipomen im Balkenbereich:

BENJAMIN (1858): Rechtsseitig gelähmte Kranke mit cerebralen Krampfanfällen. Im Bereich des Balkens bindegewebig abgekapseltes Lipom, dessen gestielter Fortsatz in den rechten Seitenventrikel reicht und mit dem Plexus chorioideus verwachsen ist.

PARROT (1869): 2;8 Jahre altes Mädchen. Streifenförmiges Lipom mit 2 Fortsätzen längs der Vena Galeni und 2 Knötchen in der Tela chorioidea.

KIRKBRIDE (1903, zit. n. ERNST): 54jähr. Patient. Streifenförmiges Lipom in Verbindung mit dem Plexus chorioideus. Partieller Balkenmangel.

WÜST (1903): 14jähr. Mädchen. Seit dem 2. Lebensjahr generalisierte cerebrale Krampfanfälle. Körperlich und psychisch retardiert, nicht bildungsfähig. Neurologisch: Hemiplegie rechts. An Stelle des Balkens fand sich ein z. T. verkalktes, von Pia bedecktes Lipom, das in die linke Großhirnhemisphäre hineinreichte.

SURY (1907): Streifenförmiges Lipom mit Knochen. Partieller Balkenmangel.

ERNST (1907): Bügelförmiges Lipom. Partieller Balkenmangel.

HÜBSCHMANN (1921): 3jähr. Junge, psychisch erheblich unterentwickelt. Generalisierte cerebrale Krampfanfälle. Partieller Balkenmangel, nur vordere Anteile und Knie waren vorhanden, mit aufsitzendem Lipom. HÜBSCHMANN ist der Ansicht, daß der Balkendefekt nicht durch die Geschwulstentstehung bedingt ist, sondern daß beide Vorgänge auf ein und derselben Entwicklungsstörung beruhten.

HUDDLESON (1928) teilte den Befund eines 46jähr. Schriftsetzers mit, der weder psychische noch neurologische Störungen aufwies und an einem Oesophagus-Carcinom starb. Autoptisch fand sich ein eiförmiges, walnußgroßes Lipom bei gleichzeitigem Balkenmangel.

RUBINSTEIN (1932): 30jähr. Patient. Seit der Kindheit cerebrale Krampfanfälle. Strabismus convergens; Brustskoliose; verlangsamte Sprache. Der Balken fehlt bis auf Reste des Genu, des Rostrum und der Lamina rostralis. In diesem Bereich Lipome. Fehlen des Septum pellucidum und des Psalteriums; abnormer Verlauf der Columnae fornicis; Unterentwicklung der Tela chorioidea.

GANDER (1937): 29jähr. Mann mit Meningitis, Tod nach elfwöchiger Krankheitsdauer. Autopsie: lipomatöse Geschwulst des Balkens.

JUBA (1937): Partieller Balkenmangel bei einem Erwachsenen. Nach Ansicht des Autors hat die embryonale Fettgeschwulstbildung auf die Differenzierung der Balkengegend schädlich eingewirkt.

MERKEL (1941): 57jähr. Frau, die an einem Pemphigus verstarb. Keine psychischen oder neurologischen Auffälligkeiten. Die Autopsie ergab ein Lipom, das sich um Rostrum und Splenium wand. Es war mit gelbweißem Fettgewebe im Plexus chorioideus verbunden. Die Fettgeschwulst war vorn 7 mm, hinten 6 mm breit und vom umgebenden Hirngewebe gut abgesetzt.

ROSENTHAL-WISSKIRCHEN (1967), Fall 7: 44jähr. Frau, unzulängliche Anamnese. Tod durch Lungentuberkulose. Partieller Balkenmangel. Die vorderen Teile des Balkens sind durch ein ausgedehntes Lipom hochgradig geschädigt. Auf der Höhe des Thalamus hat sich das Lipom weiter ausgedehnt; der Balken ist nicht mehr nachweisbar. Dafür tritt jetzt beiderseits das Balkenlängsbündel auf. Es findet sich an typischer Stelle in Nachbarschaft des Gyrus cinguli und schließt, wie üblich, mit Fornix und Plexus den Ventrikel ab. „Es ist wichtig, daß hier, wie in dem ebenfalls mit einem Lipom verbundenen Fall von JUBA (1937), mit dem Aufhören des Balkens das Balkenlängsbündel beginnt."

Weitere Lipome im Bereich des Balkendefektes wurden von HONDA u. SHIRAI (1933), SCHEIDEGGER (1939), Osteolipom), LIST, HOLT u. EVERETT (1946), KINAL, RASMUSSEN u. HAMBY (1951), LUTEN (1951) sowie NORDIN, TESLUK u. JONES (1955) beschrieben.

Die Röntgenübersichtsaufnahmen des Schädels lassen bei Balkenlipomen Aufhellungszonen erkennen: Im a. p.-Strahlengang liegt diese Zone in der Medianebene, auf dem Seitenbild in der Gegend des Corpus callosum bzw. etwa in Höhe eines Vorderhorns des Seitenventrikels. Mitunter ist die Aufhellungszone an den Randkonturen von einer kalkdichten Verschattung umgeben (ANDERSEN; SMITH u. WEAVER, MULLEN u. HANNAN u. a.). Infolge verminderter Strahlenabsorption des Fettgewebes sind für Balkenlipome typische Aufhellungszonen mit einer umgebenden Verkalkungszone pathognomonisch.

Im Pneumencephalogramm werden die Seitenventrikel durch das Lipom weit auseinandergedrängt dargestellt.

Bei der Arteriographie zeigt die Arteria cerebri anterior einen gestreckten und nach oben dorsal abgeknickten Verlauf.

BANNWARTH (1939): 26jähr. Patientin. Seit dem 6. Lebensjahr Anfälle. Neurologisch unauffällig. Röntgenologisch: Große, birnenförmige symmetrische Verkalkung in den vorderen Abschnitten des Hirnschädels. Pneumencephalogramm: Erheblich aus der Medianlinie verdrängte und medial eingebuchtete Seitenhörner.

MULLEN u. HANNAN (1950) berichteten von einem 2½jähr. Jungen, bei dem „epileptiforme" Anfälle mit und ohne Bewußtlosigkeit auftraten. Erheblicher Rückstand in der körperlichen und geistigen Entwicklung. Röntgenologisch fand sich eine an der Begrenzung verkalkte, kontrastgebundene Masse. Im Pneumencephalogramm war eine Diastase der erweiterten Seitenventrikel festzustellen; der ebenfalls erweiterte III. Ventrikel befand sich an regelrechter Stelle.

Differentialdiagnostisch sind die Balkenlipome gegenüber Gliomen des Corpus callosum und cystischen Erweiterungen des Septum pellucidum verhältnismäßig einfach abzugrenzen.

Das Fettgewebe kann in kleineren Knötchen verstreut oder in größeren Knoten zusammenliegen; oft sind die Tumoren streifen- bzw. bügelförmig (Ernst). Die Lipome können die Oberfläche der Balkenformation bedecken und dabei um Genu und Splenium herumreichen. In das darunterliegende Balkengewebe sind sie nach Krainer mehr oder weniger tief eingesenkt und vom Marklager des Balkens stets durch eine Lage Bindegewebes geschieden.

Über *Balkenlipom-Operationen* berichteten:

Gaupp u. Jantz (1942): 19jähr. Patient. Seit dem 8. Lebensjahr generalisierte cerebrale Krampfanfälle; seit dem 11. Lebensjahr zunehmende Dystrophia adiposogenitalis, die sich nach 2 Jahren weitgehend zurückbildete. Nach der Schulentlassung umständlich, verlangsamt und interesselos.

Neurologisch: keine Auffälligkeiten. EEG: Verdacht auf Herdprozeß parietal rechts.

Pneumencephalogramm: Seitenventrikel symmetrisch auseinandergedrängt, III. Ventrikel plump und nach occipital verschoben. Projektion der Kalkschale in das Ventrikelsystem. Diagnose: Tumor im Bereich des Balkens oder in der Septum pellucidum-Region.

Operativ ließ sich der im Bereich des Balkens liegende Tumor nicht in toto entfernen. Der Patient verstarb am 9. Tag nach der Operation. Keine Obduktion. Die feingewebliche Untersuchung des operativ entfernten Tumoranteiles ergab Fettgewebe mit einer derben, bindegewebigen und zum Teil verkalkten Kapsel.

Tanaka (1951): 13jähr. Junge. 3 Monate nach der Geburt cerebraler Krampfanfall. Seit dem 3. Lebensjahr zunehmend Kopfschmerzen, Erbrechen, Nausea und Schwindelgefühl, ferner generalisierte, cerebrale Krampfanfälle.

Neurologisch: Herabsetzung des Sehvermögens links; beiderseits Stauungspapille, Einengung des Gesichtsfeldes.

Pneumencephalogramm: Symmetrisch erweiterte Seitenventrikel, III. Ventrikel nicht dargestellt. Ventrikulographie: Lipiodol gelangte nicht in den III. Ventrikel.

Teilweise operative Entfernung eines hämangiomatösen Lipoms, das das Foramen Monroi verschlossen hatte. Der Patient verstarb am 6. Tage nach der Operation an Kreislaufversagen. Keine Obduktion.

Huber, Hammer u. Seitelberger (1953): 13jähr. Junge. Drei Wochen vor der Klinikaufnahme erstmalig cerebrale Krampfanfälle.

Neurologisch: Pupillen entrundet; Innervationsschwäche des rechten Facialis-Mundastes, Gaumensegel bei der Phonation rechts weniger gehoben.

Röntgen-Leeraufnahmen des Schädels: Zwei Querfinger über der Sella median gelegener etwa walnußgroßer, von einer Kalkschale umgebener Verschattungsbezirk.

Pneumencephalogramm: Keine Füllung der Ventrikel. Ventrikulographie: Zwischen den Vorderhörnern der Seitenventrikel gelegener, verkalkender, pflaumengroßer Tumor im Bereich des Septum pellucidum.

Operativ wurde ein zwischen den Hemisphären liegender Tumor in toto entfernt, der mit dem Dach des III. Ventrikels verschmolzen war. Weite Eröffnung der Seitenventrikel und des III. Ventrikels. Bei Zug an den Haftstellen des Tumors trat Tachykardie auf. Der Patient verstarb am Abend des Operationstages unter den Zeichen einer schweren, vegetativen Dysregulation.

Neuropathologischer Befund: Balken, Septum pellucidum, Fornices und die Tela chorioidea fehlen. Die feingewebliche Untersuchung ergab ein Fibrolipom, zwischen den Geschwulstanteilen angelagertes Hirngewebe sowie Kalkablagerungen. Keine Obduktion.

Bis in die Mitte der 50er Jahre wurde immer wieder die Wichtigkeit der exakten Diagnosestellung betont, weil operative Eingriffe zur Entfernung dieser Tumoren wegen der unvermeidlichen Verletzungen der Arteriae cerebri anteriores Mißerfolge waren (SMITH u. WEAVER, 1953; BRANDENBURG u. KETZ, 1955, u. a.). Konservative Behandlung brachte die relativ geringfügigen Beschwerden dieser Patienten fast vollständig zum Verschwinden (SMITH u. WEAVER). Eine vollständige Entfernung des Lipoms erwies sich durchweg als unnötig.

XXIII. Die differentialdiagnostische Abgrenzung gegenüber den Fehlbildungen des Septum pellucidum

1. Die Ontogenese

Die Entstehung der Kavitäten des Septum pellucidum läßt sich aus der Ontogenese der Laminae des Septum pellucidum ableiten.

Das Cavum septi pellucidi hat im 7. Embryonalmonat seine größte Ausdehnung; es reicht dann vom Genu bis zur Cauda corporis callosi und bildet sich, unter Zusammenlegung der Laminae von hinten nach vorn (RETZIUS, LIBER, WOLF u. BAMFORD), in der Zeit vom 8. bis 9. Fetalmonat bis zur Geburt (VAN WAGENEN u. AIRD; LA ROCHE u. BAUDEY, 1961) zurück. Im allgemeinen verwachsen die beiden Septumblätter vollständig bzw. weitgehend, so daß die Kavität in diesen Fällen verschwindet.

Zur Ontogenese liegen im wesentlichen drei Theorien vor:

1. Das Cavum septi pellucidi ist ein abgeschnürter Teil der Spalte zwischen beiden Hemisphären. Die Abschnürung erfolgt durch die Commissurenbildungen des Corpus callosum, der vorderen Commissur und des Fornix (REICHERT, 1859).

2. Das Cavum septi pellucidi ist eine sekundäre Spaltbildung, die sich in der Glia nach Verschmelzung des medialen Palliums vollzieht (MARCHAND, 1891).

3. Das Cavum septi pellucidi entsteht durch Einschmelzung in der vorher soliden Commissurenplatte (HOCHSTETTER, 1919) *.

Die Theorie von HOCHSTETTER hat sich allgemein durchgesetzt; sie soll deshalb etwas ausführlicher dargestellt werden. Nach seinen Untersuchungen entwickelt sich das Septum pellucidum im 3. Fetalmonat aus Teilen der Commissurenplatte, die aus der Lamina terminalis entstanden ist und die rostral der Foramina interventricularia beide Großhirnhemisphärenblasen in mehreren Wachstumsschüben und -richtungen miteinander verbindet. Durch diese verdickte Platte (paraterminaler Körper) ziehen die Commissurenfasern des Balkens und der Commissura rostralis. In den hinteren Abschnitten verlaufen die Fornixfasern in Richtung Zwischenhirn und bilden die Anlagen der Columnae, des Corpus und der Crura fornicis. Der bereits vorhandene Balkenanteil wächst in fronto-occipitaler Richtung unter Verbreiterung hinterer Anteile der Commissurenplatte durch Intussuszeption und nicht, wie zunächst angenommen, durch sekundäre Verwachsung der Anteile beider medialer Hemisphärenflächen. Der beschriebene Anteil der Commissurenplatte — zwischen Fornixanlage, Commissura rostralis und Balkenanlage gelegen — bildet das Septum pellucidum, das die mediale Abgrenzung der Vorderhörner der Seitenventrikel darstellt. Mit fronto-occipitaler Ausdehnung der Balkenanlage und mit Zunahme des Abstandes zwischen dem Genu des Balkens und dem sich bildenden Fornix, wächst und dehnt sich auch die Septumanlage aus. Während dieses Auswachsens treten in der anfänglich solide angelegten Scheidewand Gewebseinschmelzungen auf, aus denen kleinere, flüssigkeitsgefüllte Kavitäten entstehen. Wenn diese kleinen Hohlräume konfluieren, entsteht das einheitliche Cavum septi pellucidi.

* SPATZ fand bei einem Katzenfetus (kurz vor der Geburt getötet) an der charakteristischen Stelle in der Medianlinie des Septums eine durch Ansammlung von gliösen Gitterzellen gekennzeichnete Einschmelzung (Persönliche Mitteilung). — In einer in der Drucklegung befindlichen Monographie von H. SOLCHER finden sich Bestätigungen des Hochstetterschen Befundes bei menschlichen Feten aus der „Frühfetalzeit“.

2. Phylogenese des Septum pellucidum

Stephan u. Andy (1962) untersuchten die Größe des Septum unter phylogenetischen und funktionellen Gesichtspunkten bei 14 Insektivoren-Arten, 6 niederen Primaten und einer Art, die zwischen diesen einzugliedern ist (Tupaia). Die relative Größe des Septum im Verhältnis zum Gesamthirn vermindert sich von etwa 2% bei den Soriciden auf 0,6—0,7% bei den anthropoiden Affen. Diese relative Abnahme beruht aber ausschließlich auf der Vergrößerung anderer Hirnabschnitte, vor allem des Neocortex. Die absolute Größe des Septum nimmt innerhalb der hier untersuchten Evolutionsphase generell sogar zu. Allerdings besteht keine enge Korrelation zwischen dem Grad dieser Zunahme und dem jeweils erreichten Entwicklungsstand, dessen Maßstab die Größe des Neocortex ist. Die besten Größenkorrelationen zwischen dem Septum und den hier untersuchten Hirnteilen bestehen zum Hippocampus und zum Schizocortex. Die Größenentwicklung des Septum geschieht unabhängig von der des Bulbus olfactorius. Eine ziemlich gute Größenkorrelation besteht zwischen dem Septum und dem Diencephalon.

3. Anatomie des Septum pellucidum

Liber (1939) hält das Septum für einen der variabelsten Gehirnabschnitte, bei dem die Ansichten über die Ontogenese, über Form und Ausdehnung, den histologischen Bau und die Funktionen weit auseinander gehen.

Das Septum pellucidum, in der Mittellinie des Gehirns gelegen, stellt eine dünne vertikale Scheidewand dar, die aus zwei Laminae besteht, die in ihrer größten Ausdehnung durch einen engen, spaltförmigen Zwischenraum, die Höhlung des Septum pellucidum, die nicht mit dem Ventrikelsystem kommuniziert, getrennt sind. Cranial ist das Septum an der Unterfläche des Truncus corporis callosi befestigt, caudal wird es vom Corpus des Fornix und den Columnae begrenzt, und rostral vom nach unten biegenden Teil (Genu) des Corpus callosum. Das Septum hat etwa Dreiecksform, es ist vorn breiter als hinten. Der untere Winkel entspricht dem oberen Teil der Commissura anterior sive rostralis. Die Lateralflächen jeder Lamina bilden die Medianflächen beider Vorderhörner und mittlerer Teile der Seitenventrikel; sie sind dementsprechend mit Ependym ausgekleidet. Die Laminae enthalten sowohl graue als auch weiße Substanz. Die Blutversorgung erfolgt durch eine Gruppe dünner zentraler Arterien, die aus der Arteria cerebri anterior stammen.

4. Physiologie der Septumregion

Im 17. Jahrhundert, das von der Vorstellung beherrscht war, die Seele lasse sich in einzelnen Teilen des Zentralnervensystems lokalisieren, erklärte Kenelm Digby (1603—1665) das Septum pellucidum als den Sitz der Seele. Noch in den zwanziger Jahren dieses Jahrhunderts waren unsere Kenntnisse über die Funktionen des Septum außerordentlich mangelhaft.

Young (1926) nahm an, daß das Septum pellucidum dem Bulbus olfactorius und dem Hippocampus einerseits und dem Hypothalamus andererseits zwischengeschaltet sei; eine Beziehung dieser Hirnteile mit dem Geruchsystem sei naheliegend. Puusepp, der sich eingehend mit den Entwicklungsstörungen dieser Formation beschäftigte (1926, 1942), glaubte nicht, daß sich ihre Rolle nur auf die Trennung der Vorderhörner beschränke. Einen bedeutenden Fortschritt brachten die Reizversuche von Kabat,

MAGOUN u. RANSON (1935); nach elektrischer Stimulation des Septum wurden Blutdrucksenkung und (1936) Blasenkontraktionen beobachtet. Bei Reizung des Balkenknies und des Gyrus genualis stellten die Autoren (1935) Blutdruckabfall fest.

Unsere heutigen, sehr differenzierten Kenntnisse verdanken wir den systematischen klassischen Untersuchungen von HESS, BRÜGGER u. BUCHER (1946). Die Reizungen * erfolgten ebenso wie schon bei KABAT, MAGOUN u. RANSON am frei beweglichen, wachen Tier, um das Gesamtverhalten beobachten zu können.

HESS, BRÜGGER u. BUCHER reizten bei Katzen das ventrale Septumgebiet. Sie erreichten Abwehrreaktionen wie in der „Intermediärzone" der Area praeoptica und des Hypothalamus. Vegetative Symptome und Syndrome wie Blutdrucksenkung, Salivation, Hacheln, Harn- und Kotentleerung traten auf. Letztere erfolgten unter Umständen gleichzeitig mit der affektiven Abwehrreaktion, also nicht als koordinierter Akt in adäquater Stellung. Doch sahen die Verfasser bei Reizung mit niedriger Spannung (1 Volt) vereinzelt auch einen Entleerungsakt in der typischen Position, auffallend begleitet von Knurren und kurzen Ansätzen zum Fauchen. Bei höherer Spannung wurde der Kot nicht mehr richtig abgesetzt, sondern ging beispielsweise während des Gehens ab.

Zu den basal-septal ausgelösten Symptomen gehörten schließlich auch Gähnen, Schnuppern, gelegentliches Lecken und Schlucken. Motorische Effekte fanden die Autoren nur in einem einzigen Fall. Sie bestanden in ipsilateralen Lid- und Schnurrbartbewegungen im Rhythmus der Reizimpulse.

Bei Reizung des dorsalen (supraforaminalen) Septumabschnitts kam nie die volle Abwehrreaktion zur Auslösung. Das Tier fauchte nur ab und zu, oder es sträubte die Haare; es knurrte häufig, aber ohne aggressiven Charakter. Die vegetativen Symptome waren dieselben wie im basalen Septum, also Salivation, Hacheln, Harn- und Kotentleerung. Diese erfolgte meist in konformer Stellung, d. h. mit gesenktem Hinterkörper, gehobenem Schwanz und vorgestrecktem Kopf. Bei Reizung im dorsalen Septum kam es sogar vor, daß die Katze erst schnuppernd den Ort der Defäkation aussuchte, sich einmal um sich selbst drehte, dann die typische Stellung einnahm, worauf Preßbewegungen einsetzten, durch die nach und nach ein Kotballen ausgestoßen wurde. Die Katze beschnupperte ihn und machte dann die „symbolische" Scharrbewegung, wie zum Verdecken der Exkremente. HESS u. Mitarb. hoben hervor, daß der septale, circumscript angesetzte elektrische Reiz somit den ganzen Mechanismus zum Spielen gebracht habe, der physiologischerweise bei der Katze zur Defäkation gehört.

Einen auffallenden Effekt konnten die Verfasser bei Reizung im dorsalen Septum einmal beobachten, als die Katze gerade mit dem üblichen Putzen beschäftigt war. Auf den Reiz hin unterbrach sie ihre Tätigkeit und schaute in starrer Haltung, wie gebannt, vor sich hin. Nach dem Reizschluß trat sofort die Lösung der katalepsie-ähnlichen Starre ein. Nach kurzem Miauen mit aufbegehrendem Tonfall wurde die unterbrochene Reinigung wieder aufgenommen. In anderen Fällen schnupperte die Katze auf die Reizung hin umher, fing an zu knurren oder ergriff die Flucht. In wieder anderen Fällen sah sie suchend um sich oder

* Reizung nach Hess'scher Methode mittels bicraniell angesetzter Elektroden. Wirkung der feindosierten elektrischen Impulse gelangt am *wachen*, völlig *frei beweglichen* Tier zur Beobachtung. Gereizt wurde mit pulsierendem Gleichstrom. Jede Reizstelle wurde systematisch bei verschiedenen Spannungen von 0,5—4 Volt geprüft. Die blanken Elektrodenspitzen waren 1—2 mm lang und 0,25 mm im Durchmesser.

führte Leck- und Schluckbewegungen aus, manchmal floß auch Speichel aus der Mundspalte ab.

Im Anschluß an dorsale Reizung stellte man mehrfach ein heftiges Sich-Belecken und Bekratzen fest, als bestünden am ganzen Körper Juckreize. Motorische Symptome traten nur auf, wenn entweder hohe Reizspannungen angewandt wurden (Stromschleifenwirkung) oder wenn gleichzeitig auch der Balken gereizt worden war. Sie bestanden in symmetrischen Bewegungsstößen im Rhythmus der Reizimpulse, die am Kopf beobachtet wurden. Dieser Effekt griff unter Umständen auf den Vorderkörper über. Auch bilaterales Ohr-, Lid- und Schnurrbartzucken kam vor. Bezeichnend war für diese Symptome ihr rasches Abklingen.

Zur Klärung der Frage, ob sich die Septumsymptome in dorso-rostraler Richtung in den Balken und in das angrenzende Stirnhirn verfolgen ließen, tasteten Hess, Brügger u. Bucher auch diese Gebiete elektrisch ab. Die Symptomatik des Balkens wies hauptsächlich motorische Effekte auf, in Form von Bewegungsstößen, die sich im Rhythmus der Reizimpulse aneinanderreihten. So erhielten die Verfasser zum Beispiel ein Aufwärtszucken von Kopf und Vorderkörper, ferner bilaterales Ohr-, Lid- und Schnurrbartzucken, unter Umständen symmetrisches Zucken des ganzen Gesichts einschließlich Kiefer und Zunge. Bei Reizung am Balkenknie kam es zu Kau- und Leckautomatismus, d. h. in autonomem Rhythmus. Sämtliche motorischen Wirkungen, einschließlich Kau- und Leckautomatismus, waren gekennzeichnet durch ihr auffallend rasches Abklingen bis zum Erlöschen, noch während die Reizung im Gange war. Bei Wiederholungen waren diese Effekte jeweils wesentlich schwächer oder traten überhaupt nicht mehr auf. In diesem Verhältnis besteht nach Meinung der Verfasser ein auffälliger Kontrast zu den motorischen Symptomen, die subcortical, speziell im Gebiet des Diencephalon ausgelöst werden. Hier bleibt die Intensität der Reizwirkung in der Regel selbst bei längerer Reizung konstant.

Bei Reizung im Balken konnten die Verfasser an vegetativen Effekten bloß Atembeschleunigung und Salivation feststellen. Hacheln oder Effekte, die zur Miktion oder Defäkation in Beziehung stehen, konnten nie beobachtet werden. Ebensowenig ließen sich aus dem Balken Symptome affektiver Erregung hervorrufen.

Zusammenfassend stellten Hess, Brügger u. Bucher fest: es besteht weitgehende Übereinstimmung der Effekte des dorsalen und ventralen Septumgebiets, wie Kot- und Harnentleerung, Schnuppern, Hacheln und Lecken. Relativ betrachtet war die Häufigkeit der Effekte im ventralen Septum eher größer, speziell im Hinblick auf die Harn- und Kotentleerung. Ausdrücklich verschieden verhielten sich die beiden Septum-Abschnitte hinsichtlich der Abwehrreaktion; sie ließ sich nur durch Reizung im ventralen Septum auslösen. Die Versuche zeigten, daß zwischen Hypothalamus, Area praeoptica und Septum recht enge funktionelle Beziehungen bestehen, trotz einiger bemerkenswerter Unterschiede insofern, als koordinierte Harn- und Kotentleerungen am häufigsten im Septum, Hacheln dagegen in der Area praeoptica, Bewegungsdrang im Hypothalamus posterius hervorgerufen wurden.

Was nun das Corpus callosum und das angrenzende Frontalhirn (Gyrus genualis) betraf, fanden die genannten Verfasser außer Leckautomatismus, der in zwei Fällen durch Reizung des Balkenknies ausgelöst worden war, keinen einzigen der koordinierten Mechanismen, die für die untersuchten subcorticalen Gebiete charakteristisch war.

5. Entwicklungsstörungen des Septum pellucidum

a) Das Cavum septi pellucidi und das sogenannte Cavum Vergae

Betrachtet man die Formation des Septum pellucidum von oben, so erkennt man zwei von den Lamellen des Septum und von Balkenanteilen umgebene Hohlräume *. Beide, vorderer und hinterer Hohlraum, sind entweder in der Mitte völlig voneinander getrennt oder sie verlaufen in der Mitte sich verengernd konisch zu und bilden einen Isthmus, auch Aquaeduct genannt. Er trennt normalerweise das Cavum septi pellucidi vom dorsal gelegenen sogenannten Cavum Vergae. Doch kann der Aquaeduct auch völlig fehlen, vor allem bei starker cystischer Erweiterung, so daß ein einheitlicher großer Hohlraum entsteht.

MINGAZZNI zitiert SILVIO DE LA BOE, der 1671 schrieb: „Corpus callosum, ubi in septum pellucidum incipit attenuari, hiatum habere, ipsum etiam septum quamvis tenuissimum, in partes duas nonumquam dirimentem, cum admiratione ... observavimus et spectatoribus nostris demonstravimus iam aliquotiens."

DUNCAN spricht 1678 von „la petite cavité", nach ihm auch Duncanshöhle genannt. Auch VICQ D'AZYR erwähnt das Cavum. FRÉDÉRIC COUVIER (1773—1838), Professor und Konservator am Kabinett für vergleichende Anatomie in Paris, benannte das Cavum septi pellucidi „Ventriculus quintus".

Das nach VERGA benannte Cavum bildet einen medialen Spaltraum, der hinter dem Fornix, der Unterfläche des Balkens und dem Psalterium und der Commissura hippocampi gelegen ist.

Die Kavität wurde bereits vor VERGA, der 1851 wegen seiner Erstbeschreibung Prioritätsansprüche gegenüber FERRARIO geltend machte, beschrieben. Andere Bezeichnungen sind: VI. Ventrikel, Fornixventrikel, Ventrikel von Strambio, Ventriculus fornicis, Ventriculus triangularis, Tricorne medium.

Die Kommunikation von Cavum septi pellucidi und Cavum Vergae mit dem Ventrikelsystem ist nach VICQ D'AZYR, SANTORINI, VERGA und DANDY artefiziell und nicht anlagebedingt. Die Verbindungen mit den Seitenventrikeln und dem III. Ventrikel können durch eine oder mehrere Öffnungen bestehen (auch als Foramen Vieussenii oder Foramen Mihalowski bekannt). Auch BERGLEITER u. FEKAS sehen diese Öffnungen als artefiziell an und als nicht-präformiert wie die intraventrikulären Foramina; das zeige, neben ihrer inkonstanten Lokalisation, Größe und Zahl besonders der Umstand, daß ihre Ränder gratig und uneben seien. DANDY meint, die Öffnung liege in der dünnsten Stelle der Septumwand. LISS und MERVIS geben 3 Variationen am ausgebildeten Gehirn an: 1. Vollständiger Schluß des Cavum mit Verschmelzung beider Laminae zum Septum pellucidum: mehr als 50%. 2. Fast vollständiger Schluß mit lockerem weichem Gewebe im zentralen Anteil: etwa 25%. 3. Erweitertes Cavum septi pellucidi: weniger als 25%.

In der 2. Gruppe befinden sich die Reste des Cavum zumeist im vorderen Anteil des Septum, weniger oft im zentralen und am wenigsten im hinteren Anteil (obliteriertes Cavum Vergae). In der 3. Gruppe ergibt der Vergleich der Auskleidung des Ventrikels und des Cavum keinerlei Unterschiede.

Das erweiterte Cavum septi pellucidi ist mit wasserklarer Flüssigkeit gefüllt. Bei den akut mit dem Ventrikelsystem kommunizierenden cystischen Erweiterun-

---

* Etwas grundsätzlich Anderes sind die zystischen, schnellwachsenden Tumoren des Septum pellucidum und die von der Paraphyse (FOERSTER) ausgehenden Tumoren am Dach des III. Ventrikels (siehe Seite 167).

gen des Cavum entspricht die Flüssigkeit dem Ventrikelliquor. Die chemische Zusammensetzung der Flüssigkeit in nichtkommunizierenden Kavitäten ist unbekannt (Grahmann u. Peters). Über ihre Herkunft gibt es verschiedene Theorien:

1. Die Flüssigkeit stammt aus den Seitenventrikeln und gelangt durch Transsudation in das Cavum (Testut u. Reichert).

2. Die Flüssigkeit gelangt aus dem Blutplasma der Gefäße der Cavumwände oder deren unmittelbaren Umgebung durch Dialyse oder Ultrafiltration in das Cavum (Bannwarth, Dandy).

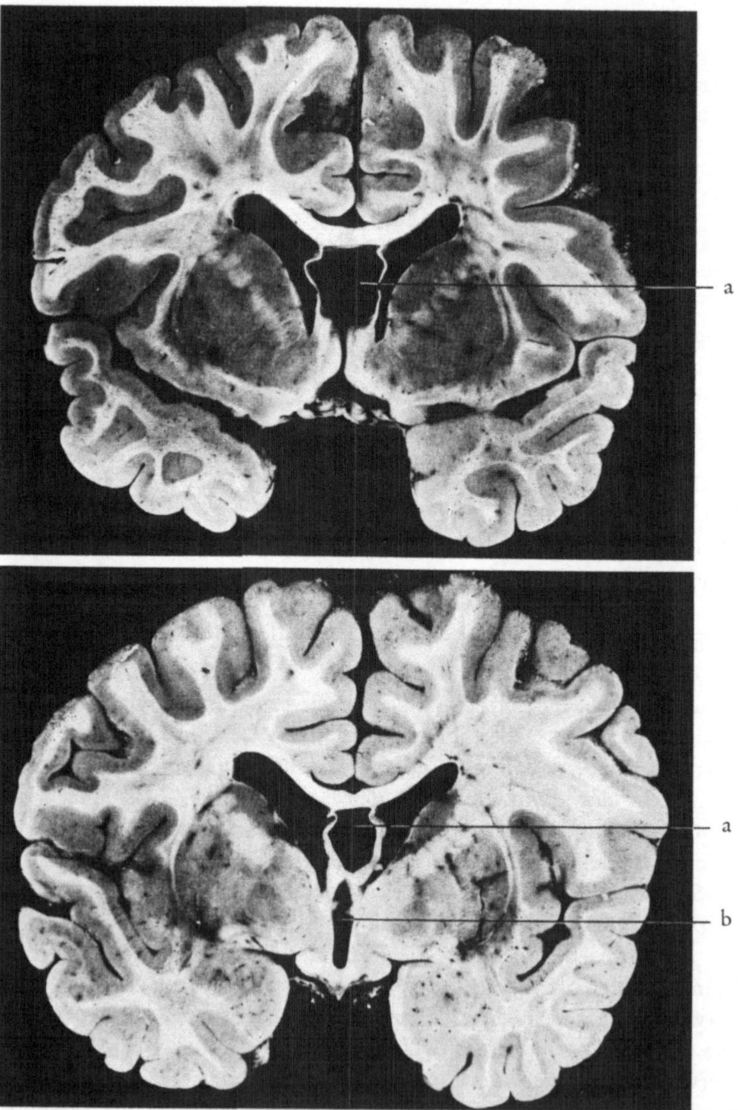

Abb. 46 a u. b. Makrophoto. Frontalschnitte durch das Großhirn; a in Höhe vorderer Anteile der Temporallappen, b in Höhe der Sehnervenaustritte. Mäßige Erweiterung beider Seitenventrikel mit Abrundung der Oberkanten. Nichtkommunizierendes Cavum septi pellucidi bei a. III. Ventrikel bei b

3. Die Flüssigkeit wird im Cavum selbst aus embryonalen versprengten Resten der Pia und Arachnoidea gebildet (van Wagenen u. Aird).

Eine ependymäre Zellauskleidung des Cavum wird von vielen Autoren verneint: Beyers u. Dart (1925), Meyer (1930), Thompson (1932), van Wagenen u. Aird (1934), Liber (1939), Riskaer (1944), Schwidde (1952), La Roche u. Baudey (1961).

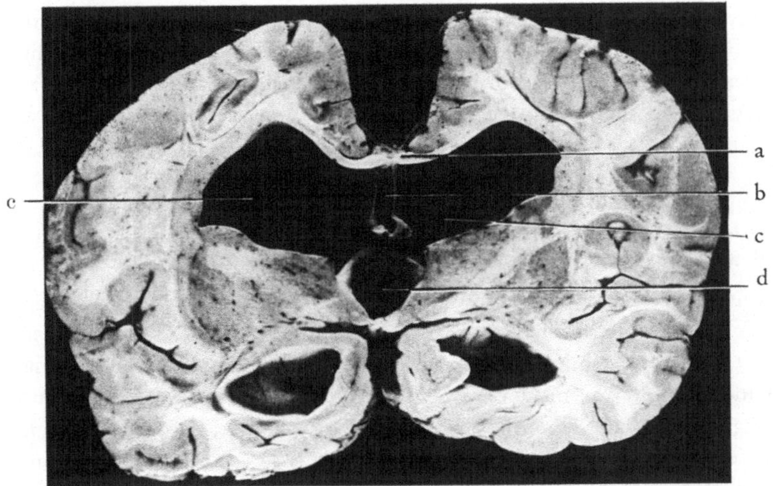

Abb. 47. Makrophoto. Frontalschnitt durch das Großhirn. Sekundär atrophischer Balken bei a. Cavum septi pellucidi bei b. Erhebliche Verplumpung und Erweiterung beider Seitenventrikel bei c, sowie des III. Ventrikels bei d

Wolf u. Bamford (1935) fanden in der Wand cystisch erweiterter Kavitäten hauptsächlich niedrige kuboide Zellen mit kugeligem oder ovalem zentralgestelltem Kern. Von der Basis dieser Zellage ließen sich häufig Gliafasern nachweisen, die in das umgebende gliöse Netzwerk strahlten. Blepharoblasten konnten die Verfasser nicht nachweisen. Es handelte sich ihrer Meinung nach am ehesten um Spongioblasten, die infolge ihrer Randständigkeit die beschriebene Form angenommen haben und eine gewisse Ähnlichkeit mit Ependymzellen besitzen. Bei zwei der 5 Beobachtungen, bei denen die beiden Hohlräume ungewöhnlich weit waren, fanden sich diese Zellen nicht; die Wandung war lediglich von einer dichten Gliamembran und von gelegentlichen randständigen Astrocyten bedeckt. Die Autoren glauben, daß bei dieser Vergrößerung des Innenraumes die kuboiden Zellen, die sie als „pericaval cells“ bezeichnen, nicht ausreichten. Ob diese Zellen den Inhalt der cystisch erweiterten Hohlräume produzieren, sei vermittels der histologischen Untersuchung ebensowenig festzustellen wie von den echten Ependymzellen im Ventrikelsystem.

Kautzky (1938) befaßte sich mit den von Wolf u. Bamford beschriebenen Zellen; seine Untersuchungen erstreckten sich auf vier Hauptfragen: 1. Ist das Vorkommen der „pericaval cells“ in hydropisch erweiterten Cava septi pellucidi ein genereller Befund, wie es nach der Arbeit von Wolf u. Bamford erscheint, oder handelt es sich bei den Fällen dieser Autoren um das zufällige Zusammentreffen einiger Ausnahmen? 2. Finden sich die „pericaval cells“ auch in normal entwickelten, das heißt spaltförmigen, nicht erweiterten Cava septi pellucidi? 3. Welcher Natur sind die beobachteten Zellen? 4. Welche Bedeutung haben sie für das Zustandekommen des Hydrops cavi septi pellucidi?

Zur Lösung dieser Fragen untersuchte KAUTZKY 5 Gehirne mit erweitertem Cavum, ohne Kommunikation mit der Ventrikelhöhle, und 25 normale Septa pelludica sowie einige Septa von Embryonen.

KAUTZKY kommt zu dem Ergebnis, daß die von WOLF u. BAMFORD bei Hydrops cavi septi pellucidi beschriebenen „pericaval cells" in ähnlichem Ausmaß auch bei etwa der Hälfte nicht erweiterter Cava septi pellucidi vorkommen. Die Zellen gleichen Ependymzellen so weitgehend, daß eine Unterscheidung im einzelnen nicht möglich ist. Genetisch dürften die Zellen auf eine Verlagerung von Vertretern der ependymären Entwicklungsreihe oder eine abwegige Differenzierung gliöser Elemente zurückzuführen sein. Eine ursächliche Bedeutung der beschriebenen Zellen für das Bestehen eines Cavum septi pellucidi oder eines Hydrops cavi septi pellucidi wird verneint.

HUGHES, KERNOHAN u. CRAIG (1955) unterstrichen die Ähnlichkeit zwischen den die Kavität auskleidenden Zellen und dem Ependym, fanden jedoch keine Cilien oder Blepharoblasten. Nach ihrer Ansicht stellen diese Zellen unreifes oder modifiziertes Ependym oder modifizierte Spongioblasten dar, die Ependymzellen gleichen.

Zur weiteren Klärung trugen systematische Untersuchungen von LISS u. MERVIS (1964) bei: Sowohl Ventrikel als auch Cavum sind von ependymären Zellelementen ausgekleidet, und zwar eindeutig bei Erwachsenen und älteren Personen, weniger deutlich bei Kindern, und gar nicht bei Säuglingen. Für die Herkunft der ependymalen Auskleidung des Cavum ergeben sich zwei Möglichkeiten: 1. Astrogliöse Elemente werden in ependymäre Zellen umgewandelt, sowie sie die Oberfläche von Cavum oder Ventrikel erreichen. Wenn diese Zellen die Funktion von Ependym übernehmen, erwerben sie auch dessen Charakteristika. Diese Umwandlung von Neuroglia in Ependym ist offensichtlich nur unter bestimmten Umständen möglich, da ja bekannt ist, daß die Zerstörung der ependymären Oberfläche des Ventrikels keine Regeneration des Ependyms zur Folge hat, sondern astrogliöse Narben entstehen, die keinerlei ependymäre oder ependymähnliche Zellelemente enthalten. 2. Der zweite mögliche Ursprung könnte in Ependymzellresten liegen, die als Zellnester oder als zerstreute Elemente auftreten. Die Autoren vermuten, daß eine Wanderung dieser Elemente an die Oberfläche und die Ausbildung einer einzigen Schicht möglich ist. Diese Annahme wird dadurch gestützt, daß die Ependymbekleidung der Recessus des IV. Ventrikels, die in der Nähe zahlreicher ependymärer Zellreste liegen, stets intakt ist. Die Reichhaltigkeit an ependymären Zellresten könnte eine Reserve bilden, aus der durch Wanderung die ependymäre Auskleidung vermehrt wird.

Einen anderen Versuch der Erklärung machte ALVORD (1963): Ependymäre Zellen wandern in das Cavum durch eine Kommunikationsöffnung. Dies mag zutreffen, wo eine solche Verbindung besteht. Aber die Theorie versagt, wenn auch nichtkommunizierende Cava eine Ependymauskleidung erkennen lassen.

Die Größe des Cavum septi pellucidi variiert vom engen Spalt bis zur großen cystischen Erweiterung. Die Angaben über seine Häufigkeit schwanken erheblich, da manche Autoren selbst kleinste schlitzförmige Hohlräume berücksichtigen.

Es finden sich folgende Prozentangaben: DANDY sowie BANNWARTH 2—5%, TENCHINI bei Männern 4%, bei Frauen 9%, SCHWIDDE 20%, bei 22% der Männer und 17% der Frauen; VAN WAGENEN u. AIRD 66%, HUGHES, KERNOHAN u. CRAIG 85%, bei 89% der Männer und 80% der Frauen; COTTINI fand bei 95% ein spaltförmiges Cavum zwischen den Septumblättern.

Angaben über die Häufigkeit kommunizierender und nichtkommunizierender Kavitäten im Pneumencephalogramm siehe S. 161.

α) Klinik

GRAHMANN u. PETERS, die die klinischen Befunde von 69 Beobachtungen aus der Literatur und von 33 eigenen zusammenstellten, kommen zu dem Ergebnis, daß es ein festumrissenes, auf den Einzelfall anwendbares Krankheitsbild nicht gibt. Eine Reihe klinischer Bilder ginge jedoch so häufig mit einem erweiterten Cavum septi pellucidi einher, daß ein nur zufälliges Zusammentreffen unwahrscheinlich sei (Abb. 48).

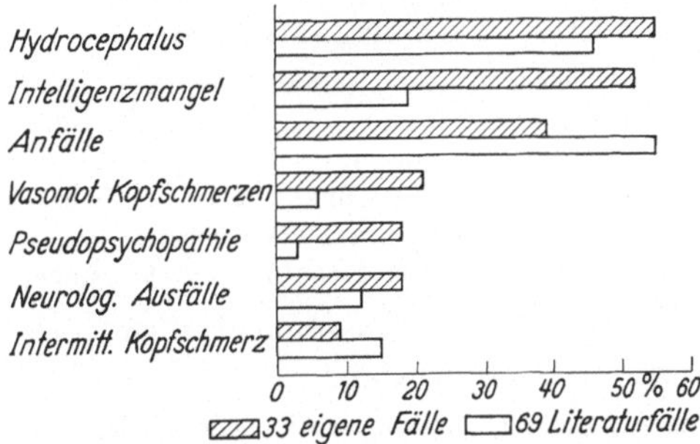

Abb. 48. Häufigkeit klinischer Erscheinungen bei erweitertem Cavum septi pellucidi. (Nach H. GRAHMANN u. U. H. PETERS, 1964)

Zusammenfassend die Ergebnisse von GRAHMANN u. PETERS:

Anfälle, meist generalisiert, selten fokal, kamen in 55% der Beobachtungen aus der Literatur und in 39% der eigenen Fälle vor. Intellektuelle Minderbegabung war ein häufiges Symptom. Streng anfallsweise auftretender Kopfschmerz spielte in der Literatur eine bedeutsame Rolle: „Man dachte, daß sich ein geschlossenes Cavum durch Flüssigkeitsaufnahme derartig aufblähen könne, daß Monroiverschluß und Hirndruck die Folge wären." Ein mehr diffuser Kopfschmerztyp, gewöhnlich als Cephalea vasomotorica bezeichnet, ist bei erweitertem kommunizierendem und nichtkommunizierendem Cavum septi pellucidi so häufig, daß ein zufälliges Zusammentreffen unwahrscheinlich ist. Ein weiteres, relativ häufiges Syndrom stellen Wesenseigentümlichkeiten dar, die man ohne Kenntnis des pneumencephalographischen Befundes als psychopathisch bedingt bezeichnen würde. „Wir sind der Ansicht, daß zumindest ein Teil davon psychopathieähnliche Bilder bei organischen Hirnschäden, sogenannte Pseudopsychopathien darstellt" (GRAHMANN u. PETERS).

Eine Übersicht über die von GRAHMANN u. PETERS mitgeteilten klinischen Symptome zeigt, daß Form, Größe, vorhandene oder fehlende Kommunikation mit dem Ventrikelsystem keinen erkennbaren Einfluß auf das klinische Bild hatten.

In älteren Arbeiten wurde bei geschlossenem Cavum häufig von krisenhaft auftretenden Kopfschmerzattacken mit Erbrechen und teils auch Verwirrtheitszuständen berichtet. Man stellte sich vor, daß infolge zunehmenden Druckes in nichtkommunizierenden Cava das Foramen Monroi verlegt, also verschlossen würde. Man versuchte in solchen Fällen eine Verbindung des Cavum mit einem Seitenventrikel anzulegen, um wieder ein offenes Cavum herzustellen (DANDY, RISKAER; KUHLENDAHL u. HENSELL; JAEGER u. BANNWARTH; VON MURALT; KLAUSBERGER u. ZERVOPOULOS; BROBEIL; TÖNNIS; MILLER). Wir können heute feststellen, daß es sich bei einem Teil der operierten Fälle um echte Kolloidcysten des Septum pellucidum handelte, die mit zunehmender Größe den Verschluß des Foramen Monroi bewirkten. Diese cystischen Tumoren müssen von den cystisch erweiterten Cava septi pellucidi streng getrennt werden (vgl. S. 167).

Grahmann u. Peters, die ein großes Untersuchungsgut überblicken, fragen, ob die Operateure nicht von falschen Voraussetzungen ausgingen, da sich Beschwerden sowohl bei kommunizierenden als auch nichtkommunizierenden Cava einstellten.

Der einen Beobachtung, daß sich akute cerebrale Erscheinungen während einer Pneumencephalographie zurückbildeten (Bergleiter u. Fekas), stehen jene anderen gegenüber, in denen akute klinische Symptome nach einer spontanen oder auch während einer Pneumencephalographie aufgetretenen Ruptur mit Eindringen des Cavuminhalts in den Liquor aufgetreten sein sollen (Echternacht u. Campbell; van Wagenen u. Aird; Benedek u. Angyal; Berkwitz; Mathias).

Als Ursache einer Ruptur werden Gewalteinwirkung auf den Schädel, Erhöhung des Druckes im Cavum mit nachfolgender Atrophie der Wandung, oder Abnahme des Liquordruckes im Ventrikelsystem, etwa bei Liquorentnahme angegeben (Pendergrass u. Hodes; Laubenthal; Dandy; van Wagenen u. Aird; Berkwitz u. a.). Mit Recht stellen Bergleiter u. Fekas die Frage: „Wie läßt sich der Gegensatz erklären, daß eine Ruptur einmal zu einer Heilung, ein anderes Mal aber zu dramatischen Krankheitserscheinungen führt?"

In der Literatur wurde häufig das Zusammentreffen von Anfalleiden und erweitertem Cavum septi pellucidi vermerkt.

Unter 9 Patienten mit erweitertem Cavum septi pellucidi, über die Brobeil 1947 berichtete, fanden sich 6 mit Epilepsie. Bei 9 von 11 Patienten von Klausberger u. Zervopoulos (1955) bestand ein Anfalleiden; ein verläßlicher Unterschied zwischen kommunizierenden und nichtkommunizierenden Cava fand sich nicht. Unter den 48 Beobachtungen von Bergleiter u. Fekas (1964) mit pneumencephalographisch nachgewiesenen Cava septi pellucidi (37 gefüllte, 11 nichtgefüllte) waren 8 Anfallkranke. Grahmann u. Peters (1964) fanden in 55% der mitgeteilten Beobachtungen und in 39% der eigenen Fälle Anfalleiden.

Bannwarth (1939) lehnte eine ursächliche Beziehung zwischen einem Cavum septi pellucidi und einem Anfalleiden ab; er bezieht die Anfälle auf andere, röntgenologisch nicht faßbare Hirnschäden.

Bei der Durchsicht von 3500 Pneumencephalogrammen konnten Bergleiter u. Fekas in 48 Fällen erweiterte Cava septi pellucidi nachweisen. Darunter fand sich sechsmal (4 gefüllte, 2 ungefüllte Cava) ein Anfalleiden. Bei 5 von ihnen wurde eine exogene Hirnschädigung wahrscheinlich gemacht. Umgekehrt fanden die Autoren unter 730 pneumencephalographierten Patienten mit Krampfleiden verschiedenartiger Genese bei nur 6 Patienten ein erweitertes Cavum septi pellucidi. Sie halten deshalb die Möglichkeit eines Zusammenhanges zwischen Krampfleiden und erweitertem Cavum für wenig wahrscheinlich.

β) Kombination mit anderen Anlagestörungen

Ein erweitertes Cavum septi pellucidi kann mit Anlagestörungen des Zentralnervensystems kombiniert sein, etwa Porencephalie oder Cystenbildung (Mahoudeau u. Daum; Brobeil u. a.). Klinische Erscheinungen, insbesondere Krampfanfälle, müssen in solchen Fällen — ähnlich den Beobachtungen von Balkenagenesien mit weiteren Anlagestörungen — auf diese zusätzlichen Defekte bezogen werden.

Es ist jedoch nicht erwiesen, daß Erweiterungen des Cavum septi pellucidi, die mit klinischen Symptomen einhergehen, regelmäßig mit anderen, röntgenologisch oder autoptisch nachweisbaren cerebralen Schädigungen verbunden sind.

Auf das häufige Vorkommen von Hydrocephalus bei kommunizierendem Cavum septi pellucidi machen ZELLWEGER u. VON MURALT aufmerksam. In diesem auffälligen Zusammentreffen sah HACKSTEIN (1958) einen wesentlichen Hinweis auf die klinische Sonderstellung des luftgefüllten Cavum. KÖTTER sowie BERGLEITER u. FEKAS fanden jedoch in den meisten Fällen ein erweitertes und plumpes Ventrikelsystem, unterschiedlos bei gefüllten wie nichtgefüllten Cava.

Hinsichtlich Einzelheiten und Kasuistiken möchten wir auf die Arbeiten von BERGLEITER u. FEKAS und von GRAHMANN u. PETERS verweisen.

b) Die Agenesie des Septum pellucidum

Agenesie des Septum pellucidum ist hauptsächlich bekannt als Anomalie, die bei partieller und totaler Balkenagenesie vorkommt. Nach SANDER, BIRCH-HIRSCHFELD, POTERIN-DUMONTEL soll nur in seltenen Fällen bei totalem Balkenmangel das Septum pellucidum vorhanden sein, oder es bestehen bisweilen Reste der Lamina septi (ANTON). Die Agenesie des Septum als Hemmungsmißbildung bei gut entwickeltem Corpus callosum ist ein seltener Befund (Abb. 49).

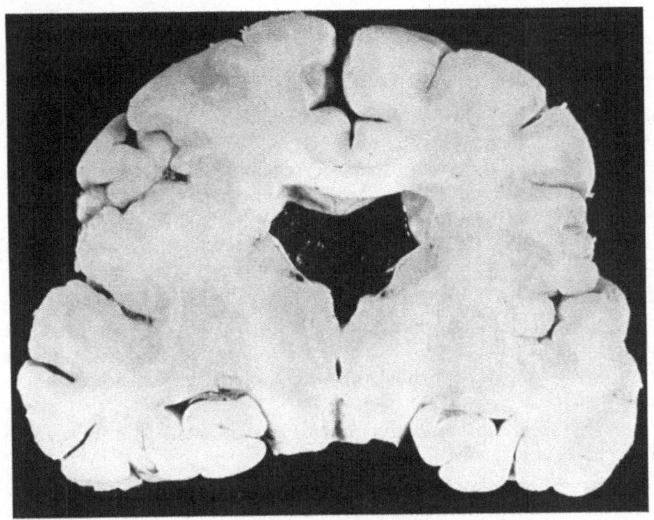

Abb. 49. Makrophoto. Frontalschnitt durch das Großhirn in Höhe der Ammonshornformation. Vollständige Agenesie des Septum pellucidum bei vorhandener Balkenanlage

Die weit verbreitete Meinung, daß beim Balkenmangel gewöhnlich auch das Septum fehlt, steht jedoch im Widerspruch zu den Befunden von FOREL u. ONUFROWICZ sowie von ROSENTHAL-WISSKIRCHEN. Danach ist das Septum beim Balkenmangel (ebenso wie der Fornix) in zwei isolierte Platten geteilt, von denen jede der zugehörigen Hemisphäre angehört. Nach ROSENTHAL-WISSKIRCHEN setzt das Septumblatt dabei an der ventralen Spitze des Balkenlängsbündels (bei FOREL u. ONUFROWICZ „Fronto-occipitales Associationsbündel") an und steht ventral in Verbindung mit der Columna fornicis. Dieses Verhalten zeigt Abb. 51, die der Arbeit von ROSENTHAL-WISSKIRCHEN entnommen ist. Es fehlt also ein einheitliches Septum, ähnlich wie eine Vereinigung der Fornices zum Corpus fornicis fehlt. Es erhebt sich die Frage, ob vielleicht anderen Autoren in Unkenntnis des Fehlens eines einheitlichen Septums, das Vorhandensein der isolierten Hälften entgangen ist? Weitere Untersuchungen wären erwünscht.

TURNER (1878) und TENCHINI (1880) beschrieben als erste eine Septumagenesie. TENCHINI teilte die Krankengeschichte eines an tuberkulöser Meningitis verstorbenen $2^1/_2$jähr. Jungen mit, der intra vitam psychisch und neurologisch unauffällig blieb. Es bestand eine Agenesie des Septum pellucidum und der vorderen Commissur.

Weitere autoptische Beobachtungen teilten HOCHSTETTER (2 Fälle, 1924), HAHN u. KUHLENBECK (1930) und PUUSEPP (1942) mit.

HOCHSTETTER sah auch 2 Agenesien des Septum pellucidum bei sonst normal entwickeltem Gehirn bei Feten von 118 und 168 mm Länge (etwa 3. und 5. Monat). Er vermutete eine Anlagemißbildung, erwog jedoch, ob nicht der normale Einschmelz- und Zerfallsprozeß im Innern der Septumanlage (vgl. Abschnitt über die Septumentwicklung) auf die gesamte Septumanlage übergegriffen habe; ein Vorgang also, der schon in einer frühen fetalen Periode abgelaufen sein könnte.

Aus der Sammlung des Breslauer Anatomischen Institutes beschrieben HAHN u. KUHLENBECK (1930) ein sonst normal entwickeltes Gehirn, ohne Septum pellucidum. Über den Fornix standen die nicht erweiterten Seitenkammern vom Balkenknie bis zum Balkenwulst in breiter Verbindung. Die Foramina Monroi waren normal beschaffen.

Unsere eigene Sammlung enthält zwei entsprechende Beobachtungen:

Beobachtung 1: T. Fl. Findelkind. Seit dem 3. Lebensjahr cerebrale Krampfanfälle, teils mit Dämmerzuständen. Schwachsinn leichten Grades. Vitium cordis. Hemiplegia spastica dextra. Zunehmende Wesensänderung, leicht erregbar, reizbar, aggressiv. Tod im Status epilepticus im Alter von 33 Jahren.

Hirngewicht 1120 g. Vollständig fehlendes Septum pellucidum, einheitlich erweiterte Hirnkammern. Die Columnae fornicis steigen nicht im Bogen auf, sondern legen sich über die vordere Commissur nach caudal und bilden mit ihren Crura einen flachen Bogen. Keine Verbindung zum gut ausgeprägten Balken. Auf dem Frontalschnitt in Höhe der Tractus mamillothalamici fallen in der Umgebung der Stammganglien beiderseits zahlreiche, in Form und Größe vielgestaltige Heterotopien auf. Im Bereich der Inselrinde finden sich Mikrogyrien. Reduktion des linken Hirnschenkels und der linksseitigen Brückenkernareale. Die linke Olive ist kleiner als die rechte.

Diagnose: Agenesie des Septum pellucidum. Heterotopien. Mikrogyrien. Reduktion der linksseitigen Brückenareale und der linken Olive.

Beobachtung 2: A. Wi. 45jähr. Patient. Klinische Diagnose: Littlesche Erkrankung, Idiotie. Verstarb in einer Heil- und Pflegeanstalt.

Zusammenfassung des neuropathologischen Befundes: Frühfetale Porusbildung mit Heterotopien, Mikropolygyrien. Nach Zerlegung des Gehirns zeigt sich, daß zwar der Balken angelegt ist, das Septum jedoch fehlt.

Diagnose: Agenesie des Septum pellucidum, Porencephalie, Heterotopien und Mikropolygyrien.

Von diesen Agenesien des Septum pellucidum sind jene Fälle zu scheiden, bei denen eine Perforation und extreme Verdünnung des Septum sekundär, infolge eines Hydrocephalus internus eintrat, wie bei den Beobachtungen von ERNST (1909), GIBSON (1924), DE VRIES (1924), HAHN u. KUHLENBECK (1930) (vgl. auch den Abschnitt über pneumencephalographische Darstellung der Agenesien des Septum pellucidum).

DOLGOPOL (1938) teilte die Krankengeschichte einer 60jähr. Patientin mit, die wegen allgemeiner Schwäche und Gewichtsverlustes in stationäre Behandlung kam.

Neurologisch unauffälliger Befund. RR 180/90 mm Hg. Dilatation der Aorta. Wa.R. im Blut negativ. Nach dreiwöchigem Klinikaufenthalt traten Extrasystolen auf. Einige Tage später gleichzeitiges Auftreten von Gefäßverschlüssen der linken Arteria axillaris und der linken Arteria femoralis; die Patientin starb innerhalb von 24 Std.

Das Gehirn zeigte eine ausgeprägte Atrophie der Windungen und verbreiterte Furchen. Mäßige Skleratheromatose der Arteria carotis interna, die Arteria basilaris zeigte keine Wandeinlagerungen.

Nach Zerlegung des Gehirns in Frontalscheiben fand sich frontal ein gemeinsamer Ventrikel, das Septum pellucidum fehlte. An der Unterfläche des Balkens konnte man zwei zarte Leisten erkennen, jeweils etwa 1 cm von der Mittellinie entfernt; anscheinend handelt es sich um die Stellen, an denen die Laminae des Septum pellucidum, das ein weiteres Cavum gebildet hatte, befestigt waren. Es bestand ein mäßiger Hydrocephalus internus. Das Großhirnmarklager und das Corpus callosum waren ebenfalls atrophisch. Der Fornix haftete nicht am Corpus callosum, mit Ausnahme des untersten Teils des Spleniums. Die große frontale Kavität war in hinteren Anteilen in je zwei Hinter- und Unterhörner geteilt. Es bestand eine Verbindung zum III. Ventrikel durch normale Foramina Monroi. Die Blutgefäße der Unterfläche hinterer Anteile des Corpus callosum zweigten nahe der Mittellinie ab und waren, frei und unbefestigt in der Kavität verlaufend, bis zu den hinteren Columnae fornicis zu verfolgen. Diese Blutgefäße waren jedoch obliteriert. Die vordere und hintere Commissur war vorhanden. Der Aquaeduct war durchgängig, es bestand kein Verschluß im Bereich des IV. Ventrikels.

Dolgopol vertrat die Auffassung, daß es sich nicht um eine Agenesie des Septum pellucidum, sondern um eine sekundäre Atrophie gehandelt habe.

Schließlich konnte erstmals auch beim Tier ein Defekt im Septum beobachtet werden (Reichl, 1968). Bei einer neurologisch unauffälligen, 2 kg schweren Katze zeigte die makro- und mikroskopische Untersuchung folgende Fehlbildungen: Ausgedehnte Kommunikationen beider Seitenventrikel über dem tiefsitzenden, verbreiterten Fornix, der dem Thalamus unmittelbar aufliegt. Verbindung zwischen Balkenunterfläche und Fornix erst in Höhe des Spleniums. Mit dem Septum pellucidum der Primaten zu homologisierende, bei der Katze gewöhnlich nicht nachweisbare mediane Lamelle im Bogen des Balkenknies und unmittelbar vor der Verbindungsstelle Balken–Fornix (Andy und Stephan, 1964). Mäßiger Hydrocephalus internus. Damit entspricht auch dieser Befund dem Grundschema des sogenannten Septummangels beim Menschen, mit ausgedehnten Defekten im Septum pellucidum und tiefstehendem Fornix, der dem Thalamus aufliegt und — nach caudal verschoben — erst am Splenium ansetzt.

Balken und Fornix sind hier wie beim 3 Monate alten menschlichen Embryo konfiguriert. Erst in der weiteren Entwicklung nähert sich der Scheitel des Fornixgewölbes der Balkenmitte und verschmilzt mit ihr; dieser Prozeß ist ausgeblieben.

c) Die pneumencephalographische Diagnostik von Anlagestörungen des Septum pellucidum und ihre differentialdiagnostische Abgrenzung

α) Agenesien des Septum pellucidum

Neben den totalen Agenesien des Corpus callosum, bei denen das Septum pellucidum angeblich fast stets fehlt, gibt es einige Fälle, in denen bei normal angelegtem Corpus callosum das Septum pellucidum nicht ausgebildet ist.

War die ausgebliebene Entwicklung des Septum pellucidum, ohne andere Anomalien, zunächst nur ein seltener Zufallsbefund bei Autopsien, so konnten erstmals Dyke u. Davidoff (1935) intra vitam die Diagnose einer Septumagenesie methodisch mit Hilfe der Pneumencephalographie stellen *. Unter 2500 Pneumencephalogrammen sahen sie nur einmal den entsprechenden Befund.

---

* Forster (1933) hatte bereits das Fehlen des Septum pellucidum anläßlich einer Pneumencephalographie gesehen, konnte aber erst zu einem späteren Zeitpunkt den Befund richtig interpretieren.

Bei einer 23jähr. Frau mit postencephalitischen Erscheinungen fanden sich auf dem a. p. Bild des Pneumencephalogramms Schatten der beiden Seitenventrikel über der Mittellinie, ohne Anzeichen eines trennenden Septum. Auf den seitlichen Aufnahmen war die Zone, in der die beiden Seitenventrikel normalerweise übereinander projiziert liegen, ungewöhnlich verdichtet. Die Ventrikel waren nach Lage und Größe normal.

Ryndin (1939) konnte bei der Auswertung von 1000 Pneumencephalogrammen diese Diagnose ebenfalls nur einmal stellen.

Weitere Beobachtungen von pneumencephalographisch diagnostizierten Agenesien des Septum pellucidum stammen von Sfintzescu u. Mihailescu (1936); Kötter (1936); Breitenfeld (1938); Ryndin (1939); Bannwarth (1939); Reeves (1941); Puusepp (1942); Forster u. Windholz (1948); Davidoff u. Epstein (1950); Hojman (1952); Martischnig u. Thalhammer (1952); St. John u. Reeves (1957); Mingrino, Conforti u. Galligioni (1964).

Nach Puusepp wurden bis 1942 nur 15 Agenesien des Septum pellucidum als autoptischer oder pneumencephalographischer Befund mitgeteilt. 8 Patienten zeigten zu Lebzeiten keine Auffälligkeiten; bei den anderen 7 Patienten fanden sich 3mal cerebrale Krampfanfälle, eine Syringomyelie, sowie Porencephalien, Spina bifida u. a.

Das Septum pellucidum bildet im Röntgenbild einen wohl abgegrenzten, vertikalen, linearen Schatten, etwa 2—3 mm breit, der zwischen dem Luftschatten beider Seitenventrikel sowohl im a. p.- als auch im p. a.-Strahlengang liegt. Besteht ein Cavum septi pellucidi (wobei die Septumblätter mehr oder weniger weit voneinander getrennt sind), so werden beide Laminae noch deutlicher sichtbar. Fehlt der lineare Schatten im sagittalen Strahlengang, läßt dies auf ein Fehlen des Septum pellucidum schließen.

Die Röntgenaufnahmen im seitlichen Strahlengang sind für differentialdiagnostische Erwägungen weniger brauchbar.

Bei starkem Hydrocephalus internus durch Verschluß des Foramen Monroi kann sekundär eine Perforation des Septum auftreten. Das Pneumencephalogramm zeigt neben dem meist sehr ausgeprägten Hydrocephalus internus einen Befund, der dem oben geschilderten ähnlich ist. Auch hier läßt sich die Diagnose nur aus Röntgen-

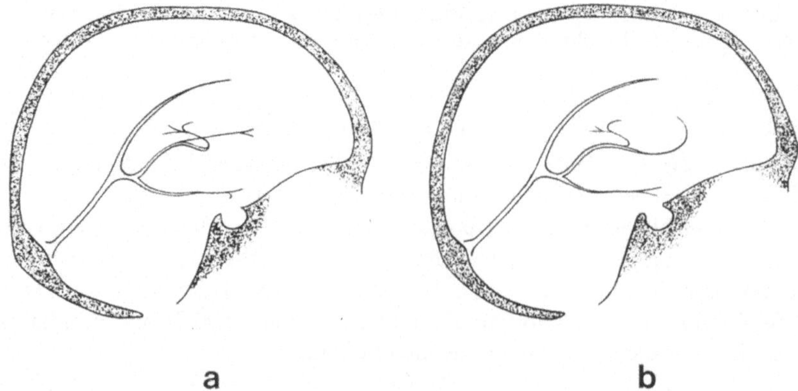

Abb. 50 a u. b. Phlebogramme; a zeigt den normalen Verlauf der Septumvene, b ihren anomalen Verlauf im Fall einer Agenesie des Septum pellucidum. (Nach S. Mingrino et al., 1964)

aufnahmen stellen, die im sagittalen, nicht im seitlichen Strahlengang angefertigt wurden. Perforationen des Septum pellucidum in Verbindung mit einem Hydrocephalus internus sind relativ häufig.

Mingrino, Conforti u. Galligioni (1964) machten auf Besonderheiten im *Arteriogramm* (Abb. 50) aufmerksam. Die arterielle und capilläre Phase sind für die Diagnosestellung von geringem Wert. Von Bedeutung ist die venöse Phase: aufgrund des anomalen Verlaufs der Septumvenen kann verdachtsweise eine Agenesie des Septum pellucidum angenommen werden. Die Septumvene, die manchmal doppelt angelegt ist, verläuft der lateralen Septumwand entlang und windet sich um die Hinterfläche der Columna fornicis, indem sie am unteren Rand des Foramen Monroi verläuft. Schließlich mündet sie in die große innere Hirnvene. In normalen Angiogrammen zeigt diese Vene stets einen konkaven Verlauf, wobei die Konkavität in der Lateralaufnahme abwärts gerichtet ist. Wenn eine Septumagenesie vorliegt, weist die Vene eine aufwärtsgerichtete Konkavität in ihrem vorderen Zweidrittel auf. Offenbar bestimmt das Fehlen der Septummembran den anomalen Gefäßverlauf: das Gefäß liegt auf dem Boden des Vorderhorns ohne jegliche Stütze und folgt dem Ventrikelboden, bis es in die große innere Hirnvene eintritt.

β) Kommunizierende und nichtkommunizierende Kavitäten des Septum pellucidum

Die erste Mitteilung einer pneumencephalographisch gestellten Diagnose eines cystisch erweiterten kommunizierenden Cavum septi pellucidi machte E. Meyer (1930).

Klinikeinweisung mit der Diagnose Tumor im Mediastinum; Hirnmetastasen als wahrscheinlich angenommen. Vor der Aufnahme Krampfen. Nach einem Anfall linksseitige Lähmung, die sich zurückbildete. Zunehmende delirante Bewußtseinstrübung. Verdacht auf StP. Im PEG: Beide Seitenventrikel gleichmäßig erweitert und abgerundet. Am auffallendsten ist ein zwischen den Ventrikeln gelegener, beiderseits deutlich und ziemlich gradlinig abgegrenzter, luftgefüllter Längsraum, der die Stelle des dunklen Streifens einnimmt, der dem Septum entspricht. In Seitenlage sind die Seitenventrikel sowie der schwach erkennbare III. Ventrikel stark erweitert. Bemerkenswert ist auch die grobfleckige Füllung der Peripherie. Die Sektion ergab eine starke Erweiterung beider Seitenventrikel, weniger des III., und vor allem einen hochgradigen Hydrops ventriculi septi pellucidi, der sackartig erweitert war. Tumormetastasen fand E. Meyer nicht.

Weitere Untersuchungen wurden von Pendergrass u. Hodes (1935), von Love, Camp u. Eaton (1938), von Lowman, Shapiro u. Collins (1948) durchgeführt.

Über die Häufigkeit von kommunizierenden und nichtkommunizierenden Kavitäten des Septum pellucidum gibt es folgende Angaben: Es fanden

Dyke	unter	500 PEG	1 Fall = 0,2%
Zellweger u. Muralt	unter	1 500 PEG	5 Fälle = 0,33%
Grahmann u. Peters	unter	10 000 PEG	33 Fälle = 0,33%
Bergleiter u. Fekas	unter	3 500 PEG	48 Fälle = 1,2%

Grahmann u. Peters (1964) stellten aus der Literatur 69 Fälle zusammen, denen sie 33 eigene hinzufügen konnten (Abb. 51). Zusammen mit den von Bergleiter u. Fekas mitgeteilten Beobachtungen beläuft sich demnach die Zahl der Mitteilungen auf 156.

Die Entscheidung, ob im Pneumencephalogramm ein cystisch erweitertes Cavum septi pellucidi vorliegt, ist vor allem bei den nichtkommunizierenden oft willkürlich. Nach Grahmann u. Peters ist das Septum im PEG 1 bis höchstens 2 mm dick. Für einen Focusabstand von 105 cm nahmen die Verfasser 4 mm als untere Grenze für den Befund eines erweiterten Cavum septi pellucidi an. La Roche u. Baudey sind der Ansicht, daß bei jedem über 1,5 mm dicken Septum eine Erweiterung vorliegt, während Davidoff u. Dyke von einem nichtgefüllten erweiterten Cavum septi erst sprechen, wenn im PEG das Septum mehr als 3 mm zählt.

Zwischen dem röntgenologischen Befund und dem Obduktionsbefund besteht oft eine Diskrepanz (MAHOUDEAU u. DAUM, LA ROCHE u. BAUDEY). „In einem unserer eigenen Fälle ist die Abweichung zwischen dem schmalen luftgefüllten Spalt im PEG und dem großen Hohlraum, der bei der Hirnsektion gefunden wurde, sehr kraß" (GRAHMANN u. ULE).

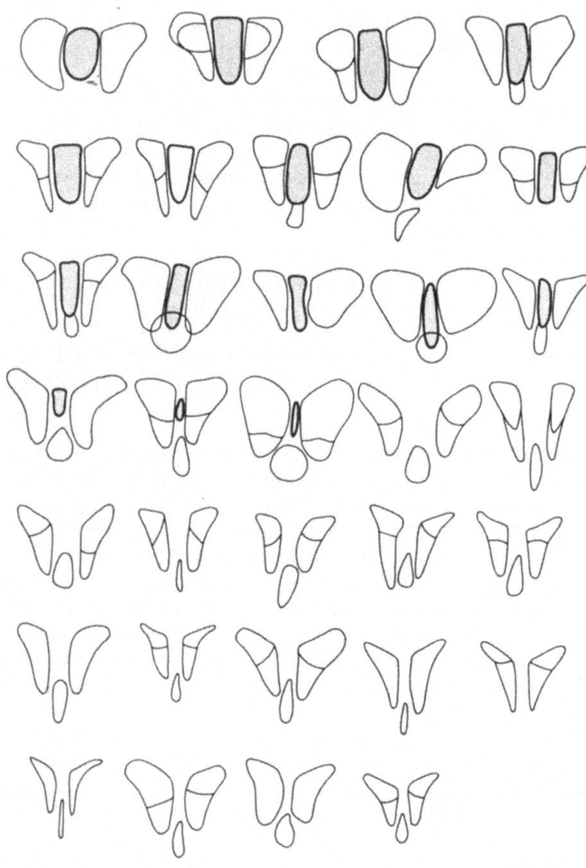

Abb. 51. Halbschematische Darstellung der Röntgenbefunde (a. p.-Aufnahmen) von 33 Fällen mit erweitertem Cavum septi pellucidi. Schraffiert: mit dem Ventrikelsystem kommunizierende, luftgefüllte Cava. (Nach H. GRAHMANN u. U. H. PETERS, 1964)

Beim *nichtkommunizierenden Cavum septi pellucidi* (Abb. 52—53) ist im a. p. Strahlengang der Raum, den normalerweise das Septum pellucidi einnimmt, ungewöhnlich verbreitert, mit seitlich verdrängten Vorderhörnern und verdrängter Cella media. Der III. Ventrikel ist in Lage und Form unverändert.

Beim *kommunizierenden Cavum septi pellucidi* (Abb. 54—55) liegt zwischen beiden Seitenventrikeln ein luftgefüllter Raum. Kleinere Kavitäten zeigen Spalt- oder Spindelform, größere gleichen einem Fingerhut, der auf der Spitze steht. Die Laminae des Septum laufen entweder nahezu parallel, oder sie konvergieren geringfügig nach unten. (Vgl. die schematische Übersicht von GRAHMANN u. PETERS.)

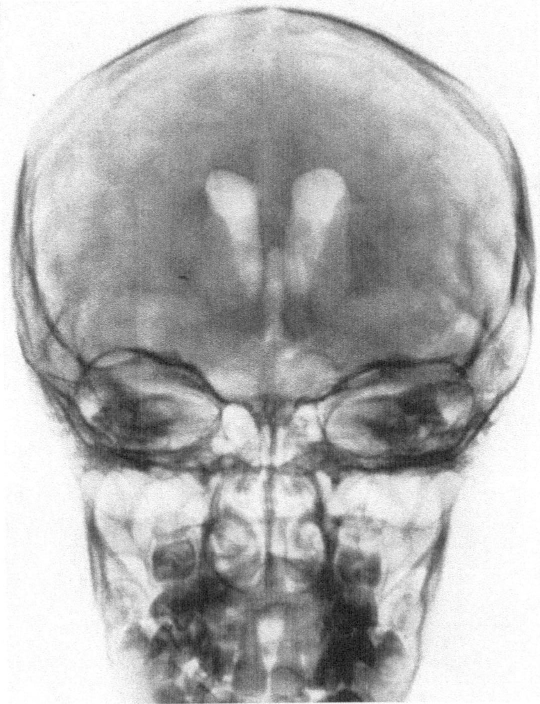

Abb. 52

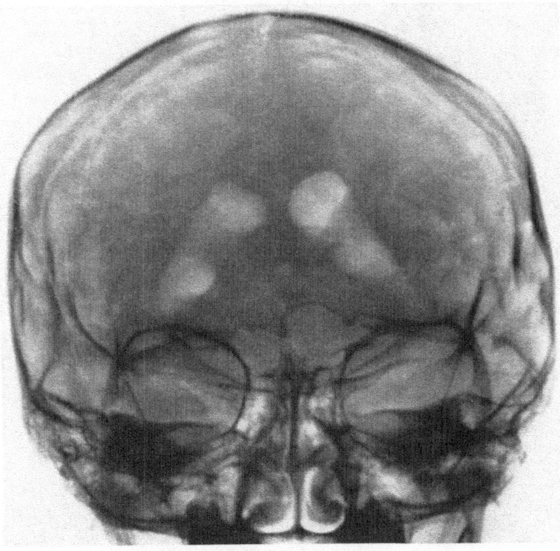

Abb. 53

Abb. 52 und Abb. 53. PEG im a. p. bzw p. a. Strahlengang. Typisches, nichtkommunizierendes Cavum septi pellucidi. Das Cavum ist klar abgegrenzt und trennt die Mittelzellen entsprechend der Lage des Septums. Der III. Ventrikel ist nicht nach oben verlagert

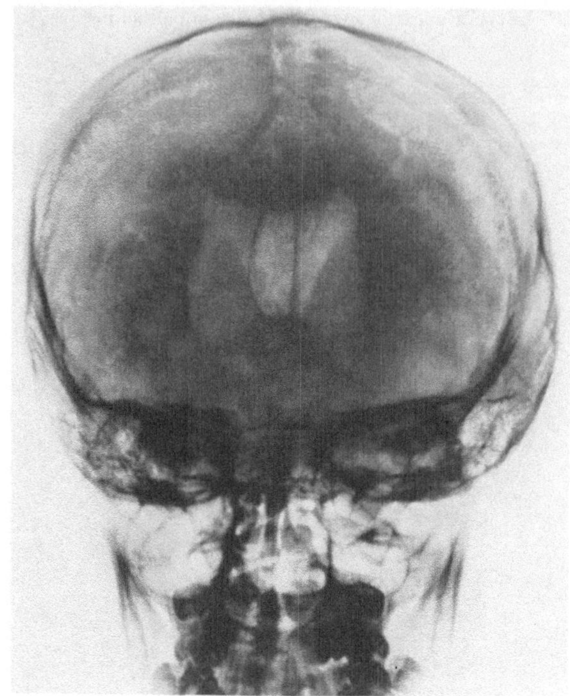

Abb. 54

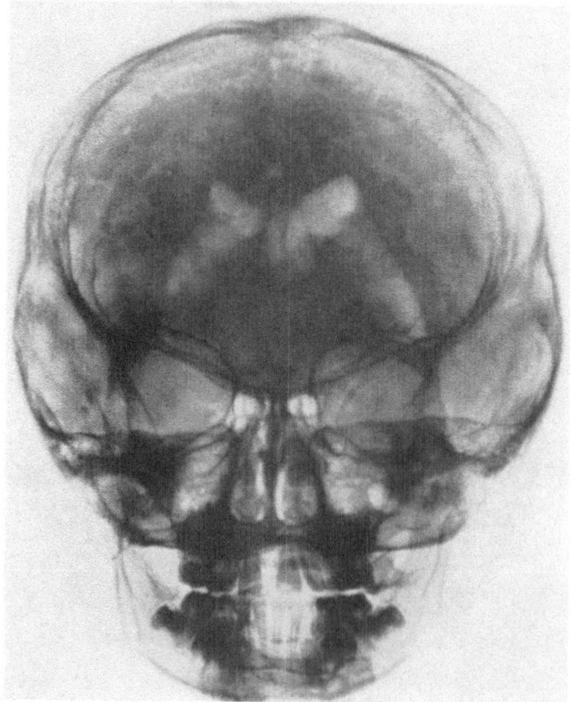

Abb. 55

Abb. 54. PEG im a. p. und Abb. 55 im p. a. Strahlengang. Kommunizierendes Cavum septi pellucidi

Grahmann u. Peters sahen in keinem Fall eine wesentliche laterale Ausbuchtung. Dieser Befund ist für eine differentialdiagnostische Abgrenzung gegenüber den cystischen Tumoren des Septum pellucidum bedeutsam.

Bei Fällen von nichtgefülltem Cavum septi pellucidi mit gleichzeitigen Hirndruckzeichen oder einem progredienten neurologischen Befund ist differentialdiagnostisch an Hirngeschwülste zu denken, die allerdings nicht auf das Septum selbst beschränkt sind (vgl. auch Puusepp, 1942). Ein expandierender Tumor im Bereich des Septum verdickt dasselbe. Im Gegensatz zu den glatten Wandungen eines erweiterten Cavum septi pellucidi stehen die gewöhnlich unregelmäßig konturierten Wände der Neoplasmen (Lindgren, 1954; Bergleiter u. Fekas, 1964 u. a.).

Van Wagenen u. Aird unterscheiden 1. kommunizierendes, d. h. mit dem Ventrikelsystem verbundenes Cavum, 2. nichtkommunizierendes, geschlossenes Cavum, 3. sekundäres oder „erworbenes" kommunizierendes Cavum als Bestandteil eines sich später entwickelnden Hydrocephalus verschiedener Genese.

Die Kritik von Grahmann u. Peters richtet sich gegen die dritte Gruppe, deren Berechtigung ihnen fragwürdig erscheint. Sie beobachteten an mehreren kommunizierenden und nichtkommunizierenden Cava, die wiederholt pneumencephalographisch untersucht wurden, eine Zunahme des Hydrocephalus, während die Größe des Cavum konstant blieb: Das Cavum septi pellucidi nahm an der hydrocephalen Erweiterung der Hirnkammern nicht teil.

Wenn nach mehrfacher Wiederholung der PEG eine Vergrößerung des erweiterten Cavum und des Hydrocephalus festgestellt wird, so ist Bergleiter u. Fekas zufolge die zunehmende Erweiterung des Cavum im Zusammenhang mit einer allgemeinen Hirnschrumpfung sonstiger Genese zu verstehen; sie darf dann nicht auf einen Krankheitsprozeß zurückgeführt werden, der das Cavum ursächlich betrifft.

Übereinstimmend schlagen Grahmann u. Peters, Bergleiter u. Fekas, sowie Hackstein (1957) eine neue Einteilung ausschließlich nach dem röntgenologischen Bild vor:

1. Nichtkommunizierende Cava;
2. kommunizierende Cava
   a) spalt- oder spindelförmige Cava;
   b) kammerartige Cava, häufig in Form eines umgekehrten Fingerhutes.

Entgegen der Meinung Hacksteins, daß ein Cavum Vergae röntgenologisch nur sehr selten und dann stets in Verbindung mit einem luftgefüllten Cavum septi pellucidi zu sehen sei, zeigen die 5 Beobachtungen von Bergleiter u. Fekas ein isoliertes erweitertes, luftgefülltes Cavum Vergae (Fälle Nr. 24, 25, 45, 46, 47); das Röntgenbild ließ keine Kommunikation mit dem Cavum septi erkennen. Ein isoliertes gefülltes Cavum septi pellucidi sahen die genannten Autoren 7mal (Fälle Nr. 18—23, 44). Die übrigen gasgefüllten Kavitäten bestanden aus einem einheitlichen Raum, der das gesamte Gebiet sowohl des Cavum septi pellucidi wie des Cavum Vergae umfaßt und sich im seitlichen Röntgenbild vom Vorderhorn bis zum hinteren Drittel der Cella media oder bis zum Trigonum erstreckte.

Der Begriff eines „gefüllten Cavum septi pellucidi" deckt sich mit dem des kommunizierenden, hingegen bedeutet ein „nichtgefülltes Cavum" nicht unbedingt ein nichtkommunizierendes Cavum. Gefüllt und nichtgefüllt sind Bezeichnungen, die sich von Röntgenbefunden herleiten (Bergleiter u. Fekas). Es kann nach einer Röntgenaufnahme noch die Umlagerung des Kopfes eine Luftfüllung des Cavum bewirken, das nun erst röntgenologisch darstellbar geworden ist (Decker, Bergleiter u. Fekas).

Daß sich bei Boxern mit ausgeprägter Encephalopathia pugilistica in der überwiegenden Zahl ein cystisch erweitertes Cavum septi pellucidi findet, heben erstmals Spillane (1962) und Mawdsley u. Ferguson (1963) hervor. Spillane wirft die Frage auf, ob es sich um die Folge der häufigen Gewalteinwirkungen handele. Von seinen 5 Beobachtungen wiesen 3 cystisch erweiterte Cava septi pellucidi auf und einmal fehlt das Septum völlig. Mawdsley u. Ferguson sahen bei 8 von 12 Boxern im PEG ein cystisch erweitertes Cavum septi. Der Schluß, daß die Veränderungen am Septum den häufigen Gewalteinwirkungen zuzuschreiben sind, erscheint den Autoren begründet. An Hand antero-posteriorer Tomogramme zeigte sich, daß die Lamellen des Septum in vorderen Anteilen intakt waren, und daß sich multiple Perforationen hinter den Foramina Monroi befanden. Bei jedem Patienten schien ein Defekt im Dach des III. Ventrikels, unmittelbar vor dem Foramen Monroi zu liegen, so daß an dieser Stelle eine Verbindung zwischen dem III. Ventrikel und dem Cavum septi pellucidi bestand.

Koch, Krischek u. Tiwisina (1957/58) berichteten von einem männlichen eineiigen Zwillingspaar, bei dem der zuerst erkrankte Paarling II ein cystisch erweitertes Septum pellucidum aufwies.

Der sich über 12 Jahre, vom 35. bis 47. Lebensjahr erstreckende Krankheitsverlauf ist durch das für die cystisch erweiterten Septi charakteristische „Remittieren und Intermittieren" der klinischen Symptome gekennzeichnet. Die sich über Jahre entwickelnde Vergrößerung der Kavität hat nach den wiederholt vorgenommenen Encephalo- und Ventriculographien beide Seitenventrikel stark auseinandergedrängt, schließlich die Foramina Monroi verlegt und den Zugang zum Aquaeductus Sylvii abgedrückt. Der Tod erfolgte im Koma unter Streckkrämpfen, nachdem ein operativer Eingriff, der eine Verbindung zwischen Kavität und Ventrikelsystem schaffen sollte, vom Patienten abgelehnt worden war.

Paarling I erkrankte mit 47 Jahren akut unter tonisch-klonischen Krampfanfällen, denen ein Verwirrtheitszustand vorausgegangen war. Neurologisch bestand lediglich eine leichte Facialislähmung. Psychisch wirkte der Patient in den folgenden Tagen euphorisch und verlangsamt. Während das PEG ein kleines, cystisch erweitertes Septum pellucidum zeigte, fand sich im rechtsseitigen Arteriogramm ein gefäßreicher Tumor im mittleren Drittel des Schläfenlappens. Operativ wurde eine Geschwulst entfernt, die sich histologisch als Glioblastom erwies.

Damit handelte es sich bei den eineiigen Zwillingen um ein konkordantes, wenn auch der Größe nach verschiedenes Auftreten von cystisch erweitertem Cavum septi pellucidi. Andererseits waren die Zwillinge hinsichtlich des zeitlichen Auftretens der Hirngeschwulst wahrscheinlich diskordant. Ob aus dem konkordanten Vorkommen des cystisch erweiterten Cavum septi bei einem einzigen eineiigen Zwillingspaar geschlossen werden kann, daß es auch innerhalb dieser Bildungen des Gehirns eine kleine erblich bedingte Gruppe gibt, wollen die Autoren ohne weitere Erfahrungen nicht entscheiden. Das gemeinsame Auftreten von cystisch erweitertem Septum und tiefsitzendem, infiltrierend wachsendem Glioblastoma multiforme könnte auf Grund der bisherigen Beobachtungen erneut für die Annahme sprechen, daß ihre kausale Genese möglicherweise auf der Wirkung eines pleiotropen Gens beruht.

Den morphologischen Befund eines nichtkommunizierenden Cavum septi bei Hydrocephalus internus wollen wir an Hand einer eigenen Beobachtung darstellen.

E. Eg.: 4;6 Jahre alter Junge. Normale Geburt. Im 3. Lebensmonat Meningokokken-Meningitis. Zwei Wochen vor dem Tod Pertussis; stirbt an Pertussis-Encephalitis.

Diagnose: Hydrocephalus internus und nichtkommunizierendes Cavum septum pellucidi.

6. Die sogenannten Kolloidcysten des Septum pellucidum und der Seitenventrikel

Von den erweiterten Cava septi pellucidi werden die sogenannten Kolloidcysten des Septum unterschieden, die auch Ependymcysten, Kolloidcysten, Kolloidtumoren des III. Ventrikels, paraphysäre Cysten (SJÖVALL), Foramen Monroi-Cysten und Plexuscysten benannt wurden.

F. HENSCHEN (1955) teilt mit, daß 170 Beobachtungen bekannt seien; er selbst verfügte über 8 weitere Fälle. Ihre Natur ist uneinheitlich, jedoch gehört nach HENSCHEN die überwiegende Zahl dieser Cysten zu einer in pathogenetischer Hinsicht gut charakterisierten Gruppe.

ZÜLCH (1956) scheidet die Ependymcysten nach 1. Abschnürungen der Ventrikel, 2. Ependymcysten mit Wachstumstendenz und 3. Ependymcysten im III. Ventrikel. Makroskopisch handelt es sich im allgemeinen um kolloidgefüllte Cysten, die bis zu Erbs- und Kirschgröße erlangen. Da der Liquorstrom nach ZÜLCH bei stärkerem Wachstum nur ventilartig gesperrt ist, ist dementsprechend der Hydrocephalus mäßig. Mikroskopisch finden sich von außen nach innen bindegewebige Lagen mit lymphocytär-plasmacellulären Infiltraten und mit hämosiderinhaltigen Zellen und reichlich Gefäßen zwischen den Maschen. Die innere Schicht ist ein ependymartiges, flaches oder cylindrisches einzelliges Epithel mit Basalkörpern (Blepharoblasten), meist aber ohne Cilien. HASSIN u. ANDERSON (1930), DANDY (1931), BARBU (1936), KESSEL u. OLIVECRONA (1936), RIDDOCH (1936), ZEITLIN u. LICHTENSTEIN (1937), LIBER (1938), BROBEIL (1938), DÖRNBACH (1949), CAIRNS u. MOSBERG (1952), HAMBÜCHEN (1952), KAPPERS (1955), sowie DE MORSIER (1962). Eine Beschreibung an Hand von 60 eigenen Fällen gaben HAYMAKER u. YENERMAN (1955). Weitere Einzelheiten finden sich in den Handbuchbeiträgen von F. HENSCHEN u. ZÜLCH.

Zur Erklärung der Genese dieser Cysten nimmt DE MORSIER an, daß sich ein embryonales ependymäres Divertikel in der Commissurenplatte, im Augenblick der Bildung des Septum pellucidum befand, welches in dessen Innerem weiterbestand. Die Cyste wächst langsam durch Kolloidsekretion.

Infolge ihrer Lage und Beweglichkeit können diese Cysten die Liquorzirkulation behindern, ohne daß sie selbst Hirngewebe komprimieren. Daraus läßt sich auch das klinische Bild ableiten. Der Patient, von dem DE MORSIER (1962) berichtete, litt anfänglich unter Kopfschmerzen mit Vertigo, Anorexie und Schlaflosigkeit, Konzentrationsstörungen, Leere im Kopf. Wenig später traten anfallsweise Unruhezustände und ein depressives Bild mit deliranten Vorstellungen auf, an die er sich nicht mehr erinnern kann. Im folgenden Jahr notiert man eine geistige und motorische Verlangsamung mit Apathie und Desinteresse, vorzeitiger Ermüdbarkeit, manchmal auch eine euphorische Stimmungslage, dazwischen plötzliche und grundlose Zornausbrüche. Außerdem kommen Anfälle von Kopfschmerz und Schwindel vor, manchmal verbunden mit Hinstürzen und Bewußtlosigkeit.

Nachstehend geben wir eine tabellarische Zusammenfassung der Semiologie von 7 Beobachtungen nach DE MORSIER wieder.

Zur Frage, ob die neuroradiologische Untersuchung die Diagnose zu stellen erlaubt, weist DE MORSIER darauf hin, daß sie sicher mit serienmäßiger Tomographie der luftgefüllten Seitenventrikel möglich sei. Dabei würde man ihre Lage und Ausdehnung erfassen.

Autor	Jahr	Geschl.	Alter	Dauer	Semiologie	Lokalisation	Ventrikelbefund	Histologie
1. Hassin-Anderson	1930	männl.	35	2 J.	Anfälle von heftigen Kopfschmerzen mit Erbrechen, Muskelschwäche, Bewußtlosigkeit. Bilaterale Stauungspapille. Tod 6 Monate nach Entlastungsoperation	Zwischen 2 Laminae des Septums	Erweiterung des re. Seitenventrikels; der li. V. ist eingeengt durch die Protrusion der Medianwandung. III. Ventrikel stark erweitert	Bindegewebige Kapsel, ohne epitheliale Auskleidung
2. Barbu	1936	männl.	43	—	Diabetes, sonst keine klinischen Angaben. Tod im Diabetes-Koma	In der li. Septumwand, in den li. Ventrikel ragend	Erweiterung der Seitenventrikel	Bindegewebige Kapsel, kubisches Epithel mit Flimmercilien
3. Riddoch Fall I Cairns-Mosberg Fall V	1936 1951	männl.	66	12 J.	Anfälle von Kopfschmerz mit Erbrechen und Bewußtlosigkeit; Müdigkeit; Amnesie. Tod nach Ventrikulographie	Fornix verschmächtigt und von der Cyste angehoben	Starke Erweiterung der Seitenventrikel. III. Ventrikel wenig erweitert	— —
4. Dörnbach Fall I	1949	männl.			Schwindelanfälle mit Nausea und Bewußtseinstrübung, dann Sturz und Bewußtlosigkeit mit Amnesie. Somnolenz, Nystagmus, Stauungspapille, Tod	Im linken Seitenventrikel	Starke Erweiterung der Seiten- und des III. Ventrikels	Bindegewebige Kapsel; ein- oder mehrschichtiges kubisches oder cylindrisches Epithel
5. Hambüchen	1952	weibl.	18	„einige Zeit“	Kopfschmerz, dann heftige Anfälle von Erbrechen, Krampfen. Tod durch Atemstillstand	Im Cavum septi pellucidi	Erweiterung der Seitenventrikel	Bindegewebige Kapsel; einschichtiges kubisches Epithel
6. Kappers	1955	—	—	—	— —	Zwischen den Septa, den Fornix zurückdrängend. Im li. Seitenventrikel stärker entwickelt als im rechten	Erweiterung der Seitenventrikel und des III. Ventrikels	— —
7. De Morsier	1961	männl.	60	12 J.	Kopfschmerzen, Vertigo, Anfälle von Bewegungsunruhe mit Delir, dann Sturz und Bewußtlosigkeit, Apathie, Reizbarkeit, Somnolenz, Harninkontinenz. Tod nach Ventrikulographie	Zwischen den beiden Septumblättern, im li. Seitenventrikel	Erweiterung der Seitenventrikel und des III. Ventrikels	Bindegewebige Kapsel; ein- oder mehrschichtiges Epithel mit Tubuli und Flimmerhaaren

In De Morsiers eigener Beobachtung zeigten die Ventrikelaufnahmen eine erhebliche symmetrische Vergrößerung der Seitenventrikel; es stellte sich aber die Cyste nicht dar. Vgl. auch die Studie von Bull u. Sutton, aus der die Schwierigkeit der radiologischen Diagnostik hervorgeht.

XXIV. Zusammenfassung

Die erste Beschreibung einer totalen Agenesie des Corpus callosum gab im Jahre 1812 Johann Christian Reil (1759—1813); die erste partielle Agenesie wurde 1848 durch Chatto auf Grund autoptischer Befunde mitgeteilt. 1934 stellten Davidoff u. Dyke sowie Penfield u. Hyndman die Diagnose intra vitam mit Hilfe der Pneumencephalographie. Bereits 1929 hatte L. Guttmann den pneumencephalographischen mit dem autoptischen Befund eines Patienten mit Balkenmangel verglichen.

Seit Mingazzinis Monographie über den Balken (1922) sind in der Literatur, soweit sie uns zugänglich war, *146 intra vitam diagnostizierte und 96 autoptisch diagnostizierte* (64 totale und 32 partielle) Balkenagenesien mitgeteilt worden. Ferner wurden 43 Balkenagenesien kombiniert mit einem Lipom der Balkenregion beschrieben. *Unsere Beobachtungen umfassen 23 Kasuistiken, bei denen die Diagnose intra vitam gestellt wurde, sowie 10 autoptisch verifizierte Fälle.*

Bisher sind nur Einzeldarstellungen oder wenige zusammengefaßte Kasuistiken mitgeteilt worden; die nach der Anzahl größte Studie, von Carpenter (1954), bezog sich auf 18 eigene Beobachtungen. Es fehlte eine zusammenfassende Darstellung, die klinische Befunde und neuere experimentelle Arbeiten, die sich mit der Funktion des Corpus callosum befaßten, besonders berücksichtigte. Ein erheblicher Teil der sogenannten *„asymptomatischen“ Fälle* von Agenesien des Corpus callosum hielt einer kritischen Nachprüfung nicht stand.

Die bisher mitgeteilten Beobachtungen intra vitam diagnostizierter Balkenagenesien wurden tabellarisch zusammengestellt und ausgewertet. *Die im einzelnen geschilderten eigenen Untersuchungsergebnisse wurden mit den Kasuistiken der Literatur verglichen. Es ergaben sich weitgehende Übereinstimmungen:*

Die ersten Auffälligkeiten wurden *überwiegend im Säuglings- und Vorschulalter* beobachtet. (Bis zum Ende des 1. Lebensjahres 54% der Fälle aus der Literatur, 47,8% der eigenen Fälle; im Säuglings- und Vorschulalter 66% der Fälle aus der Literatur, 73,9% der eigenen Fälle.)

Zum Zeitpunkt der Diagnosestellung überwogen hier wie dort *übereinstimmend die jüngeren Jahrgänge.* Von den Gründen, die zur Klinikeinweisung bzw. zur ärztlichen Behandlung Veranlassung gegeben hatten, waren die *cerebralen Anfallleiden* in der Mehrzahl (54,8% in der Literatur, 26,6% der eigenen Fälle). Häufig war ferner eine verzögerte somatische und psychische Entwicklung (26% in der Literatur, 34,8% der eigenen Fälle), weniger signifikant war eine zunehmende Makrocephalie, Wesensänderung, Demenz, Kopfschmerzen u. a.

Der *allgemeine somatische Befund war in etwa 1/5 der Fälle normal* (22,6% in der Literatur, 21,7% der eigenen Fälle). Häufig fanden sich Schädelanomalien: Makrocephalie (Hydrocephalus), Mikrocephalie, Schädelasymmetrie, Dysplasie des Gesichtsschädels und der zugehörigen Weichteile; ferner ophthalmologische Anomalien, Skelet- und Extremitätenfehlbildungen u. a.

Neurologische Auffälligkeiten fehlten bei 13,8% der Fälle aus der Literatur und bei 13% der eigenen Fälle. Die neurologische Symptomatik war vielgestaltig; *bestimmte Syndrome, die für die Balkenagenesie typisch sein könnten, ließen sich nicht feststellen.* Das von LIEPMANN beschriebene Syndrom der ideomotorischen Dyspraxie der linken Hand konnte nicht bestätigt werden.

Die Beurteilung der psychischen Befunde war durch die Tatsache erschwert, daß zum Teil nur vage und summarische Angaben über das Intelligenzniveau und die personale Struktur vorlagen und daß Testuntersuchungen kaum durchgeführt worden waren. *Als normal begabt bzw. psychisch unauffällig wurden in der Literatur 5,5% der Patienten bezeichnet; bei 3 unserer Patienten lag das Intelligenzniveau noch im Bereich der Norm, jedoch waren Wesensauffälligkeiten vorhanden.* Es fanden sich alle Schwachsinnsgrade und Demenzformen. Die psychopathologischen Symptome waren uneinheitlich, sie erinnerten häufig an organische Wesensbesonderheiten. Ein für Balkenmangel spezifisches Psychosyndrom konnte nicht festgestellt werden.

Nach unseren Beobachtungen erscheint es gerechtfertigt, bei Patienten, die kombiniert Krampfanfälle, somatische Dysplasien, neurologische Auffälligkeiten, Minderbegabung oder organisch anmutende Wesensbesonderheiten aufweisen, eine Agenesie des Corpus callosum in Erwägung zu ziehen. Die Diagnose kann jedoch nur pneumencephalographisch gesichert werden.

Der Pneumencephalographie kommt für die Diagnosestellung eine besondere Bedeutung zu; typisch ist im a. p.-Strahlengang die Stierhorn- oder Halbmondform der nach oben-außen verlängerten und ausgezogenen Vorderhörner der Seitenventrikel. Es besteht eine Diastase der Vorderhörner, die medialen Flächen sind konkav. Der III. Ventrikel ragt im allgemeinen nach oben; die Hinterhörner sind meist erweitert und reichen nach lateral. Mit Hilfe der seitlichen Aufnahmen ist bei guter Ventrikelfüllung eine differentialdiagnostische Unterscheidung zwischen einer totalen und einer partiellen Balkenagenesie möglich. Es findet sich eine treppenförmige Verschiebung nach oben im Verlauf der Kontur des III. Ventrikels an der Stelle, wo die partielle Balkenanlage endigt und die nicht angelegte Zone beginnt.

Die *Angiographie* vermag lediglich in Einzelfällen zur Diagnose Balkenagenesie beizutragen. Der aufsteigende Teil der Arteria cerebralis anterior verläuft in der Regel steiler nach cranial und biegt schärfer nach dorsal ab. Die Arteria pericallosa kann fehlen.

Die bisher vorliegenden *EEG-Untersuchungen* bei Balkenagenesie bestätigen von neurophysiologischer Seite die klinisch und experimentell fundierte Meinung, daß die bioelektrische Synchronisation der beiden Hemisphären vorwiegend solchen subcorticalen Einflüssen unterliegt, die aus thalamischen Erregungskreisen und aus dem Reticulärsystem stammen und somit unabhängig von den interhemisphäriellen Verbindungswegen sind. In Übereinstimmung mit anderen Autoren wurde festgestellt, daß das EEG nichts zur Diagnose der Balkenagenesie beizusteuern vermag.

Bei 3 unserer Patienten mit Balkenagenesie fanden sich *psychotische Symptome;* bei 2 der Patienten waren seit früher Kindheit auffällige Wesenszüge festzustellen. In den Pubertätsjahren entwickelten sich psychotische Symptome 1. Ranges (K. SCHNEIDER), die teilweise einer Hebephrenie ähnelten. Nach schizophren anmutenden Episoden traten bei dem 1. Patienten später cyclothym anmutende (depressive und maniforme) Phasen hervor. Der 2. Patient bot später ein verschroben-manieriertes Bild, das relativ stationär erschien und an einen schizophrenen Defektzustand erinnerte. Er zeigte außerdem organisch anmutende Wesenszüge: Klebrigkeit, Dranghaftigkeit u. a. Beide Patienten waren minderbegabt, jedoch nicht schwachsinnig. Der 3. Patient war intellektuell deutlich rückständig. Erstmals im Alter von 46 Jahren trat bei ihm ein ängstlicher Erregungszustand auf mit Verkennung der Umgebung und Wahnvorstellungen. Nach 5 Jahren trat erneut ein psychotischer Schub auf mit Vergiftungsideen, haptischen Halluzinationen u. a. In der Literatur sind bisher nur 2 Psychosen bei Balkenagenesien beschrieben worden (Boeke u. Goudsmit; Bouchier).

Allen 5 Psychosen ist gemeinsam, daß sie als körperlich begründbare Psychosen bei Balkenmangel zu verstehen sind, ohne das von Bonhoeffer beschriebene Leitsymptom des exogenen Reaktionstyps, die Bewußtseinstrübung, aufzuweisen. Hinsichtlich ihrer psychopathologischen Symptomatik sind die 5 Psychosen recht verschieden. Sie lassen sich erscheinungsbildlich von endogenen Psychosen schwer trennen. Sie zeigen eine auffallende Mannigfaltigkeit und Unspezifität. Die Feststellung Weitbrechts, daß bei den körperlich begründbaren Psychosen sowohl schizophrene als auch cyclothyme Verläufe vorkommen, wird durch die psychopathologischen Bilder der Psychosen bei Balkenmangel erneut bestätigt.

Das Corpus callosum entsteht im 3. Fetalmonat innerhalb einer „Commissurenplatte" (Hochsetter) genannten Wandverdickung der Lamina terminalis und ist etwa im 5. Fetalmonat komplett ausgebildet.

Bei höheren Vertebraten entwickelt sich der Balken parallel mit der Ausdehnung des Neocortex. Ameisenbären und Beuteltiere zeigen Ansätze zur Balkenbildung, bei den Insectivoren und Nagern breitet sich die Balkenformation nach dorsal und occipital aus; bei den Carnivoren und Huftieren zeigt das Corpus callosum bereits die Morphologie, die den Primaten eigen ist. Bei den Vögeln und den noch niedrigeren Wirbeltieren ist der Balken nicht angelegt, entsprechend dem Fehlen des Neocortex.

Balkenmangel wurde bei folgenden *Tierarten* beschrieben: Affen, Pferden, Kälbern, Ziegen, Katzen und Mäusen. Wie beim Menschen, fand sich häufig eine Kombination mit anderen cerebralen Fehlbildungen.

Die *Pathogenese* der Balkenagenesie ist noch weitgehend unbekannt. Es werden genetische Faktoren erörtert sowie intrauterine Einflüsse.

Die makroskopische und mikroskopische Anatomie der Balkenformation wird in den Grundzügen dargestellt.

Der Darstellung der *pathologischen Anatomie* des Balkenmangels liegen eigene, durch Abbildungen illustrierte Beobachtungen zugrunde. Die Balkenlängsbündel, deren gegen die Seitenventrikel vorspringende Spitzen mit dem gleichseitigen Septum und dem gleichseitigen Fornix verbunden sind, bieten keinen Ersatz für den Verlust der Verbindung der beiden Großhirnhemisphären. Nach neueren Untersuchungen (Rosenthal-Wisskirchen) bewirken die Balkenlängsbündel aber zusammen mit Septum, Fornix und Plexus chorioideus einen Abschluß der Seitenventrikel und gestatten dadurch die Darstellung der deformierten Ventrikel durch die Pneumencephalographie. In der Bildung des Ventrikelabschlusses durch die Balkenlängsbündel sieht Frau Rosenthal-Wisskirchen einen embryonalen Regulationsvorgang. Auf ihre Deutung der radiären Anordnung des dem Balkenlängsbündel benachbarten Gyrus cinguli sowie der gelegentlich vorkommenden Hyperplasien von Faserbündeln wird hingewiesen.

Die Mitteilungen aus der Literatur über die Physiologie und Pathophysiologie der Balkenformation werden zusammenfassend referiert. Arbeiten aus dem 18. Jahrhundert kennzeichnen den *Balken als Sitz der Seele*. Gegen Ende des 19. Jahrhunderts beginnen anatomische Untersuchungen über die interhemisphäriellen Verbindungen des Corpus callosum. Es werden widersprüchliche Befunde nach *experimenteller Durchtrennung des Corpus callosum beim Tier*, dann Ergebnisse nach operativer Durchtrennung des Balkens beim Menschen besprochen. Die Bedeutung des Corpus callosum für die höheren Sehfunktionen und die Beteiligung des Balkens an der Generalisierung cerebraler Krampfanfälle werden ferner diskutiert. Auf die Möglichkeiten der Funktionsübernahme durch andere Commissuren und deren Bedeutung wird hingewiesen.

Die Balkenformation kann durch *vasculäre, blastomatöse, entzündliche und degenerative Prozesse* geschädigt bzw. zerstört werden. Die in der Literatur mitgeteilten und auf den Balken bezogenen Syndrome sind sehr inhomogen und für eine Balkenschädigung nicht typisch, da sie auch bei Hirnprozessen ohne Balkenbeteiligung beobachtet werden. Tumoren der Balkenregion sind in der Regel nicht auf den Balken selbst beschränkt, sondern haben Nachbarregionen mehr oder weniger stark in den Prozeß einbezogen. *Ein typisches Syndrom für die Tumoren der Balkenregion läßt sich nicht feststellen.*

Die Agenesie des Corpus callosum ist häufig mit *anderen Entwicklungsstörungen des Gehirns und anderer Körperorgane kombiniert.* Ausfallserscheinungen sind daher oft nicht auf den Balkenmangel, sondern auf andere, gleichzeitig bestehende Hemmungsmißbildungen zurückzuführen.

Rokitanski beschrieb 1856 die *Kombination von Balkenagenesie und Balkenlipom.* Lipome im Balkenbereich sind selten (bisher wurden 43 Fälle mitgeteilt). Röntgenologisch findet sich im a. p.-Strahlengang eine typische Aufhellungszone mit kalkdichten Verschattungen der Randkonturen. Eine exakte Diagnosestellung ist von großer Wichtigkeit, da operative Eingriffe zur Entfernung dieser Geschwülste bisher stets wegen der unvermeidlichen Verletzung von Gefäßen, besonders der Arteria cerebri anterior, Mißerfolge brachten.

Zum Verständnis der differentialdiagnostischen Abgrenzung der Agenesien des Corpus callosum gegenüber *cystischen Erweiterungen des Septum pellucidum und Agenesien* des Septum pellucidum, wird eine kurze Darstellung der Entwicklungsgeschichte und der Anatomie des Septum pellucidum vorangestellt.

Häufigkeit und Ausdehnung des *Cavum septi pellucidi* und des sogenannten Cavum Vergae, sowie die klinischen Erscheinungen, die gleichzeitig bestehen können, werden besprochen und die Möglichkeit der Verursachung durch andere, gleichzeitig vorkommende Fehlbildungen oder Schädigungen des Gehirns diskutiert.

Während die ausgebliebene Entwicklung des Septum pellucidum ohne andere Anomalien zunächst ein seltener, zufälliger Befund bei Autopsien war, konnten Davidoff u. Dyke 1935 erstmals intra vitam durch Pneumencephalographie die Diagnose einer Agenesie des Septum pellucidum stellen.

Das Septum bildet einen wohlabgegrenzten vertikalen, linearen Schatten, etwa 2—3 mm breit, der zwischen dem Luftschatten beider Seitenventrikel sowohl im a. p.- als auch im p. a.-Strahlengang liegt.

Beim *nichtkommunizierenden Cavum septi pellucidi* ist im a. p.-Strahlengang der Raum, den sonst das Septum einnimmt, ungewöhnlich verbreitert, mit seitlich verdrängten Vorderhörnern und verdrängter Cella media. Der III. Ventrikel zeigt in Lage und Form keine Veränderungen.

Beim *kommunizierenden Cavum septi pellucidi* liegt zwischen beiden Seitenventrikeln ein luftgefüllter Raum, der bei kleineren Kavitäten Spalt- und Spindelform, bei größeren die Form eines auf der Spitze stehenden Fingerhutes hat.

Fehlt der lineare Schatten im sagittalen Strahlengang, so läßt dies auf ein Fehlen des Septum pellucidum schließen.

Von den erweiterten Cava septi pellucidi sind die sogenannten *Kolloidcysten des Septum pellucidum* zu unterscheiden.

Summary

The first description of a total agenesis of the corpus callosum was made in 1812 by Johann Christian Reil (1759—1813), the first report of a partial agenesis, by Chatto, dates from 1848. Only in 1934 was the defect diagnosed intra vitam, by means of pneumencephalography (Davidoff and Dyke; Penfield and Hyndman). Several years earlier, L. Guttmann (1929) relating the autopsy finding of agenesis of the corpus callosum to his patient's unusual PEG, had recognized and described the aspect of the defect on X-ray film.

Since Mingazzinis monograph on the corpus callosum (1922), the publications accessible to the present authors have included *146 cases of agenesis diagnosed intra vitam, and 96 cases diagnosed at autopsy* (64 total and 32 partial ageneses). In addition, 43 cases combined with lipoma in the area of the callosal structure have been described. Furthermore, *the present authors contribute 23 new cases with intra vitam diagnosis, and 10 cases with autoptic evidence* for the agenesis of the corpus callosum.

To date, only isolated observations, or a few cases collected from other publications have been reported. The most extensive study comprised 18 personal observations by Carpenter (1954). There was no comprehensive representation of the more recent clinical and neurological findings. Also, it has become necessary to consider new experimental studies dealing with the function of the corpus callosum.

It soon became evident in our research that a considerable number of the so-called *asymptomatic cases of agenesis* could not meet the criteria.

The known intra vitam cases were grouped and analyzed, and then compared with *the authors' own cases which were described in detail.* The result shows a *good correlation of the findings.* The first symptoms were usually observed in infancy and pre-school age (up to the age of 12 months, 54% of the cases obtained from literature, as compared to 47.8% of our own observations* ; 1—6 years, 66%, as compared to 73.9%).

The diagnosis was consistently made in young individuals. Frequently, they were brought to the attention of the physician because they suffered *cerebral seizures,* (54,8% and 26.6%, respectively), or were physically or mentally retarded (26% and 34.8%, resp.). Progressive macrocephaly, personality changes, dementia, headaches, etc. were among the less frequent reasons for seeking medical help.

The *general physical condition* was normal in one fifth of all cases (22.6% and 21.7%, resp.). Anomalies of the skull and brain were not infrequent: macrocephaly (hydrocephalus), microcephaly, skull asymmetries, dysplasia of the soft tissue of the face and its underlying bones. In addition, ophthalmological anomalies, malformations of the skeleton and extremities, etc. were present.

Neurological signs were absent in 13.8% and 13%, respectively. The symptomatology was highly variable, and no syndrome typical of agenesis of the corpus callosum was established.

The syndrome of ideomotoric dyspraxia of the left hand, described by Liepmann, could not be confirmed.

---

* In the following, percentages representing cases obtained from publications precede those of the authors' own observations.

The evaluation of the mental status was difficult due to the fact that too often the information concerning the intelligence level and personality structure was vague or inadequate, and that tests were hardly ever performed. 5.5% of the patients were thus described as of average intelligence, or psychologically normal; while we considered three of our patients as being within the range of normal intelligence, but exhibiting abnormal personality traits. There were all degrees of debility and all forms of dementia. The psychopathological symptoms were diversified; they frequently suggested organic personality changes. A specific syndrome for the agenesis of the corpus callosum could not be established.

Nevertheless, it seems justified, after the experience of the authors, to suspect the existence of agenesis of the callosal structure in patients presenting a combination of cerebral convulsions, somatic dysplasias, neurological signs, oligophrenia, or abnormal personality traits of presumably organic origin. The diagnosis, however, can be confirmed only by pneumencephalography.

Consequently, the *pneumencephalogram is of great importance*. In the presence of an agenesis, the a. p. projection typically shows the anterior horns of the lateral ventricles craniolaterally elongated and tapered off to form a halfmoon. There is diastasis of the anterior horns, and their median surfaces are concave. The third ventricle is usually pointing up, while the posterior horns are enlarged and extend laterally. With lateral projection and good contrast of the ventricles the differential diagnosis of total or partial agenesis can be achieved. In the case of partial agenesis the contours of the third ventricle show a graded ascent where the existant part of the corpus ends and the defect begins.

Angiography can contribute to the diagnosis only in a few, individual, cases. The ascending portion of the arteria cerebralis anterior runs usually steeper to cranial, and deflects more sharply to dorsal when agenesis exists. The arteria pericallosa may be absent.

The existent *electrencephalographic studies* dealing with the condition confirm in terms of neurophysiology the clinically and experimentally founded view that the bioelectric synchronization of both hemispheres is subjected mainly to such subcortical influences as are produced by thalamic areas and by the reticular formation, and are, therefore, independent of interhemispheric pathways. In accordance with other authors, it was felt that the EEG could not contribute to establish the diagnosis of the defect.

Three of our patients exhibited *psychotic symptoms;* two of these had shown abnormal personality traits since early childhood. During puberty, psychotic symptoms of the first order (K. Schneider) developed, suggesting hebephrenia. There were haptic hallucinations and the experience "of being influenced" reported by one patient, and acoustic hallucinations by the other patient. After seemingly schizophrenic episodes the first patient went through depressive and manic phases (cyclothymic picture). The second patient later exhibited mannerisms and bizarreries, which became a rather stationary condition and reminded one of a schizophrenic defect. In addition, he showed seemingly organic personality traits, like restlessness, clinging to the subject, etc. Both patients had below average intelligence, but were not debile; functions of memory were oscillating. The third patient, however, was clearly mentally retarded: At the age of 46 he had for the first time an episode of fearful agitation lasting eight to ten months, in which be had illusions about his environment, and meager delusions. A new episode occurred five years later, with fear of poisoning, haptic hallucinations, etc. To date, only two more psychoses related to agenesis of the corpus callosum have been described, bringing the total number of known cases to five.

The common feature of these psychoses is their somatic basis, although they lack the leit-symptom of the organic brain syndrome ("exogener Reaktionstyp", as described by Bonhoeffer), namely the disturbance of consciousness. As far as their psychopathological symptomatology is concerned, the five psychoses are widely different. It is often difficult to seperate them from the clinical picture of endogen psychoses. Their variability and lack of specifity is conspicuous. The observation made by Weitbrecht that the course of somatic psychoses can be either schizophrenic or cyclothymic is again confirmed by the psychopathologic aspects of the psychoses occurring with agenesis of the corpus callosum.

The corpus callosum develops during the third fetal month within a so-called commissural plate (Hochstetter), a thickening in the wall of the lamina terminalis. It is fully developed by the fifth fetal month. In higher vertebrates, the corpus callosum develops along with the extension of the neocortex. Ant-bears and marsupials show a rudimentary formation of the organ. In insectivores and rodents the callosal structure begins to spread dorsally and occipitally. The typical morphology of the corpus callosum of primates is reached in carnivores and hoofed animals. Birds and other lower vertebrates lack the corpus callosum.

Absence of the corpus callosum has been described to occur *in monkeys, horses, calves, goats, cats and mice.* Like in man, it is frequently associated with other cerebral malformations.

The *pathogenesis* of the condition is largely unknown. Genetic factors and intrauterine influences are being discussed. The macroscopic and microscopic anatomy of the callosal structure is presented in its basic outlines.

The *pathological anatomy* of the corpus callosum is presented and illustrated in the light of the author's experience. The longitudinal bundles (whose edges protrude against the lateral ventricles and join the homolateral septum and fornix) do not offer a substitute for the loss of the interhemispherical connection. According to more recent investigations (ROSENTHAL-WISSKIRCHEN), the longitudinal bundle, together with the septum, fornix, and plexus chorioideus effect the occlusion of the lateral ventricles, and thus permit the presentation of the deformed ventricles in the pneumencephalogram. ROSENTHAL-WISSKIRCHEN views this occlusion as an embryonic process of regulation. Her interpretation of the radial position of the gyrus cinguli adjacent to the commissura longitudinalis, as well as, of the occasionally encountered hyperplasia of fiber bundles is pointed out.

The literature on the physiology and pathophysiology of the corpus callosum is summarily reviewed. Publications of the 18th century considered *the corpus callosum as a seat of the soul.* The first anatomical studies appeared toward the end of the 19th century, and concerned the interhemispherical connections of the corpus callosum. The contradictory findings in animal experiments, and the results of surgical sectioning of the corpus callosum in man are presented. The *significance of the structure for the higher visual functions is stressed.* The role of the corpus callosum in the generalization of cerebral seizures is discussed. Papers dealing with the electrical stimulation of the corpus callosum are reviewed. The chapter closes on a discussion as to whether the functions of the corpus callosum can be assumed by other commissures, and the possible significance of the latter.

The callosal structure can be *damaged or destroyed by vascular, blastomatous, inflammatory, and degenerative processes.* The syndromes that have been described as related to the corpus callosum are highly inhomogeneous, and atypical of corpus callosum damage, in as much as they can also be observed in cerebral processes not involving the corpus callosum. Tumors in the corpus callosum are, as a rule, not confined to this structure, but expand to a higher or lesser degree into the adjacent areas. *A syndrome typical of tumors in the region of the corpus callosum could not be established.*

Agenesis of the corpus callosum is frequently associated with other developmental disturbances of the brain and other body organs. Organic or psychic defects must therefore be related to the concomitant developmental malformations and not, as is often done, to the lack of the callosal structure.

ROKITANSKI (1856) described the *combined occurrence of agenesis and lipoma of the corpus callosum.* These are rare; the available literature includes 43 cases. X-ray in a. p. projection reveals the typical light zone with shadows of calcified density indicating the outlines. The exact diagnosis is of paramount importance, since surgical removal of these tumors was always disastrous on account of the, as to date, unavoidable injury of vessels, in particular the arteria cerebri anterior.

A short review of the biogeny and anatomy of the septum pellucidum serves to introduce the reasons for the differential separation agenesis of the corpus callosum from cystic enlargements and agenesis of the septum pellucidum.

The incidence and extension of the *cavum septi pellucidi* and cavum Vergae, as well as possible associated clinical signs are presented and the alternatives of their causation by other simultaneous malformations, or cerebral lesions are discussed.

If the lack of development of the septum pellucidum (unassociated with other anomalies) was initially an incidental finding in autopsy cases, the first intra vitam diagnosis by PEG (DAVIDOFF and DYKE, 1935) is the result of method. In both a. p. and p. a. projections, the septum forms a well defined vertical linear shadow, about 2—3 mm wide, located between the air contrasts of the lateral ventricles.

In the case of a *non-communicating cavum septi pellucidi,* the X-ray in a. p. projection shows the space which is normally occupied by the septum unusually dilated, while both anterior horns are laterally displaced, as is the cella media. The third ventricle remains unchanged in form and location.

In the case of a *communicating cavum septi pellucidi* an air-filled space is seen between the lateral ventricles. It is slit- or spindleshaped with small cavities, and resembles a reversed thimble with larger cavities.

If the linear shadow cannot be detected in the sagittal projection, the lack of the septum pellucidum must be concluded.

Distinction must be made between the *enlarged* cava septi pellucidi and the so-called *colloid cysts of the septum pellucidum.*

Literatur

Die ältere Literatur bis zum Jahre 1922 findet sich in der Monographie von G. MINGAZZINI „Der Balken". Die Literatur zur Physiologie von Hypothalamus, Area praeoptica und Septum sowie angrenzender Balken- und Stirnhirnbereiche ist dargestellt bei W. R. HESS, M. BRÜGGER u. V. BUCHER (1946). Eine ausführliche Literaturzusammenstellung gaben F. BREMER, J. BRIHAYE u. G. ANDRE-BALISAUX (1956). Die Literatur über die Tumoren der Balkenregion findet sich in der Arbeit von H. J. COLMANT u. W. GROTE (1959). Über das Cavum septi pellucidi und das sogenannte Cavum Vergae berichteten H. GRAHMANN u. U. H. PETERS (1964) und BERGLEITER u. FEKAS (1964). Die Kolloidcysten des Septum pellucidum und der Seitenventrikel wurden von DE MORSIER (1962) abgehandelt. Eine komparativ-anatomische Studie über das Septum bei Insectivoren und Primaten haben STEPHAN u. ANDY (1962) vorgelegt, über das Septum der Katze berichteten ANDY u. STEPHAN (1964). Die Ergebnisse eines Symposiums der CIBA Foundation Study Group über die „Functions of the Corpus callosum" sind in einer ausgezeichneten Monographie (1965) zusammengefaßt. Hier findet sich eine Darstellung der experimentellen Forschung der letzten 15 Jahre.

ABBIE, A. A.: The origin of the corpus callosum and the fate of the structures related to it. J. comp. Neurol. **70**, 9—44 (1939).

ACKERKNECHT, E.: Das Nervensystem. In: Ellenberger-Baum: Handbuch der vergleichenden Anatomie der Haustiere, 18. Auflage. Berlin-Göttingen-Heidelberg: Springer 1943.

ADEY, W. R., and M. MEYER: An experimental study of hippocampal afferent pathways from prefrontal and cingulate areas in the monkey. J. Anat. **86**, 58—74 (1952).

AGOSTINI, G.: Un cas de tumeur du corps calleux. Annali d. Manicomio Provinciale di Perugia **7**, 53—66 (1913). Ref. Rev. Neur. **1**. Semestre 365 (1916).

AIRAPETYANTS, E. S.: Higher nervous activity and internal organs receptors. Moscow-Leningrad: Academ. Nauk 1952.

AJURIAGUERRA, J. DE, et H. HECAEN: Le cortex cérébral. Etude neuropsycho-pathologique. Paris: Masson 1949.

AKELAITIS, A. J. E.: Studies on the corpus callosum. II. The higher visual functions in each homonymous field following complete section of the corpus callosum. Arch. Neurol. Psychiat. **45**, 788—796 (1941).

— Studies on the corpus callosum. VIII. Effects of partial and complete section of corpus callosum on psychopathic epileptics. Amer. J. Psychiat. **98**, 409—414 (1941).

— Studies on the corpus callosum. V. Homonymous defect for color, objects and letter recognition. Arch. Neurol. Psychiatr. **48**, 108—118 (1942).

— Studies on the corpus callosum. VI. Orientation (temporal-spatial gnosis) following section of the corpus callosum. Arch. Neurol. Psychiat. **48**, 914—937 (1942).

— Studies on the corpus callosum. VII. Study of language functions (tactile and visual lexia and graphia) unilaterally following section of corpus callosum. J. Neuropath. exp. Neurol. **2**, 226—262 (1943).

— Study on gnosis, praxia and language following section of corpus callosum and anterior commissure. J. Neurosurg. **1**, 94—102 (1944).

— Studies on the corpus callosum. IV. Diagnostic dyspraxia in epileptics following partial and complete section of corpus callosum. Amer. J. Psychiat. **101**, 594—599 (1944).

— Psychological studies following section of the corpus callosum. Amer. J. Psychiat. **97**, 1147—1157 (1949).

—, W. A. RISTEEN, R. Y. HERREN, and W. P. VAN WAGENEN: Studies on the corpus callosum. III. A contribution to the study of dyspraxia and apraxia following partial and complete section of the corpus callosum. Arch. Neurol. Psychiat. **47**, 971—1008 (1942).

Akelaitis, A. J. E., and W. P. van Wagenen: Studies on the corpus callosum. IX. Relationship of the grasp reflex to section of the corpus callosum. Arch. Neurol. Psychiat. **49**, 820—825 (1943).

Akert, K., F. Puletti, and T. C. Erickson: Abnormalities of cerebral cortex associated with agenesis of corpus callosum and focal cortical seizures. Tr. Amer. neurol. Ass. 151—153 (1954).

Aldeghi, E., e A. Calvi: Considerazioni sulla agenesia del corpo calloso. Min. pediatr. **10**, 124—129 (1958).

Alessi, D.: Tumore multiplo cerebrale. Glioblastoma del ponte e del corpo calloso senza sentomatologia psichica. Riv. Neurol. **11**, 321 (1938).

Alexander, L., and T. H. Suh: Note on the occurrence and significance of deficiency of the septum pellucidum. Chin. med. J. **48**, 138—141 (1934); Ref. Zbl. ges. Neurol. Psychiat. **73**, 431 (1934).

Alpers, B. J.: A note on the mental syndrome of corpus callosum tumors. J. nerv. ment. Dis. **84**, 621—627 (1936).

—, and F. C. Grant: The clinical syndrome of the corpus callosum. Arch. Neurol. Psychiat. **25**, 67—86 (1931).

Alvord, E. C., Jr.: Diskussionsbemerkung zum Referat von L. Liss und L. Mervis: The ependymal lining of the Cavum septi pellucidi: A criterial evaluation of an old fallacy. Tr. Amer. Ass. Neuropathol. J. Neuropathol. exp. Neurol. **22**, 361 (1963).

Amyot, R.: Contribution à l'étude du lipome du corps calleux. Un. méd. Can. **75**, 1391 à 1406 (1946).

— Un cas d'agénésie du corps calleux diagnostique par la pneumencéphalographie. Un. méd. Can. **77**, 667—689 (1948).

Andersen P. E.: The radiological diagnosis of lipoma of the corpus callosum. Radiol. clin. **22**, 211—221 (1953).

—, H. Bruland, and B. R. Kaada: Activation of the field CA 1 of the hippocampus by septal stimulation. Acta physiol. scand. **51**, 29—40 (1961).

Andersson, B.: Cold defense reactions elicited by electrical stimulation within the septal area of the brain in goats. Acta physiol. scand. **41**, 90—100 (1957).

André-Balisaux, G., et J. Brihaye: Agénésies et lipomes du corps calleux. Schweiz. Arch. Neurol. 77, 367—380 (1956).

Andy, O. J., R. McChinn, and P. Bonn: Seizures from the septal region Tr. Amer. neurol. Ass. **82**, 128—129 (1957).

—, and J. Mukawa: Amygdaloid and hippocampal after-discharges propagated to the septum. Electroenceph. clin. Neurophysiol. **13**, 317 (1961).

—, and H. Stephan: The nuclear configuration of the septum of Galago Demidovii. J. comp. Neurol. **111**, 503—545 (1959).

— — Septal nuclei in the Soricidae (Insectivors) cytoarchitectonic study. J. comp. Neurol. **117**, 251—274 (1961).

— — The septum of the cat. Springfield, Ill.: Charles Thomas 1964.

Anton, G.: Zur Anatomie des Balkenmangels. Ztschr. allg. Heilk. **7**, 53—61 (1886).

— Die Bedeutung des Balkenmangels für das Großhirn. Wien. klin. Wschr. **65**, 1631 (1896).

— Die Bedeutung des Balkenmangels für das Großhirn. Verh. Ges. dtsch. Naturforsch. Ärzte **68**, 318 (1897).

Archambault, La Salle: Contribution etc. à l'agénésie du corps calleux. Nouv. Iconogr. de la Salp. (1910).

— A contribution to the anatomy and pathology of agenesia of the corpus callosum. Albany med. Ann. **32**, 513—561 (1911).

Ariëns-Kappers, C. U.: Anatomie comparée du système nerveux particulièrement de celui des mammifères et de l'homme. Paris: Masson 1947.

—, and E. C. Crosby: The comparative anatomy of the nervous system of vertebrates, including man. New York: Macmillan 1936.

—, C. C. Huber, and E. C. Crosby: The comparative anatomy of the nervous system of vertebrates including man. Vol. III. New York: Hafner Publ. Comp. (Nachdruck) 1960.

Armitage, G., and R. Meagher: Gliomas of the corpus callosum. Z. ges. Neurol. Psychiat. **146**, 454—488 (1933).

ARNDT, M., und F. SKLAREK: Über Balkenmangel im menschlichen Gehirn. Arch. Psychiat. **37**, 756—799 (1903).

ARNOLD, J.: Ein Fall von angeborenem lipomatösem Teratom der Stirngegend. Virch. Arch. **43**, 181—196 (1868).

ASANUMA, H., and K. OKAMOTO: Unitary study on evoked activity of callosal neurons and its effect on pyramidal tract cell activity of cats. Jap. J. Physiol. **9**, 473—483 (1959).

ASCHOFF, L.: Pathologische Anatomie. 2. Bd. Jena: Fischer 1936.

ASHBY, W. R., and R. M. STEWART: The brain of mental defectives study of morphology in its relation to intelligence, Corpus callosum in its relation to intelligence. J. Neurol. Psychiat. **14**, 217—226 (1934).

AYALA, G.: Contributo allo studio dei tumori del corpo calloso. Riv. Pat. nerv. ment. **20**, 449 (1915).

— Contributo allo studio dei tumori del corpo calloso. Riv. Pat. nerv. ment. **20**, 8 (1915).

— Di un caso singulare, malformazione de corpo calloso non ancora descritta. Riv. sper. Freniat. **48**, 340 (1924).

BACKMANN, G.: Septum pellucidum und Verga's Ventrikel. Upsala Läk.-Fören. Förh. **29**, 203—234 (1924).

BAILEY, P.: Intracranial tumors. 354—355. Springfield, Ill.: C. Thomas 1933.

—, H. W. GAROL, and W. S. MCCULLOCH: Cortical origin and distribution of corpus callosum and anterior commissure in chimpanzee (Pan satyrus). J. Neurophysiol. **4**, 564—571 (1941).

—, G. VON BONIN, E. W. DAVIS, H. W. GAROL, W. S. MCCULLOCH, E. ROSEMAN, and A. SILVEIRA: Functional organization of the medial aspect of the primate cortex. J. Neurophysiol. **7**, 51—55 (1944).

— —, and W. S. MCCULLOCH: The isocortex of the chimpanzee. Urbana, Ill.: Univ. of Illinois Press 1950.

— — The isocortex of man. Urbana, Ill.: Univ. of Illinois Press 1951.

BAKER, R. C., and G. O. GRAVES: Partial agenesis of the corpus callosum. Arch. Neurol. Psychiat. **29**, 1054—1065 (1933).

BALDUZZI, O.: Les tumeurs du corps calleux. Encéphale **22**, 419 (1927).

— Die Tumoren des Corpus callosum. Arch. Psychiat. **29**, 1—82 (1927).

BANCHI, A.: Studio anat. di un cervello senza corpo calloso. Arch. ital. Anat. Embriol. **3**, 658 a 681 (1904).

— Di un cervello humano senza commisure e con funzione apparentamente normali. Arch. Fisiol. 619 (1905).

BANNWARTH, A.: Über den Nachweis von Gehirnmißbildungen durch das Röntgenbild und seine klinische Bedeutung. Arch. Psychiat. **109**, 805—838 (1939).

— Über den Nachweis von Gehirnmißbildungen durch das Röntgenbild und über seine klinische Bedeutung. Arch. Psychiat. **110**, 314—364 (1939).

— Gehirnmißbildungen und Epilepsie. Nervenarzt **13**, 97—103 (1940).

BARBU, V.: Über eine neuro-epitheliale Zyste des vorderen Abschnittes des dritten Ventrikels. Z. ges. Neurol. Psychiat. **156**, 484—492 (1936).

BARD, P.: A diencephalic mechanism for the expression of rage with special reference to the sympathetic nervous system. Amer. J. Physiol. **84**, 490—515 (1928).

—, and V. B. MOUNTCASTLE: Some forebrain mechanisms involved in the expression of rage with special reference to suppression of angry behaviour. Res. publ. Ass. nerv. ment. Dis. **27**, 362—404 (1948).

BARRÉ, J. A.: Syndrome frontal et Syndrome calleux. Médecine **20**, 149 (1939).

—, KABAKER, PERNOT et LEDOUX: Tumeur du corps calleux. Rev. neurol. **71**, 389—410 (1939).

BARRIS, R. W., and H. R. SCHUMAN: Bilateral anterior cingulate gyrus lesions. Syndrome of the anterior cingulate gyri. Neurology **3**, 44—52 (1953).

BARUK, H.: Les troubles mentaux dans les tumeurs cérébrales. Paris: Thèse 1926.

BASS, M. A.: Zur Klinik und pathologischen Anatomie der echten Zysten (der Decke) der 3. Gehirnkammer. Virch. Arch. **287**, 790—796 (1933).

BASU, N.: zit. nach L. PUUSEPP.

BATES, J. A. V.: Stimulation of the medial surface of the human cerebral hemisphere after hemispherectomy. Brain **76**, 405—447 (1953).

BEAU, J. LE: Sur la chirurgie des tumeurs du corps calleux. Un. méd. Can. **72**, 1365 (1943).
BECCARI, N.: Neurologia comparata anatomofunzionale dei vertebrati compresso l'uomo. Firenze 1943.
BECHTEREW, W. VON: Die Leitungsbahnen in Gehirn und Rückenmark. Leipzig: Georgi 1895.
BECKER, H.: Zur Faseranatomie des Stamm- und Riechhirns auf Grund von Experimenten an jungen Tieren. Dtsch. Z. Nervenheilk. **168**, 345—383 (1952).
BEEVOR, C. E.: On the course of the fibers of the cingulum and the posterior part of the corpus callosum and fornix in the marmoset monkey. Phil. Trans. **B 182**, 135—200 (1891).
BELL, A.: Apraxia in corpus callosum lesions. J. Neurol. Psychiat. **15**, 137 1934).
BELL, W. E.: Agenesis of septum pellucidum. Neurology **8**, 234—237 (1958).
—, and M. W. VAN ALLEN: Agenesis of the corpus callosum with associated facial anomalies. Neurology **9**, 694—698 (1959).
BELLAVITIS, C.: Tumore del corpo calloso messo in evidenza da un trauma del cranio. Giorn. Psichiat. Neuropat. **60**, 65 (1932).
BENEDEK, L., und L. v. ANGYAL: Über die klinische Bedeutung des Cavum septi pellucidi. Mschr. Psychiat. Neurol. **110**, 309—324 (1945).
BENJAMIN: Beschreibung einer Knochengeschwulst im Gehirn. Virch. Arch. **14**, 552 (1858).
BENJAMIN: zit. n. R. GAUPP und H. JANTZ.
BERGLEITER, R., und L. FEKAS: Das Cavum septi pellucidi und Cavum Vergae in Klinik und Röntgenbild. Fortschr. Neurol. Psychiat. **32**, 361—399 (1964).
BERGONZI, M.: Contributo alla patologia del setto pellucido: emorragia del setto ad esito rapidamente mortale e con síndrome clinica interhemisferico sotto callosa. Riv. Pat. nerv. ment. **57**, 101—130 (1941).
BERINGER, K.: Antriebsschwund mit erhaltener Fremdanregbarkeit bei beidseitiger frontaler Marklagerschädigung. Z. ges. Neurol. Psychiat. **176**, 10—30 (1943).
BERKWITZ, N. J.: Noncommunicating cyst of the septum pellucidum with recovery following ventriculography. Minn. Med. **22**, 402—409 (1939).
BERLUCCI, C.: Corpo calloso e disturbi disprassice. Cervello **5**, 176 (1926).
BERTRAND, J., et H. HADZIGEORGIOU: Etude anatomique d'un cas d'agénésie du corps calleux. Rev. Neurol. **1**, 77—82 (1929).
BEYERS, C. F., and R. A. DART: Normal and abnormal negroid septa pellucida. J. Anat. **59**, 358—368 (1925).
BHUPENDA, N. B.: Complete absence of septum pellucidum. J. Anat. **79**, 304—305 (1935).
BIANKI, V. L.: Effect of partial section of the corpus callosum in dogs on the differentiation of visual, auditory and cutaneous stimuli. Sechenov physiol. J. U.S.S.R. **44**, 660—666 (1958).
BIEMOND, A.: Experimentell-anatomische Untersuchungen über die corticofugalen optischen Verbindungen bei Kaninchen und Affen. Z. ges. Neurol. Psychiat. **129**, 65—127 (1930).
— Über den Verlauf der occipitalen Balkenfasern und eine neue Verbindung des Cingulums beim Java-Affen. Proc. kon. ned. Akad. Wet. **35**, 1166—1170 (1932).
BINGEL, A.: Encephalographie. Eine Methode zur röntgenographischen Darstellung des Gehirns. Fortschr. Röntgenstr. **28**, 205 (1921).
— Erfahrungen mit der Encephalographie. Dtsch. Z. Nervenheilk. **74**, 121—129 (1922).
BIRCH-HIRSCHFELD: Über einen Fall von Hirndefekt infolge einer Hydrops septi pelludici. Inaug. Diss. (1867).
BLACK, P., and R. E. MYERS: Visual function of the forebrain commissures in the Chimpanzee. Science **146**, 799—800 (1964).
— — A neurological investigation of eye-hand control in the chimpanzee. In: Ciba Foundation Study Group No. 20. S. 47—59. Edited by E. G. Ettlinger. London: Churchill 1965.
BLACKWOOD: Case of glioma of the corpus callosum. J. nerv. ment. Dis. **46**, 512 (1900).
BLUMENAU: Zur Entwicklungsgeschichte und feineren Anatomie des Hirnbalkens. Arch. mikrosk. Anat. **37**, 1—15 (1891).
BODECHTEL, G.: Differentialdiagnose neurologischer Krankheitsbilder. Stuttgart: Thieme 1958.
BOEKE, P. E., and GOUDSMIT: Unusual case of psychosis with callous agenesis. Folia psychiat. neerl. **58**, 117—135 (1955).
BOHROD, M. G.: Primary degeneration of the corpus callosum (Marchiafava's disease). Report of the second American case. Arch. Neurol. Psychiat. **47**, 465—473 (1942).

BOND, D. D., C. T. RANDT, J. G. BIDDER, and V. ROWLAND: Posterior septal, fornical and anterior thalamic lesions in the cat. Arch. Neurol. Psychiat. **78**, 143—162 (1957).

BOSSOM, J., and C. R. HAMILTON: Interocular transfer of prism-altered coordinations in split-brain monkeys. J. comp. Physiol. **56**, 769 (1963).

BOSTRÖM: Über die pialen Epidermoide, Dermoide und Lipome usw. Zbl. Path. **8**, 88 (1897).

BOUCHIER, I. A. D.: Agenesis of the corpus callosum. S. Afr. med. J. 1220—1224 (1957).

BOYKIN, F. F., D. COWEN, C. A. J. IANNUCCI, and A. WOLF: Subependymal glomerate astrocytomas. J. Neuropath. **13**, 30—49 (1954)

BRACHFELD, K., J. HOUSTEK, and A. RUBIN: Agenesis of the corpus callosum in infancy. Pediat. Listy **8**, 246—252 (1953).

BRADY, J. V., and W. J. H. NAUTA: Subcortical mechanisms in emotional behaviour: Affective changes following septal forebrain lesions in the albino rat. J. comp. Physiol. Psychol. **46**, 339—346 (1953).

— — Subcortical mechanisms in emotional behaviour: The duration of affective changes following septal and habenular lesions in the albino rat. J. comp. Physiol. Psychol. **48**, 412—420 (1955).

BRANDENBURG, W., und E. KETZ: Ein lipoplastisches Meningeom. Ärztl. Wschr. **10**, 366—369 (1955).

BREITENFELD: zit. nach L. PUUSEPP.

BREMER, F.: Interaction, dans l'aire auditive du chat des influx transmis par le corps calleux et des influx sensoriels spécifiques. Interprétation physiologique des donnés oscillographiques. Rev. neurol. **87**, 65—67 (1952).

— Physiologie du corps calleux. J. Physiol. **45**, 52—53 (1953).

— Un aspect de la physiologie du corps calleux. Arch. int. Physiol. **61**, 110—113 (1953).

— Analogie remarquable des réponses sensorielles et callosales dans l'aire visuelle du chat. Arch. int. Physiol. **63**, 233—237 (1955).

— Response of visual area to callosal impulses in the cat. Proc. Soc. exp. Biol. **90**, 22—25 (1955).

— La synergie interhémisphérique. Strasbourg méd. **8**, 533—552 (1956).

— Physiology of the corpus callosum. Chapt. XVII. The brain and human behaviour. Res. Proc. Ass. nerv. ment. Dis. **36**, 424—448 (1958).

— Role of the corpus callosum in interhemispheric integration. Electroencephal. clin. Neurophysiol. **11**, 371—372 (1959).

—, J. BRIHAYE, et G. ANDRÉ-BALISAUX: Physiologie et pathologie du corps calleux. Schweiz. Arch. Neur. Psychiat. **78**, 31—87 (1956).

—, et N. STOUPEL: Transmission interhémisphérique des influx visuels par le corps calleux. J. Physiol. (Paris) **48**, 411—414 (1956).

— — Etude des méchanismes de la synergie bioéléctrique des hémisphères cérébraux. Acta physiol. neerl. **6**, 487—496 (1957).

— — Recherche d'une participation du corps calleux aux mechanisme de la synergie bioéléctrique des hémisphères cérébraux. J. Physiol. (Paris) **49**, 66—67 (1957).

— — et C. TERZUOLO: Physiologie du corps calleux. Proc. XX. Int. Physiol. Congr. Brussels 125—126 (1956).

— — — Etude électrophysiologique de la signification fonctionelle du corps calleux. Zit. n. F. BREMER, J. BRIHAYE et G, ANDRÉ-BALISAUX.

—, et C. A. TERZUOLO: Transfer interhémisphérique des informations sensorielles par le corps calleux. J. Physiol. (Paris) **47**, 105—107 (1955).

BRENNER, W.: Zur Encephalographie im Kindesalter. Zschr. Kinderheilk. **60**, 595—622 (1939).

BRIDGMAN, CH. S., and K. H. SMITH: Bilateral neutral integration in visual perception after section of the corpus callosum. J. comp. Neurol. **83**, 57—68 (1945).

BRIHAYE, J., und G. ANDRÉ-BALISAUX: Balkengeschwülste. Schweiz. Arch. Neurol. **77**, 381—392 (1956).

—, P. GILLET, R. PARMENTIER et E. PEETRONS: Agénésie de la commissure calleuse associée avec un cyste épendymaire. Schweiz. Arch. Neurol. **77**, 415—431 (1956).

BRISTOWE: Cases of tumor of the corpus callosum. Brain **7**, 315 (1884).

BROBEIL, A.: Die klinische Bedeutung des 5. Ventrikels. Nervenarzt **18**, 180—185 (1947).

BRODMANN, K.: Vergleichende Lokalisationslehre der Großhirnrinde in ihren Prinzipien dargestellt auf Grund des Zellenbaues. Leipzig: Barth 1909.

BROWN-SEQUARD, C. E.: Faits montrant que la galvanisation de la surface de chaque hémisphère cérébral agit sur les muscles des membres du côté opposé par deux voies bien distinctes l'une de l'autre. C. R. Soc. Biol. **31**, 165—166 (1879).

— Sur l'existence dans chacun des hémisphères cérébraux de deux séries de fibres capables d'agir sur les deux moitiés du corps, soit pour y produire des mouvements, soit pour déterminer des phénomènes inhibitoires. C. R. Soc. Biol. **39**, 261—264 (1887).

BRUCE, A.: On a case of absence of the corpus callosum. Proc. roy. Soc. Edinburgh, **15**, 320—341 (1888/89).

— One case of absence of corpus callosum in human brain. Rep. Laborat. Roy. Coll. Physicians, (Edinburgh) **1**, 70—91 (1889).

— On the absence of the corpus callosum in the human brain, with the description of a new case. Brain **12**, 171—190 (1889).

BRÜCKE, F., H. PETSCHE, B. PILLAT und E. DEISENHAMMER: Über Veränderungen des Hippocampus-Elektroencephalogrammes beim Kaninchen nach Novocain-Injektion in die Septum-Region. Arch. exp. Path. Pharmakol. **237**, 278—284 (1959).

— — — — Ein Schrittmacher in der medialen Septumregion des Kaninchengehirns. Pflüger's Arch. ges. Physiol. **269**, 135—140 (1959).

— — — — Die Beeinflussung der „Hippocampus-Arousal-Reaktion" beim Kaninchen durch elektrische Reizung im Septum. Pflüger's Arch. ges. Physiol. **269**, 319—338 (1959).

BRUNI, R., e L. MASSIMO: Agenesia del setto pellucido associata ad alterazioni del ricambio idrico. Minerva pediat. **11**, 551—577 (1959).

BRUNS: Die Geschwülste des Nervensystems. Berl. klin. Wschr. **21**, 22 (1886).

BUBENZER, H.: Über eine erfolgreich operierte Kolloidzyste des Foramen Monroi. Nervenarzt **13**, 312—316 (1940).

BUBNOFF, N., und R. HEIDENHAIN: Über Erregung und Hemmungsvorgänge innerhalb der motorischen Hirnzentren. Pflüger's Arch. ges. Physiol. **26**, 137—200 (1881).

BULL, J. W. D., and D. SUTTON: The diagnosis of paraphysal cysts. Brain **72**, 487—516 (1949).

BUNTS, A. T., and J. S. CHAFFEE: Agenesis of the corpus callosum with possible porencephaly. Review of the literature and report of a case. Arch. Neurol. Psychiat. **51**, 35—53 (1944).

BURDACH, K. F.: Vom Baue und Leben des Gehirns. 3 Bände, Leipzig: Dyk'sche Buchhandlung 1819/26.

BUSCH, E.: The astrocytomas of the corpus callosum symptoms and surgical treatment. Acta chir. scand. **85**, 76—89 (1941).

BYKOFF, K.: Versuche an Hunden mit Durchschneiden des Corpus callosum. Ref.: Zbl. ges. Neurol. Psychiat. **39**, 199 (1924).

CAIRNS, H., and W. H. MOSBERG: Colloid cyst of the third ventricle. Surgery Gynec. Obstet. **92**, 545—570 (1951).

CALORI: Intorno a tre cervelli anomali. Mem. dell'Ass. delle Science e Ist. di Bologna 4 (1873).

CAMERON, J. L.: The corpus callosum: A morphological and clinical study. Canad. med. Ass. J. **7**, 609—616 (1917).

—, and A. NICHOLLS: Two rare abnormalities occuring in the same subject. Partial absence of the corpus callosum, the stomach situated entirely within the thorax. Canad. med. Ass. J. **11**, 448 (1921).

CANAVAN, M. M.: Effects of an anterior callosal glioblastoma multiforme on the entire brain. Arch. Pathol. **30**, 122—129 (1940).

CANOSSI, C., e R. BERGONZINI: Agenesia del setto pellucidi. Radiologia (Roma) **14**, 745—753 (1958).

CANT, W. H. P., and R. ASTLEY: Lipoma of corpus callosum. Arch. Dis. Childh. **27**, 478—479 (1952).

CARDONA, F.: Sui tumori del setto pellucido. Riv. Pat. nerv. ment. **47**, 265 (1936).

CARDUCCI: zit. n. MINGAZZINI.

CARPENTER, M. B.: Agenesis of the corpus callosum. A study of 18 cases diagnosed during life. Neurology (Minneap.)**4**, 200—210 (1954).

—, and W. H. DRUCKEMILLER: Agenesis of the corpus callosum diagnosed during life. Arch. Neurol. Psychiat. **69**, 305—322 (1953).

CASPERS, H.: Die Entstehungsmechanismen des EEG. In: Klinische Elektroencephalographie (7. Kongreß d. Dtsch. EEG-Ges. 1958). Berlin-Göttingen-Heidelberg: Springer 1961.

CASS, A. B., and W. REEVES: Partial agenesis of the corpus callosum. Diagnosis by ventriculographic examination. Arch. Surg. **39**, 667—681 (1939).

CASTAIGNE, P., F. LHERMITTE, J. C. GAUTIER et G. GEOFFREY: Les tumeurs du septum pellucidum. J. neurol. Sci. **1**, 256—273 (1964).

CHANG, H. T.: Cortical response to activity of callosal neurons. J. Neurophysiol. **16**, 117 to 131 (1953).

— Interaction of evoked cortical potentials. J. Neurophysiol. **16**, 133—144 (1953).

CHAREST, F.: Agénésie du corps calleux. J. Hôtel-Dieu Montréal **14**, 300—301 (1945).

CHASAN, B.: Eine Mißbildung und Mißgeschwulst des Zentralnervensystems. Schweiz. Arch. Neurol. **27**, 64—107 (1931).

CHATTO: zit. nach SANDER.

CHAVANY, J. A.: Tumeur cérébrale péricalleuse avec troubles mentaux et „grasping reflex". Presse méd. **23**, 270 (1947).

CHEFNEUX: Les malformations des ventricules cérébraux par anomalie de dévelopement des commissures interhémisphériques. Thèse, Paris 1947.

CHIRO, G.: Caso di lipoma del corpo calloso. Studio radiographico. Radiol. Med. **38**, 635—640 (1952).

CHOPART, F.: zit. n. B. REVESZ.

CHOULANT, L.: Geschichte der anatomischen Abbildung nach ihrer Beziehung auf anatomische Wissenschaft und bildende Kunst. Leipzig: R. Weigel 1852.

CHUSID, J. G., and C. G. DE GUTIERREZ-MAHONEY: Glioblastoma multiforme of septum pellucidum. J. Neurosurg. **11**, 251—257 (1954).

— —, and J. S. CHAFFEE: Agenesis of the corpus callosum. An EEG study. Arch. Neurol. Psychiat. **62**, 840—846 (1949).

CLAES, E.: Contribution à l'étude de la fonction visuelle. I. Analyse oscillographique de l'activité spontanée et sensorielle de l'aire visuelle corticale chez le chat non anesthésié. Arch. int. Physiol. **48**, 181—237 (1939).

CLARA, M.: Das Nervensystem des Menschen. Leipzig: Barth 1953.

CLARCK, G., K. L. CHOW, C. C. GILLASPY, and D. A. KLOTZ: Stimulation of anterior limbic region in dogs. J. Neurophys. **12**, 459—463 (1949).

CLARE, M. H., W. M. LANDAU, and G. H. BISHOP: The cortical response to direct stimulation of the corpus callosum in the cat. Electroencephal. clin. Neurophysiol. **13**, 21—33 (1961).

CLARK LE GROS, W.: The structure and connections of the thalamus. Brain **55**, 406—470 (1932).

CLAUS, R., und R. HEIDRICH: Das Angiogramm beim Balkenmangel. Fortschr. Röntgenstr. **92**, 147—151 (1960).

COATS: A peculiar fatty growth on the upper surface of the corpus callosum. Brit. med. J. **II**, 75 (1874).

COHN, R.: Spike-dome complex in the human electroencephalogram. Arch. Neurol. Psych. iat. **71**, 699—706 (1954).

COHRS, P.: Nervensystem. Lehrbuch der speziellen pathologischen Anatomie der Haustiere von NIEBERLE-COHRS. Jena: G. Fischer 1949.

COLMANT, H. J., und W. GROTE: Tumoren der Balkenregion. Zur Klinik und Pathologie der Mittelliniengliome. Schweiz. Arch. Neurol. **84**, 47—96 (1959).

COLLIER, J.: Nuclear ophthalmoplegia with especial reference to retraction of the lids and ptosis and to lesions of the posterior commissure. Brain **50**, 488—498 (1927).

CONDRAU, G.: Etude anatomo-clinique d'une tumeur du corps calleux. Rev. Neurol. **78**, 346 à 354 (1946).

COOMBS-KNAPP, P.: The mental syndrome of cerebral tumor. Brain **29**, 35—56 (1906).

COONEY, J. F., and G. S. BAKER: Tumors involving the corpus callosum. Proc. Staff Meet. Mayo Clin. **28**, 299—303 (1953).

COPELLO, F., A. DE MAESTRI e P. DURAND: Rare anomalie occorenti nello stesso soggetto: Meningocele, agenesia del corpo calloso, presenzia di membrana epipapillare. Inform. med. (Genova), **7/8**, 682—686 (1953).

Cordona, F.: zit. nach L. Puusepp.
Corning, H. K.: Lehrbuch der Entwicklungsgeschichte des Menschen. 2. Aufl. München: Bergmann 1925.
Costal, M. J., J. A. Seggiaro e V. Roig: Agenesia del septum lucidum. Acta neuropsiquát. argent. **2**, 64—68 (1956).
Cottini, F.: Cavita pseudocistiche del setto pellucido. Dilatazioni abnormi della cavita del setto e loro significato. Arch. ital. Anat. Istol. Patol. **9**, 349—376 (1939). Ref. Zbl. ges. Neurol. Psychiat. **93**, 287—288 (1939).
Cousin, J.: zit. n. B. Revesz.
Cragg, B. G., and L. H. Hamlyn: Some commissural and septal connexions of the hippocampus in the rabbit. A combined histological and electrical study. J. Physiol. (Lond.) **135**, 460—485 (1957).
Craig, W. M., R. H. Miller, and C. B. Holman: Cysts of the septum pellucidum: Interesting case reports. Proc. Staff Meet. Mayo Clin. **28**, 330—335 (1953).
Cramer: Clinical diagnosis of tumors of the corpus callosum. Bull. neurol. Inst. N. Y. **5**, 37 (1936).
Creutzfeld, G. T., und Simons: Zur Frage der Balkenbildung. Berl. Gesell. f. Psych. u. Nerv. Krkh. Sitz. v. 16. 4. 1930. Zbl. ges. Neurol. Psychiat. **57**, 854—855 (1930).
Crinis, M. de: Über einen Fall von Balkenmangel. J. Psychol. Neurol. **37**, 443—449 (1928).
Critchley, Mc: The anterior cerebral artery and its syndromes. Brain **53**, 120—165 (1930).
Cuneo, H., C. Rand, and H. Sjaardema: Analysis of electroencephalographic findings in forty cases of verified brain tumor. Bullet. Los Angeles neurol. Soc. **14**, 86—103 (1949).
Curtis, H. J.: Intercortical connections of the corpus callosum as indicated by evoked potentials. J. Neurophysiol. **3**, 407—413 (1940).
— An analysis of cortical potentials mediated by the corpus callosum. J. Neurophysiol. **3**, 414—422 (1940).
— Cortical potentials mediated by the corpus callosum. Amer. J. Physiol. **129**, 444—446 (1959).
—, and P. Bard: Intercortical connections of the corpus callosum as indicated by evoked potentials. Amer. J. Physiol. **126**, 473 (1939).
Daitz, H.: Note on the fibre content of the fornix system in man. Brain **76**, 509—512 (1953).
Dam, R. van: Über die Pathogenese der Gliome und das Problem der Malignität. Fol. psychiatr. neurol. **56**, 648—657 (1953).
Dandy, W. E.: Ventriculography following the injection of air into the cerebral ventricles. Ann. Surg. **68**, 5—11 (1918).
— Roentgenography of the brain after the injection of air into the spinal canal. Ann. Surg. **70**, 397—403 (1919).
— Congenital cerebral cysts of the cavum septi pellucidi (fifth ventricle) and cavum Vergae (sixth ventricle). Arch. Neurol. Psychiat. **25**, 44—46 (1931).
— Operative experience in cases of pineal tumors. Arch. Surg. **33**, 19—46 (1936).
Dart, R.: Normal and abnormal negroid septa pellucida. The genesis of the cavum speti pellucidi. J. Anat. **59**, 369—378 (1925).
David, M., H. Hecaen et J. Hery: Un cas de cinquième ventricule. Rev. neurol. **75**, 32—33 (1943).
Davidoff, L. M., and C. G. Dyke: Agenesis of the corpus callosum. Its diagnosis by encephalography. Report of three cases. Amer. J. Roentgen. **32**, 1—10 (1934).
— — Congenital absence of septum pellucidum. Its diagnosis by encephalography. Amer. J. Roentgen. **33**, 573—578 (1935).
— — Congenital tumours in the rostral portion of the third ventricle. Their diagnosis by encephalography and ventriculography. Bull. neurol. Inst. N. Y. **4**, 221 (1935).
—, and B. S. Epstein: The abnormal pneumoencephalogramm. Philadelphia: Lea & Febinger 1950, pp. 364—374.
Debkan, A.: Arhinencephaly. Amer. J. ment. Def. **63**, 428—432 (1958).
Decker, K.: Klinische Neuroradiologie. Stuttgart: Thieme 1960.
Deisenhammer, E., und Ch. Stumpf: Beeinflussung der Physostigminwirkung auf Hippocampus-Pyramidenzellen durch Septumausschaltung. Arch. exp. Path. Pharmakol. **239**, 481—491 (1960).

DEJERINE, J. J.: Anatomie des centres nerveux. Vol. I., Paris, 1895.
—, POIRRER, and CHARPY: zit. n. W. E. DANDY.
DELAFORGE, L.: zit. n. B. REVESZ.
DELAGE, J.: Dysostoses craniennes, présentation de deux cas de craniosténose (dysostose craniofaciale du Crouzon et acrocéphalo-syndactyle) et d'un cas d'hypertelorisme oculaire avec agénésie du corps calleux. Laval. Med. **18**, 1198—1212 (1953).
DEMME, H.: Liquorbefunde bei Hirngeschwülsten. Dtsch. Z. Nervenheilk. **136**, 211—225 (1935).
DENY: Note sur un cas d'imbecilité etc. Nouvelle icon. de la Salp. **1**, 100 (1888).
DERBYSHIRE, A. J., and W. A. EVANS: A case of agenesis of the corpus callosum. Encephalographic and electroencephalographic studies. Harpers Hosp. Bull. **1**, 17—22 (1941).
DESCARTES, R.: Des passions del'âme. Amsterdam: 1649.
— De homine figuris et latinitate donatus a Florentino Schuyl. Lugduni Batavorum: apud F. Mayardum et P. Leffen 1662.
DESMOULINS, A.: zit. n. B. REVESZ.
DIEMEBROECK, VAN Y.: zit. n. B. REVESZ.
DIETRICH, H.: Klinisch-röntgenologischer Fall von cystischer Ausstülpung des Daches des 3. Ventrikels, Balkenmangel, porencephalide Hydrocephalie und Riesenfontanelle. Dtsch. Z. Nervenheilk. **167**, 407—420 (1952).
DIGBY, K.: zit. n. B. REVESZ.
DOBBERSTEIN, J.: Wesen und Aufgabe einer vergleichenden Pathologie. S.-B. dtsch. Akad. Wissensch. **4** (1950). Berlin: Akademie-Verlag 1951.
—, und G. HOFFMANN: Lehrbuch der vergleichenden Anatomie der Haustiere. Leipzig: Hirzel 1964.
DOCHEZ, C.: Seltene pneumenzephalographische Bilder. Fortschr. Röntgenstr. **97**, 224—225 (1962).
DÖRNBACH, J.: Über zystische und zellige Geschwülste des Hirnventrikels. Virchows Arch. **316**, 51—75 (1949).
DOLGOPOL, V. B.: Absence of the Septum pellucidum as the only anomaly in the brain. Arch. Neurol. Psychiat. **40**, 1244—1248 (1938).
DONAT, R.: Über die gummöse Syphilis des Balkens. Virch. Arch. **305**, 261—276 (1940).
DONNADIEU, A., et J. Y. ACHALLE: Contribution à l'étude des tumeurs du corps calleux. Tumeur à symptomatologie mentale chez une ancienne maniaque dépressive. Encéphale **3**, 241—249 (1953).
DOWN, J. L. H.: zit. n. G. MINGAZZINI.
DOWNER, J. L. DE: Role of corpus callosum in transfer of training in Macaca mulatta. Fed. Proc. **17**, 37 (1958).
— Changes in visually guided behaviour following midsagittal division of optic chiasma and corpus callosum in monkey (Macaca mulatta). Brain **82**, 251—259 (1959).
DUBLIN, W. B.: Fundamentals of Neuropathology. Springfield, Ill.: Thomas 1954.
DUNN, L. A.: Case of complete primary absence of corpus callosum. Guy's Hosp. Rep. **46**, 117—121 (1889).
DURAND, P.: Osservazioni cliniche sui varie tipi di malformazioni interessanti dei formazioni interhemisferiche, con particolare riguardo all'agenesia del corpo calloso ed alle disgenesie del setto pellucido. Minerva pediat. **5**, 1004—1021 (1953).
—, A. BRUSA: A case of agenesis of the septum pellucidum: clinical and radiological aspects. Minerva pediat. **5**, 1148 (1953).
—, e C. ZUNIN: Associazione di agenesia del setto pellucido, cranio lacunare, spina bifida ed altri segni malformativi. Minerva pediat. **7**, 1249—1256 (1955).
DURET, H.: Les tumeurs de l'encéphale. Paris: Alcan 1905.
DYKE, C. G.: The Roentgen-ray diagnosis of diseases of the skull and intracranial contents. In: R. GOLDEN: Diagnostic roentgenology. New York: Nelson Sons 1941.
—, and L. M. DAVIDOFF: Congenital absence of the septum pellucidum: its diagnosis by encephalography. Amer. J. Roentgenol. **34**, 573 (1935).
— — Tumours of the corpus callosum. Bull. neurol. Inst. N. Y. **4**, 602 (1935/36).
EBNER, F. F., and R. E. MYERS: Inter- and intrahemispheric transmission of tactile gnosis in normal and corpus callosum-sectioned monkeys. Fed. Proc. **19**, 292 (1960).

Ebner, F. F.: Direct and transcallosal induction of touch memories in the monkey. Science **138**, 51—52 (1962).

— — Corpus callosum and the interhemispheric transmission of tactual learning. J. Neurophysiol. **25**, 380—391 (1962).

Echternacht, A. P., and J. A. Campbell: Midline anomalies of the brain. Their diagnosis by pneumoencephalography. Radiology **46**, 119—131 (1946).

Ehni, G., and A. W. Adson: Lipoma of the brain. Report of cases. Arch. Neurol. Psychiat. **53**, 299—304 (1945).

Eichler, G.: Ein Fall von Balkenmangel im menschlichen Gehirn. Arch. Psychiat. **8**, 355 bis 366 (1878).

Ellen, P., and E. W. Powell: Effects of septal lesions on behaviour generated by positive reinforcement. Exp. Neurol. **6**, 1—11 (1962).

Epstein, B.: Glioblastoma multiforme of both septum pellucidum and corpus callosum. J. Neurosurg. **14**, 688—692 (1957).

Erb, K.: Beitrag zur Diagnose der Balkengeschwülste. Wien. klin. Wschr. **73**, **II**, 876—877 (1934).

Erickson, Th. C.: Spread of the epileptic discharge. An experimental study of the afterdischarge induced by electrical stimulation of the cerebral cortex. Arch. Neurol. Psychiat. **43**, 429—452 (1940).

Ernst, P.: Mangel des Balkens. In: E. Schwalbe: Morphologie der Mißbildungen. Bd. III, Teil 2. Jena: Fischer 1906.

Essen, K. W.: Diagnostische Beobachtungen an Balkentumoren. Nervenarzt **12**, 405—410 (1939).

Ettlinger, E. G.: Functions of the corpus callosum. Ciba Foundation Study Group No. 20. London: Churchill 1965.

—, and H. B. Morton: Callosal section: Its effect on performance of a bimanual skill. Science **139**, 485—486 (1963).

Fainsinger, M. H.: Agenese des Corpus callosum. Med. Proc. (Johannesburg) **2**, 262—263 (1956).

Fattovich, G.: Contributo allo studio dei lipoma del corpo calloso. Riv. Pat. nerv. ment. **52**, 310—320 (1938).

— Di un caso di mancanzo del sistema commessurale (corpo calloso), setto pellucido e fornice. Neopsichiat. **15/16**, 18—19 (1949/50).

— Contributo allo studio delle agenesia del corpo calloso. Osped. psichiat. **22**, 109—130 (1954).

Feld, M.: Sur un cas de cyste congénital du septum lucidum révélé par des crises de l'épilepsie géneralisée. Rev. neurol. **92**, 65—68 (1955).

Feng, T., and S. Fan: Cortical response to antidromic stimulation of the corpus callosum. Scientia Sinica **6**, 159—168 (1957).

Fischer, P. A.: Das angiographische Bild des Balkenmangels. Dtsch. Z. Nervenheilk. **180**, 40—54 (1959).

Flower: zit. n. P. Ernst.

Foerg: Die Bedeutung des Balkens im menschlichen Gehirn. München: 1855.

Foerster, O.: Beiträge zur Pathophysiologie der Sehbahn und der Sehsphäre. J. Psychol. Neurol. **39**, 463—485 (1929).

— Ein Fall von Agenesie des Corpus callosum, verbunden mit einem Diverticulum paraphysarium des Ventriculus tertius. Z. ges. Neurol. Psychiat. **164**, 380—391 (1939).

—, und O. Gagel: Ein Fall von Ependymzyste des III. Ventrikels. Z. ges. Neurol. Psychiat. **149**, 312—344 (1934).

Foght-Nielsen, K. E., G. E. Thomson, and J. Vesterdal: Agenesia of the corpus callosum. Ugeskr. Laeg. **116**, 1317—1320 (1954).

Foix, Ch., et P. Hillemand: Rôle vraisemblable du splénium dans la pathogénie de l'alexie pure par lésion de la cérébrale postérieure. Bull. Mém. Soc. Méd. Hôp. (Paris) **41**, 393 à 395 (1925).

— — Les syndromes de l'artère cérébrale antérieure. Encéphale **20**, 209—232 (1925).

— — Les syndromes de l'artère cérébrale antérieure. Bull. Mém. Soc. Méd. Hôp. (Paris) **41**, 389—392 (1925).

FOIX, CH., et A. MASSON: Le syndrome de l'artère cérébrale antérieure. Presse méd. **32,** 361—365 (1923).

FONTANARI, D.: Idrope del cavo del setto pellucido comunicante con le cisterne della base. Sist. nerv. **1,** 35—36 (1952).

FOREL, A.: Fall von Mangel des Balkens. Tagebl. 54. Vers. Dtsch. Naturforsch. u. Ärzte. Salzburg: 1881.

— Gesammelte Hirnanatomische Abhandlungen, S. 225—231. München: Ernst Reinhardt 1907.

FORSTER, E.: Über Apraxie bei Balkendurchtrennung. Mschr. Psychiat. Neurol. **33,** 493—500 (1913).

FORSTER: zit. n. S. SFINTZESCU und N. MIAILESCU.

FORSTER, S. E., and F. WINDHOLZ: Radiological studies in rare but typical cerebral malformations: Encephalographic findings in cerebral hemiagenesis. Absence of the corpus callosum and absence of the septum pellucidum. Stanford med. Bull. **6,** 395—406 (1948).

FRACASSI, T. R., BABBINI und F. MARELLI: Die Diagnose der Geschwülste des Corpus callosum mittels der Ventrikulographie. Rev. argent. Neurol. **2,** 165 (1936).

FRANK und PITRES: zit. n. F. BREMER, J. BRIHAYE et G. ANDRÉ-BALISAUX.

FRAUCHINGER, E., und R. FANKHAUSER: Vergleichende Neuropathologie des Menschen und der Tiere. Berlin: Springer 1957.

FRENCH, J. D., and P. C. BUCY: Tumors of the septum pellucidum. J. Neurosurg. **5,** 433 to 449 (1948).

FRIEDMANN, M., and P. COHEN: Agenesis of corpus callosum as a possible sequel to maternal rubella during pregnancy. Amer. J. Dis. Child. **73,** 178—185 (1947).

FUJIWARA, M.: Balkenloses Gehirn. J. med. Sci. Tr. I. Anat. **8,** 61 (1940).

FULTON, J. F.: Physiology of the nervous system. New York: Oxford Univ. Press. 1966.

FUMES, J. R. M., and L. Z. SAUNDERS: Comparative neuropathology. New York and London: Academic Press 1962.

GADDI: Cranio ed encephalo di un idiota. Modena: 1867.

GANDER, G.: Un cas de lipoma du corps calleux. Ann. Anat. path. **14,** 513—520 (1937).

GANSER: zit. n. G. MINGAZZINI.

GARCIN, R., J. GUILLAUME et J. SIGWALD: Hématomes sous-duraux à symptomatologie frontocalleuse. Rev. Neurol. **74,** 220—221 (1942).

GAROL, H. W.: Cortical origin and distribution of corpus callosum and anterior commissure in the cat. J. Neuropath. exp. Neurol. **1,** 422—429 (1942).

GARSCHE, R.: Elektroencephalographie. In: Biol. Daten f. Kinderarzt II. S. 856—918. Berlin-Göttingen-Heidelberg: Springer 1954.

GASTAUT, H., et DE WULF: Etude de deux cas d'une dysgénésie cérébrale exceptionelle: la synraphe des fissures cérébrales et des anomalies anatomiques et cliniques qu'elle entraine. Rev. Neurol. **79,** 591—601 (1947).

—, and J. HUNTER: An experimental study of mechanism of photic activation in idiopathic epilepsy. J. clin. Neurophysiol. **2,** 263—278 (1950).

—, J. ROGER et M. BADIER: Manifestations EEG d'une épilepsie ancienne et d'une lésion récente de la base du cervau chez un malade depourvu de corps calleux partiellement. Rev. Neurol. **84,** 308—313 (1951).

GAUPP, R.: Anatomische Demonstrationen zum Thema der Mißbildungen und frühen Schädigungen des Gehirns. Münch. med. Wschr. **82,** 646 (1935).

GAUPP, R., und H. JANTZ: Zur Kasuistik der Balkenlipome. Nervenarzt **15,** 58—68 (1942).

GAUSSER, W.: zit. n. G. MINGAZZINI.

GAZZANIGA, M. S.: Effects of commissurotomy on a preoperatively learned visual discrimination. Exp. Neurol. **8,** 14 (1963).

— Cerebral mechanisms involved in ipsilateral eye-hand use in split-brain monkey. Exp. Neurol. **10,** 148—155 (1964).

GEHUCHTEN, P. VAN: Tumeurs cérébrales à symptomatologie d'abcès du cerveau. J. belge Neurol. Psychiat. **35,** 746 (1935).

—, und A. DEREYMACKER: 8 Fälle von Balkentumoren. Schweiz. Arch. Neurol. **77,** 441—448 (1956).

GELDNER, M.: The developmental anomaly of the corpus callosum (agenesis of the corpus callosum). Neurol. Neurochir. Psychiat. pol. **3**, 483—490 (1953).

GESCHWIND, N.: Alexia and colour-naming disturbance. In: Ciba Foundation Study Group No. 20. S. 95—101, Herausgeg. von E. G. ETTLINGER, London: Churchill 1965.

—, and E. KAPLAN: A human cerebral deconnection syndrom. Neurology **12**, 675—685 (1962).

GIANELLI, A.: Un caso di mancanza del corpo calloso. Bull. Acad. med. Roma **57**, 410—417 (1931).

GIANNULI, F.: Rapporti anatomici del corpo calloso con il fascio occipitofrontale e con la capsula interna nell'uomo. Nuova Riv. Clin. Psichiat. **12**, 1—20 (1936).

GIBSON, J. K.: A perforated septum pellucidum. Anat. Rec. **28**, 103 (1924).

GIESE: Zur Kasuistik der Balkentumoren. Arch. Psychiat. Nervenkr. **23**, 961—971 (1892).

GIORDANO, A.: Die Dysencephalien, Anencephalien usw. Bari: H. Laterza et Figli 1939.

GLEES, P., J. COLE, C. W. M. WHITTY, and H. CAIRNS: The effects of lesions in the cingular gyrus and adjacent areas in monkeys. J. Neurol. **13**, 178—190 (1950).

GLICKSTEIN, M.: Interhemispheric transfer, macular sparing, and the central visual pathway. In: Ciba Foundation Study Group No. 20. Herausgeg. von E. ETTLINGER, S. 18—23. London: Churchill 1965.

—, and R. W. SPERRY: Intermanual somesthetic transfer in splitbrain rhesus monkeys. J. comp. Physiol. Psychol. **53**, 322—327 (1960).

GLOBUS, J., M. GERSTLE, and J. DE HOWALD: The midline-tumours of the brain. III. Intern. Neurol. Kongr. Kopenhagen, 21.—25. Aug. 1939. København: Munksgaards 1939.

GLOOR, P.: Electrophysiological studies on the connections of the amygdaloid nucleus in the cat. I. The neuronal organization of the amygdaloid projection system. Electroenceph. clin. Neurophysiol. **7**, 223—242 (1955).

GÖLLNITZ, G.: Das klinische Bild der Septum pellucidum-Cysten. 2. Sitzung d. Ges. f. Psychiat. in Mecklenburg am 3. 7. 1948. Psychiat. Neurol. med. Psychol. **1**, 158 (1949).

— Über das klinische Bild bei erweitertem Cavum speti pellucidi. Dtsch. Z. Nervenheilk. **163**, 1—11 (1949).

GÖRTTLER, K.: Entwicklungsgeschichte des Menschen. Berlin-Göttingen-Heidelberg: Springer 1950.

GOLDBERG, J.: Ein Fall von Balkenmangel im menschlichen Großhirn. Inaug. Diss. Königsberg (1905).

GOLDBY, F.: On the relative position of the hippocampus and the corpus callosum in placental mammals. J. Anat. **74**, 227—238 (1940).

GOLDENSOHN, L. N., E. R. CLARDY, and K. LEVINE: Agenesis of the corpus callosum. Report of a case with neuropsychiatric, psychologic, electroencephalographic and pneumoencephalographic studies. J. nerv. ment. Dis. **93**, 567—580 (1941).

GOLDSTEIN, K.: Beiträge zur Entwicklungsgeschichte des menschlichen Gehirns. I. Die erste Entwicklung der großen Hirncommissuren und die „Verwachsung" von Thalamus und Striatum. Arch. Anat. Physiol. 29—60 (1903).

— Zur Lehre von der motorischen Apraxie. J. Psychol. Neurol. **11**, 169—187 (1908).

— Der makroskopische Hirnbefund in meinem Falle von linksseitiger motorischer Apraxie. Neurol. Centralbl. **28**, 898—906 (1909).

— Beitrag zur Anatomie und funktionellen Bedeutung der Arterien des Gehirns, insbesondere des Balkens. Z. ges. Neurol. Psychiat. **26**, 361—396 (1914).

— Der Balken. In: Hdb. d. norm. u. pathol. Physiologie Bd. X., S. 826—842. Berlin: Springer 1927.

—, und W. RIESE: Klinische und anatomische Beobachtungen an einem vierjährigen riechhirnlosen Kinde. J. Psychol. Neurol. **32**, 291—311 (1926).

GOODFELLOW, E. T., and W. T. NIEMER: The spread of after-discharge from stimulation of the rhinencephalon in the cat. Electroenceph. clin. Neurophysiol. **13**, 710—721 (1961).

GOWAN, L. R., and M. G. MASTEN: Agenesis of the corpus callosum. Diagnosis of a case by encephalography. Amer. J. Dis. Child. **60**, 1381—1385 (1940).

GOZZANO, M.: Bioelektrische Erscheinungen bei der Reflexepilepsie. J. Psychol. Neurol. **47**, 24—39 (1936).

GRAFSTEIN, B.: Organization of callosal connections in suprasylvian gyrus of cat. J. Neurophysiol. **22**, 504—515 (1959).

GRAGNANI, W.: Rara sintomatologia clinica di tumore del corpo calloso. Riv. Pat. nerv. ment. **71**, 142—145 (1950).
GRAHMANN, H., und U. H. PETERS: Das erweiterte Cavum septi pellucidi und das Cavum Vergae. Nervenarzt **35**, 343—349 (1964).
GRAY'S: Anatomy. Edited by D. V. DAVIES and F. DAVIES. 33rd Edition, 1962.
GREENBLATT, J., and C. ANDERSON: Partial agenesis of corpus callosum with porencephaly. Conn. med. J. **17**, 824—827 (1953).
GRIESINGER, W.: Die Pathologie und Therapie der psychischen Krankheiten. Stuttgart: 1861.
GROS, W.: Transitorische Apraxie bei Balkentumor. Dtsch. Z. Nervenheilk. **128**, 79—85 (1932).
GROSS, H., und H. HOFF: Sur les malformations ventriculaires dépenduclantes des dysgénésies commissurales. Paris: Masson.
— — und E. KALTENBÄCK: Über die wichtigsten Fehlbildungen der telencephalen Hirnkammern. Wien. Z. Nervenheilk. **16**, 1—34 (1959).
— — Über eine eigenartig kombinierte Hirnmißbildung. Morph. Jahrbuch **98**, 263 (1957).
— — Über eine Sonderform der Arhinencephalie mit Pseudobalken. Wien. J. Nervenheilk. **15**, 91—103 (1958).
GROZ, D.: Mikrogyrie und Balkenmangel im menschlichen Gehirn. Arch. Psychiat. **45**, 605 bis 620 (1909).
GRÜNBERG, H.: Animal genetics and medicine. London: Hamish Hamilton Medical Books 1947.
— The genetics of the mouse. Hague: Martinus Nijhoff 1952.
GRÜNTHAL, E., und R. REMY: Über die Wirkung des Thalamusausfalles auf das EEG beim Menschen. Mschr. Psychiat. Neurol. (Basel) **4**, 263—273 (1952).
GUCCIONE, F.: Über einen Fall von primärer Degeneration des Corpus callosum. Riv. Pat. nerv. ment. **34**, 722—735 (1929).
GUDDEN, B. VON: zit. nach G. MINGAZZINI.
GUILLAIN, G.: Sur un cas de tumeur du splénium du corps calleux. Contribution á l'etude semiologique des tumeurs du corps calleux. Ann. Med. **11**, 32—51 (1922).
— Sur une forme anatomo-clinique spéciale de tumeur cérébrale atteignant le genou du corps calleux et les deux lobes frontaux. Arch. bras. Neuriatr. Psiquiatr. **16**, 1 (1933).
—, et R. GARCIN: La sémiologie des tumeurs du tronc du corps calleux. Bull. Soc. Méd. Paris **50**, 859 (1926).
GUTTMANN, L.: Über einen Fall von Entwicklungsstörung des Groß- und Kleinhirns mit Balkenmangel. Psychiat. Neurol. Wschr. **31**, 453—455 (1929).
HACKSTEIN, F. G.: Über die Klinik des luftgefüllten, weiten Cavum septi pellucidi. Dtsch. Z. Nervenheilk. **177**, 348—369 (1958).
HAGEN: zit. nach G. MINGAZZINI.
HAHN, O., und H. KUHLENBECK: Defektbildung des Septum pellucidum im Encephalogramm. Fortschr. Röntgenstr. **41**, 737—742 (1930).
HALLER, A. VON: Elementa physiologiae corporis humani. 8 vols. Lausanne, Berne: 1757—66.
HALLERVORDEN, J.: Entwicklungsstörungen und frühkindliche Erkrankungen des Zentralnervensystems. In: Hdb. d. inn. Med. **V/3**, 905—1002, Berlin-Göttingen-Heidelberg: Springer 1953.
HALPERN, L.: Beiräge zur Neurologie des Stirnhirns und des Balkens. Über ein Stirnhirnbalkensyndrom bei Geschwülsten. Schweiz. Arch. Neurol. Psychiat. **37**, 68—76 (1936).
— Beiträge zur Neurologie des Stirnhirns und des Balkens. II. Rechtsseitiger Stirnhirntumor mit stärkerer Beteiligung des Balkens und kleinerem Herd im linken Stirnhirn. Schweiz. Arch. Neurol. Psychiat. **37**, 253—272 (1936).
HAMBÜCHEN, D.: Plexuszysten im 3. Hirnventrikel, ihre Herkunft und ihre Lokalisation. Beitr. Pathol. Anat. **112**, 453—469 (1952).
HAMILTON, C. R., and M. S. GAZZANIGA: Lateralization of learning of color and brightness discrimination following brain bisection. Nature **201**, 220 (1964).
HAMILTON, D.: On the corpus callosum in the adult human brain. J. Anat. **19**, 385 (1885).
HAMILTON, W. J., J. D. BOYD, and H. W. MOSSMAN: Human embryology (prenatal development of form and function). Baltimore: Williams & Wilkens 1945.

Hankinson, J., and L. V. Amador: Agenesis of the corpus callosum diagnosed by pneumoencephalography. Brit. J. Radiol. **30**, 200—209 (1957).

Harrison, J. M., and M. Lyon: The role of septum nuclei and components of the fornix in the behavior of the rat. J. comp. Neurol. **108**, 121—137 (1957).

Hartmann, F. jr., und W. Trendelenburg: Zur Frage der Bewegungsstörungen nach Balkendurchtrennung an der Katze und am Affen. Z. ges. exp. Med. **54**, 578—592 (1927).

Hassin, G. B., and J. B. Anderson: Cystic tumor of the third ventricle. U.S. Vet. Bur. med. Bull. **6**, 56—61 (1930).

Hayek, H. von: Über einen Fall von Hypoplasie des Balkens an einem in situ erhärteten Gehirn eines Neugeborenen. Virchow's Arch. **273**, 767—779 (1929).

Heath, R. G.: Behavioral changes following destructive lesions in the subcortical structure of the forebrain in cats. In: R. G. Heath: Studies in schizophrenia Cambridge: Harvard Univ. Press 1954.

Heaven, R. C., and E. F. Young: Paraphysal (colloid) cysts of the third ventricle. Bull. Los Angeles neurol. Soc. **24**, 139 (1959).

Hecker, P.: Sur un cas d'agénésie du corps calleux. Bull. Soc. Anat. Paris **93**, 441—448 (1923).

Heine, G.: Hirnelektrische Befunde bei Balkenagenesie. Dtsch. Z. Nervenheilk. **169**, 255—262 (1952).

Henle, F. G. J.: Handbuch der Nervenlehre des Menschen. Braunschweig: Vieweg 1871.

Henschen, F.: Tumoren des Zentralnervensystems und seiner Hüllen. In: Hdb. d. spez. pathol. Anat. u. Histol. Bd. XIII/**3**, 413—1040. Berlin-Göttingen-Heidelberg: Springer 1955.

— Cysten des Septum pellucidum. In: Hdb. d. spez. pathol. Anat. u. Histol. Bd. XIII/**3**. 686—688, Berlin-Göttingen-Heidelberg: Springer 1955.

— Cysten des 3. Ventrikels. In: Hdb. d. spez. pathol. Anat. XIII/**3**, 798—805. Berlin-Göttingen-Heidelberg: Springer 1955.

Henz: Balkenmangel und Entwicklungsstörungen der Hirnrinde. Diss. Hamburg, 1948.

Hess, W. R.: The functional organization of the diencephalon. New York: Grune and Stratton 1957.

—, M. Brügger und V. Bucher: Zur Physiologie von Hypothalamus, Area praeoptica und Septum sowie angrenzender Balken-Stirnhirnbereiche. Mschr. Psychiat. Neurol. **111**, 17—59 (1946).

Heyer, M. M. G., M. Feld et J. Gruner: Malformations congénital du cerveau. Paris: Masson 1959.

Hicks, S. P.: Developmental malformations produced by radiation. Amer. J. Roentgenol. **69**, 272—293 (1953).

Hinrichs, U.: Über eine durch Balken- und Fornixmangel ausgezeichnete Gehirnmißbildung. Arch. Psychiat. **89**, 57—101 (1929).

Hiresaki, T.: Über einen Fall von schwerem partiellen Balkenmangel. Psychiat. Neurol. jap. **41**, 1058—1065 (1937).

His, W.: Die Formentwicklung des menschlichen Vorderhirnes. Abhandl. d. math.-physikal. Klasse d. königl. sächs. Akad. d. Wissensch. Leipzig: 1890.

— Entwicklung des menschlichen Gehirns während der ersten Monate. Leipzig: Hirzel 1904.

Hochhaus, H.: Über Balkenmangel im menschlichen Gehirn. Dtsch. Z. Nervenheilk. **4**, 79 bis 93 (1893/94).

Hochstetter, F.: Über Fälle von vollständigem Fehlen des Septum pellucidum beim Menschen. Sitzungsber. Akad. Wiss. Wien, Math.-Naturwiss. Kl. **3**, 132—133 (1924).

— Beiträge zur Entwicklungsgeschichte des menschlichen Gehirns. Wien und Leipzig: Deuticke 1929.

— Über das Cavum septi pellucidi. Gegenbauers morph. Jb. **75**, 269—295 (1935).

Hoefer, P. F. A., and J. L. Pool: Conduction of cortical impulses and motor management of convulsive seizures. Arch. Neurol. Psychiat. **50**, 381—400 (1943).

Hoff, F.: Balkentumor mit linksseitiger Astereognosie und Apraxie. Dtsch. Z. Nervenheilk. **123**, 89—100 (1932).

Hoff, H.: The cooperation between left and right parietal lobes. Vth. Intern. Neurol. Congr. Lisbon, Sept. 1953, Vol. I. 195—213.

HOFF, H., und O. PÖTZL: Über Einflüsse der Balkenkommissur auf die Registrierung gerichteter Eigenbewegungen. Wien. Z. Nervenheilk. **8**, 32—52 (1953).
HOJMAN, N.: Agenesia del septum pellucidum y anoftalmia bilateral. Arch. argent. pediat. **38**, 27—31 (1952).
HONDA, J., and S. SHIRAI: On the lipoma of the corpus callosum. Tr. jap. Path. Soc. **23**, 603 to 605 (1933).
HONEGGER, J.: Vegleichende anatomische Untersuchungen über den Fornix und die zu ihm in Beziehung gebrachten Gebilde. Genf: 1890.
HORRAX, G., and T. J. PUTNAM: Distorsions of the visual fields in cases of brain tumor. Brain **55**, 499—523 (1932).
HUANG, Y. P., and B. S. WOLF: Angiographic features of the pericallosal cistern. Radiology **82**, 14—23 (1964).
HUBER, K., B. HAMMER und F. SEITELBERGER: Ein operiertes intrakranielles Lipom im Dach des 3. Ventrikels. Wien. Z. Nervenheilk. **7**, 104—114 (1953).
HUDDLESON, J. H.: Ein Fall von Balkenmangel mit Lipomentwicklung im Defekt. Z. ges. Neurol. Psychiat. **113**, 177—192 (1928).
HÜBSCHMANN, H.: Über einige seltene Hirntumoren. III. Lipom des Balkens bei partiellem Balkenmangel. Dtsch. Z. Nervenheilk. **72**, 205—224 (1921).
HUGGER, H.: Zur objektiven Auswertung des Elektroencephalogrammes unter besonderer Berücksichtigung der gleitenden Koordination. Pflüger's Arch. ges. Physiol. **244**, 309—336 (1941).
HUGHES, R. A., J. W. KERNOHAN, and W. MCCRAIG: Tumors of the septum pellucidum. Arch. Neurol. Psychiat. **74**, 253—258 (1955).
— — — Caves and cysts of the septum pellucidum. Arch. Neurol. Psychiat. **74**, 259—266 (1955).
— —, and H. W. WOLTMAN: Abscess of cavum septi pellucidi: Report of a case. Proc. Staff Meet. Mayo Clinic. Zit. n. HUGHES, KERNOHAN and MCCRAIG.
HULTKRANTZ, J. V.: Über die Hirnfunktionen bei Agenesie des Balkens. Upsala Läk.-Fören. Förh. **26**, 245 (1921).
HUPPERT, M.: Ein Fall von Balkenmangel bei einem epileptischen Idioten. Arch. Heilk. **12**, 243—252 (1871).
HURSH, J. B.: Origin of the spike and wave pattern of petit mal epilepsy. An EEG study. Arch. Neurol. Psychiat. **53**, 274—282 (1945).
HYNDMAN, O. R.: The central visual system. Evidence against bilateral representation through the splenium of the corpus callosum. Arch. Neurol. Psychiat. **42**, 735—742 (1939).
—, and W. PENFIELD: Agenesis of the corpus callosum; its recognition by ventriculography. Arch. Neurol. Psychiat. **37**, 1251—1270 (1937).
HYRTL, J.: Lehrbuch der Anatomie des Menschen, mit Rücksicht auf physiologische Begründung und praktische Anwendung. Wien: Braumüller 1873.
HYSLOP, G. H.: A tumor of the posterior corpus callosum. Arch. Neurol. Psychiat. **26**, 441 (1931).
IRONSIDE, R., and M. GUTTMACHER: The corpus callosum and its tumors. Brain **52**, 442 to 483 (1929).
JAEGER, F., und A. BANNWARTH: Kongenitale Zysten des Cavum septi pellucidi und Cavum Vergae und ihre operative Behandlung. Zbl. Chir. **68**, 1058—1072 (1941).
JAKOB, CHR.: Vom Tierhirn zum Menschenhirn. München: J. F. Lehmann 1911.
JAKIMOWICZ, W., S. SPETTOWA, J. B. KIERZKOWSKA-DOBROWOLSKA, and W. POTAWSKA: Clinical observations in cases of agenesis of the septum pellucidum. Neurol. Neurochir. Psychiat. pol. **6**, 791—800 (1956).
JANISCHEWSKI: Über die Kommissurensysteme der Gehirnrinde. Neurol. Vestn. 1903.
JASPER, H., and H. L. ANDREWS: Normal differentiation between occipital and precentral regions in man. Arch. Neurol. Psychiat. **39**, 96—115 (1938).
—, and W. PENFIELD: Electrocortiograms in man. Arch. Psychiat. **183**, 163—174 (1949).
JASTROWITCH: zit. nach G. MINGAZZINI.
JAUBERT, P., et R. MISRAHI: Un cas d'absence du septum lucidum découvert fortuitement á l'encéphalographie gazeuse et confirmé par l'autopsie. Rev. Neurol. **99**, 569—572 (1958).

JEEVES, M. A.: Psychological studies of three cases of congenital agenesis of the corpus callosum. In: Ciba Foundation Study Group No. **20**, pp. 73—94. Edited by E. G. ETTLINGER. London: Churchill 1965.

JELGERSMA, G.: Das Gehirn ohne Balken. Neurol. Cbl. **9**, 162—167 (1890).

— Der Fall Zingerle von Balkenmangel im Großhirn. Arch. Psychiat. **32**, 330—333 (1890).

JOLLY, D. H.: Ein Fall von mangelhafter Entwicklung. Jber. allg. Med. **1**, 153 (1869).

— zit. nach J. NAIMAN und F. FRASER.

JOSEPHY, H.: Congenital agyria and defect of corpus callosum. J. Neuropath. exp. Neurol. **3**, 63—68 (1944).

JUBA, A.: Über einen mit Cystenbildung des Gehirns, Heterotopie des Plexus chorioideus und Mikrogyrie verbundenen Fall von vollständigem Balkenmangel. Arch. Psychiat. **102**, 731 bis 748 (1934).

— Über einen vollständigen Balkenmangel bei einem 39jährigen, geistig normalen Menschen. Z. ges. Neurol. Psychiat. **156**, 45—56 (1936).

— Über einen mit Lipomatose verbundenen Fall von partiellem Balkenmangel. Arch. Psychiat. **106**, 324—332 (1937).

JUNG, R.: Die praktische Anwendung des Elektroencephalogrammes in Neurologie und Psychiatrie. Med. Klinik **45**, 257—266, 289—295 (1950).

KAADA, B. R., E. W. RASMUSSEN, and O. KREIM: Impaired acquisition of passive avoidance behavior by subcallosal, septal, hypothalamic and insular lesions in rats. J. comp. Physiol. Psychol. **55**, 661—670 (1962).

KABAT, H., H. W. MAGOUN, and S. W. RANSON: Electrical stimulation of points in the forebrian and midbrain. Arch. Neurol. Psychiat. **34**, 931—955 (1935).

— — — Reaction of the bladder to stimulation of points in the forebrain and midbrain. J. comp. Neurol. **63**, 211—239 (1935/36).

KAPPERS, J.: The development of the paraphysis cerebri in man with comments on its relationship to the intercolumnar tubercle and its significance for the origin of cystic tumors in the third ventricle. J. comp. Neurol. **102**, 425—498 (1955).

KARPLUS, I. P.: Experimenteller Beitrag zur Kenntnis der Gehirnvorgänge beim epileptischen Anfall. Wien. klin. Wschr. **27**, 645—651 (1914).

KATILA, O., and K. MEURMAN: Absence of septum pellucidum in pneumoencephalograms: Report of a case. Ann. Med. int. Fenn. **48**, 110—116 (1959).

KATTWINKEL: Untersuchungen über das Verhalten des Balkens nach größeren corticalen Hirnläsionen. Dtsch. Arch. klin. Med. **71**, 1 (1901).

KAUFMANN, E.: Über Mangel des Balkens im menschlichen Gehirn. Arch. Psychiat. **18**, 769 bis 781 (1888).

KAUTZKY, R.: Über einen Fall von Mißbildung im Gebiet des Endhirnes. J. Anat. Entwickl.-Gesch. **106**, 447 (1937).

— Über ependymähnliche Zellen an der Wand des Cavum septi pellucidi. Z. Anat. Entwickl.-Gesch. **108**, 560 (1938).

—, und K. ZÜLCH: Röntgendiagnostik und andere Methoden zur Erkennung intrakranieller Erkrankungen. Berlin: Springer 1955.

KEELER, C. E.: Absence of the corpus callosum as a mendelizing character in the house mouse. Proc. nat. Acad. Sci. (Wash.) **19**, 609 (1933).

KENNARD, M. A.: Effect of bilateral ablation of cingulate area in behavior of cats. J. Neurophysiol. **18**, 159—169 (1955).

—, and J. W. WATTS: The effect of section of the corpus callosum on the motor performance of monkeys. J. nerv. Dis. **79**, 159—169 (1934).

KESSEL, F. K., und H. OLIVECRONA: Über Foramen-Monroi-Zysten (sogenannte Kolloidzysten des 3. Ventrikels). Zbl. Neurochir. **1**, 18—39 (1936).

KETZ, E.: Zur Klinik und Therapie der sogenannten Balkenlipome. Zbl. Neurochir. **16**, 80 bis 84 (1956).

KINAL, M. E., G. RASMUSSEN, and W. B. HAMBY: Lipoma of the corpus callosum. J. Neuropath. clin. Neurol. **1**, 168—178 (1951).

KING, F. A.: Effects of septal and amygdaloid lesions on emotional behavior and conditioned avoidance responses in the rat. J. nerv. ment. Dis. **126**, 57—63 (1958).

King, F. A.: Relationship of "septal-syndrome" to genetic differences in emotionality in the rat. Psychol. Repts **5**, 11—17 (1959).

—, and P. M. Meyer: Effect of amygdaloid lesions upon septal hyperemotionality in the rat. Science **128**, 655—656 (1958).

King, L. S.: Hereditary defects of the corpus callosum in the mouse. J. comp. Neurol. **64**, 337—363 (1936).

—, and C. A. Keeler: Absence of the corpus callosum, a hereditary brain defect of the housemouse. Proc. nat. Acad. Sci. (Wash.) **18**, 525—528 (1932).

Kino, F.: Über Balkenmangel. Z. ges. Neurol. Psychiat. **62**, 163—170 (1920).

Kirschbaum, W. R.: Agenesis of the corpus callosum and associated malformations. J. Neuropath. exp. Neurol. **6**, 78—94 (1947).

Kisaku, Y.: Über die Beziehung des Balkens zum Sehakt. Pflüger's Arch. ges. Physiol. **129**, 425 (1909).

Kisselawa, Z. N.: Ein Fall von Balkenmangel bei der Katze. Anat. Anz. **78**, 331—335 (1934).

Kitasato, Y., and N. Taziri: Totaler, vollständig symptomfrei verlaufener Balkenmangel bei einem 50jährigen Mann. Acta med. Nagasaki. **1**, 161—162 (1939).

Klaus, E.: Kongenitale Agenesie des Septum pellucidum mit Ektrodaktylie. Radiol. Clin. **28**, 65—68 (1959).

Klausberger, E. M., und G. N. Zervopoulos: Das Cavum septi pellucidi. Wien. Z. Nervenheilk. **11**, 345—361 (1955).

Kleist, K.: Gehirnpathologie und lokalisatorische Ergebnisse. 6. Mitt. Die Störungen der Ichleistungen und ihre Lokalisation im Orbital-, Innen- und Zwischenhirn. Mschr. Psychiat. Neurol. **79**, 338—350 (1931).

Kleist, W.: Hirnpathologie. Leipzig: Barth 1934.

Klieneberger: zit. nach G. Mingazzini.

Kling, A., J. Orbach, N. B. Schwartz, and J. C. Towne: Injury to the limbic system and associated structures in cats. Arch. gen. Psychiat. **3**, 391—420 (1960).

Kolb: Farbenblindheit bei Mangel etc. Jber. Kinderheilk. **3**, 201 (1859/60).

Klüver, H., and P. C. Bucy: "Psychic blindness" and other symptoms following bilateral temporal lobectomy in rhesus monkeys. Amer. J. Physiol. **119**, 352—353 (1957).

Knittel, W., und R. M. Schmidt: Zwei Fälle von Balkenmangel. Ärztl. Wschr. **13**, 218—220 (1958).

Knox: Description of a case of defective corpus callosum. Glasgow med. J. (1874).

Koch, F. P., and P. J. Doyle: Agenesis of the corpus callosum. Report of eight cases in infancy. J. Pediat. **50**, 345—351 (1957).

Koch, G., J. Krischek und T. Tiwisina: Beitrag zur Klinik, Pathogenese und Erbpathologie dysontogenetischer (dysraphischer) Störungen des Zentralnervensystems (Septum pellucidum-Cysten, Hirntumor) bei eineiigen Zwillingen. Z. menschl. Vererb.- u. Konstitut.-Lehre **34**, 105—123 (1957).

Köhler, H.: Ein Tumor des Balkens. Psychiat. neurol. Wschr. **36**, 265 (1934).

Köhn, K.: Über Arrhinencephalie. Z. allg. Path. **88**, 246—258 (1952).

Kölliker, A. von: Entwicklungsgeschichte des Menschen und der höheren Tiere. Leipzig: Engelmann 1879.

— Handbuch der Gewebelehre des Menschen. 6. Aufl. 2. Band. Leipzig: Engelmann 1896.

Környey, St.: Stirnlappen, Balken und Sprachstörung. Dtsch. Z. Nervenheilk. **175**, 87 bis 99 (1956).

Kötter, E.: Über das Cavum septi pellucidi und andere Veränderungen des Septum pellucidum. Nervenarzt **9**, 392—401 (1936).

Köttgen, H. U.: Die Erkennung des angeborenen Balkenmangels. Mschr. Kinderheilk. **78**, 227—232 (1939).

Kollmann, J. K. E.: Die Entwicklung der Adergeflechte. Leipzig 1861.

Kopeloff, L. M., J. G. Chusid, and N. Kopeloff: Chronic experimental epilepsy in Macaca mulatta. Neurology **4**, 218—227 (1954).

—, M. A. Kennard, B. L. Pacella, L. M. Kopeloff, and J. G. Chusid: Section of the corpus callosum in experimental epilepsy in the monkey. Arch. Neurol. Psychiat. **63**, 719—727 (1950).

KORANYI, A. VON: Über die Folgen der Durchschneidung des Hirnbalkens. Pflüger's Arch. ges. Physiol. **47**, 35—42 (1890).

KORNMÜLLER, A.: Die bioelektrischen Erscheinungen der Hirnrinde. Leipzig: Thieme 1939.

— Klinische Elektroencephalographie. München-Berlin: Lehmann 1944.

KOSSOWITSCH, B.: Untersuchungen über den Bau des Rückenmarks und der Medulla oblongata eines Mikroencephalen. Virchows Arch. path. Anat. **128**, 497 (1892).

KOZOWSKI, A. S.: Zur Frage über den Balkenmangel im Gehirn des Menschen. Anat. Anz. **36**, 580—586 (1910).

KRAINER, L.: Die Hirn- und Rückenmarkslipome. Virchows Arch. path. Anat. **295**, 107—142 (1935).

KRAYENBÜHL, H., und H. R. RICHTER: Die zerebrale Angiographie. Stuttgart: Thieme 1952.

KREBS, H.: Hirnmißbildungen und Lücken-(Leisten)-Schädel bei Spina bifida. Z. Kinderheilk. **77**, 586—610 (1956).

KRISCHEK, J.: Der angeborene Balkenmangel. Dtsch. Z. Nervenheilk. **174**, 597—609 (1956).

KRÜGER, W.: Über Balkenmangel (Balkenagenesie). Bericht über zwei eigene Fälle mit Encephalogrammen. Arch. Psychiat. **110**, 638—651 (1939).

KUHLENBECK, H., and W. HAYMAKER: Neuroectodermal neoplasms of cerebroline dysplastic character. Anat. Rec. **97**, 351 (1947).

—, J. MAHER, M. ROSS, and R. ESTWOOD: Hydranencephaly with univentricular telencephalic malformation. Confin. Neurol. **17**, 100 (1957).

KUHLENDAHL, H., und V. HENSELL: Cavum Vergae-Cyste. Zbl. Neurochir. **14**, 84—88 (1954).

KUNICKI, A., and J. CHOROBSKI: Ventriculographic diagnosis of agenesis of the corpus callosum. Arch. Neurol. **43**, 139—145 (1940).

KURZ: zit. nach F. BREMER, J. BRIHAYE et G. ANDRE-BALISAUX.

LAFORA, G. R., und M. PRADOS Y SUCH: Experimentalversuche über die Funktion des Gehirnbalkens. Z. ges. Neurol. Psychiat. **84**, 617—641 (1923).

LAIGNEL-LAVSTINE et LEVY-VALENSI: Gliome du corps calleux et du lobe pariétal gauche. Apraxie. Rev. Neurol. **1**, 260—261 (1914).

LANCISI, G. M.: Joh. Mariae Lancisi dissertatio altera. Venetiis: apud Andream Poleti 1713, zit. nach G. MINGAZZINI.

— Opera quae hactenus prodierunt omnia. 2 vols. Genevae: J. A. Cramer et fils 1718.

LANDAU, J. W., J. M. BARRY, and R. KOCH: Arhinencephaly. J. Pediat. **62**, 895—900 (1963).

LANDAU, W. M.: An analysis of the cortical response to antidromic pyramidal tract stimulation in the cat. Electroenceph. clin. Neurophysiol. **8**, 445—456 (1956).

LANDSBERGEN, F.: Über Balkenmangel. Z. ges. Neurol. Psychiat. **11**, 515—540 (1912).

LANGE, C. DE: On brains with total and partial lack of the corpus callosum and on nature of longitudinal callosal bundle. J. nerv. ment. Dis. **62**, 449—476 (1925).

— Two cases of congenital anomalies of the brain. Amer. J. Dis. Child. **53**, 429 (1937).

LANGE-COSACK, H.: Die Hydranencephalie (Blasenhirn) als Sonderform der Großhirnlosigkeit. Arch. Psychiat. **117**, 47—51 (1944).

LANGELAAN, J. W.: On the development of the large commissures of the telencephalon in the human brain. Brain **31**, 221—241 (1908).

LANGWORTHY, O. R.: Development of behavior patterns and myelisation of tracts in the nervous system. Arch. Neurol. Psychiat. **28**, 1365—1382 (1932).

LA ROCHE, J. C., et J. BAUDEY: Cavum septi pellucidi, Cavum Vergae, Cavum veli interpositi, Cavites de la ligne mediane. Biol. neonat. **3**, 193—236 (1961).

LASHLEY, K. S.: Studies of cerebral function in learning. XIII. Apparent absence of transcortical association in maze learning. J. comp. Neurol. **80**, 257—281 (1944).

LATIMER, C. N., and T. T. KENNEDY: Cortical unit activity following transcortical volleys. J. Neurophysiol. **24**, 66—79 (1961).

LAUBENTHAL, F.: Über Veränderungen des Septum pellucidum. Nervenarzt **10**, 401—411 (1937).

LAW, L. W.: Mouse genetic news. J. Hered. **39**, 300 (1948).

LE BEAU, J.: Sur la chirurgie des tumeurs du corps calleux. Un. méd. Can. **72**, 1365—1381 (1943).

— The cingular and precingular areas in psychosurgery (agitated behavior, obsessive compulsive states, epilepsy). Acta psychiat. neurol. scand. **27**, 305—316 (1952).

Le Beau, J.: Anterior cingulectomy in man. J. Neurosurg. **11**, 268—276 (1954).
—, et S. Daum: Glioblastome du corps calleux: ablation et survie de huit ans. Rev. Neurol. **84**, 466—468 (1951).
—, et J. Gaches: Sur la chirurgie préfrontale sélective et en particulier sur la cingulectomie. Presse méd. **57**, 1192—1195 (1952).
—, et J. Pecker: La topectomie péricalleuse antérieure dans certaines formes d'agitation psychomotrice au cours de l'épilepsie et de l'arriération mentale. Rev. Neurol. **81**, 1039 à 1041 (1949).
— — Etude de certaines formes d'agitation psychomotrice au cours de l'épilepsie et de l'arriération mentale, traitées par la topectomie péricalleuse antérieure bilatérale. Sem. Hôp. Paris **26**, 1536—1557 (1950).
—, et A. Petrie: Etude psychologique des changements de la personnalité produits par certaines operations frontales sélectives. Rev. Psychol. appl. **3**, 1—16 (1953).
Le Count, E. R., and C. B. Semerak: Porencephaly. Arch. Neurol. Psychiat. **14**, 365—383 (1925).
Lehoczky, T. von: Signification diagnostique de la ventriculographie pour la tumeur du corps calleux. J. belge Neurol. **37**, 625 (1937).
—, und A. Sai-Halasz: Doppelseitiges frontopolares bösartiges Ependymom. Mschr. Psychiat. Neurol. **121**, 376—382 (1951).
Lemaire, A., R. Messimy et P. Kartun: A propos de l'apraxie observée dans un syndrome de l'artère cérébrale antérieure. Rev. Neurol. **78**, 613—616 (1946).
Lemke, R.: Über doppelseitige Stirnhirntumoren. Arch. Psychiat. Nervenkrankh. **106**, 54—70 (1936).
Lenshoeck, C. H.: Over een geval van Balkagenesie. Psychiat. belge **46**, 228—230 (1942).
Leslie, W.: Cyst of the cavum Vergae. Canad. med. Ass. J. **43**, 433 (1940).
— zit. nach H. Grahmann u. U. H. Peters.
Levin, P., and S. W. Gross: Cavum septi pellucidi: Illustrative case. J. Mt. Sinai Hosp. (N. Y.) **30**, 59—64 (1963).
Levy-Valensi, J.: Le corps calleux (étude anatomique, physiologique et clinique). Thèse de médicine, Paris 1910.
Liber, A. F.: Dilated cavum septi pellucidi and juxtaventricular cavities. Acta neerl. Morphol. **2**, 4—19 (1938); Ref. Zbl. ges. Neurol. Psychiat. **93**, 12—13 (1939).
Lichtenstein, B. W.: A textbook of neuropathology. Philadelphia: Saunders 1949.
—, and J. E. Mahoney: Malformation of the forebrain with comments on the socalled dorsal cyst, the corpus callosum and the hippocampal structures. J. Neuropath. exp. Neurol. **13**, 117—128 (1954).
Liepmann, H.: Das Krankheitsbild der Apraxie. Mschr. Psychiat. Neurol. **8**, 15—44, 102 bis 132, 182—197 (1900).
— Die linke Hemisphäre und das Handeln. Münch. med. Wschr. **52**, 2322—2326 (1905).
— Der weitere Krankheitsverlauf bei dem einseitig Apraktischen und der Gehirnbefund auf Grund von Serienschnitten. Mschr. Psychiat. Neurol. **19**, 217—243 (1906).
— Über die Funktionen des Balkens beim Handeln und die Beziehungen von Aphasie und Apraxie zur Intelligenz. Med. Klin. **3**, 725—765 (1907).
—, und O. Maas: Klinisch-anatomischer Beitrag zur Lehre von der Bedeutung der linken Hemisphäre und des Balkens für das Handeln. Berl. klin. Wschr. **44**, 757—758 (1907).
— — Fall von linksseitiger Agraphie und Apraxie bei rechtsseitiger Lähmung. J. Psychol. Neurol. **10**, 214—227 (1907).
Lindgren, E.: Pneumographie des Schädels. In: Lehrbuch der Röntgendiagnostik v. H. R. Schinz, W. E. Baensch, E. Friedl und E. Uehlinger, Bd. II, 1567—1615. Stuttgart: Thieme 1951.
— Röntgenologie (einschließlich Kontrastmethoden). In: Handbuch der Neurochirurgie Bd. II. Herausgeg. v. H. Olivecrona und W. Tönnis. Berlin-Göttingen-Heidelberg: Springer 1954.
Lippmann, A.: Symptomatologie und Pathologie der Balkentumoren. Arch. Psychiat. **43**, 1193—1217 (1908).
Liss, L., and L. Mervis: The ependymal lining of the Cavum septi pellucidi; a histological and histochemical study. J. Neuropathol. exp. Neurol. **23**, 355—367 (1964).

LIST, C. F., J. F. HOLT, and M. EVERETT: Lipoma of the corpus callosum. Clinico-pathologic study. Amer. J. Roentg. **55**, 125—134 (1946).

LLOYD, J. S., and J. N. JACOBSON: Agenesis of the corpus callosum. J. ment. Sci. **84**, 995 to 998 (1938).

LOEB: Corpus callosum and anterior commissure in the interhemispheric spreading of the after discharge in the dog. Sistema nerv. **3**, 339—342 (1951).

LO MONACO: Fisiologia dell corpo calloso. Riv. Pat. nerv. ment. **2**, 145 (1897).

LOPEZ, O. A., y J. E. ZAPATA: Quistes del septum pellucidum y del cavum Vergae. Rec. clin. españ. **73**, 246—254 (1959).

LORENTE DE NÓ, R.: La corteza cerebral del ratón. La corteza acustica. Trab. Lab. Inv. Biol. Univ. Madrid **20**, 41—78 (1922).

— In: FULTON: Physiology of the nervous system. Oxford: Univ. Press 1938.

LORRY, A. C. DE: De melancholia et morbis melancholicis. 2 vols. Lutetiae Parisiorum: P. G. Cavelier 1765.

LOVE, J. G., J. D. CAMP, and L. M. EATON: Symmetrical cerebral calcification particularly of the basal ganglia demonstrable roentgenographically, associated with cyst of cavum septi pellucidi and cavum Vergae. Proc. Staff Meet. Mayo Clin. **13**, 225—232 (1938).

—, and R. W. HOLLENHORST: Bilateral palsy of the sixth cranial nerve caused by a cyst of the septum pellucidum (fifth ventricle) and cured by pneumoencephalography. Proc. staff Meet. Mayo Clin. **31**, 43—46 (1956).

LOWENBERG, K., and R. W. WAGGONER: Gross pathology of the oligodendrogliomas. Arch. Neurol. Psychiat. **42**, 842—861 (1939).

LOWMAN, R. M., R. SHAPIRO, and L. C. COLLINS: Significance of the widened septum pellucidum. Amer. J. Roentgenol. **59**, 177—196 (1948).

LUTEN, J.: Lipomen van het corpus callosum. Med. Geneesk. **95**, 1416—1420 (1951).

LYON, M., and J. M. HARRISON: The effects of certain neural lesions in the rat on the reaction to a noxious stimulus. II. Septal nuclei and fornix components. J. comp. Neurol. **111**, 115—131 (1959).

MACROLIUS, Ä., D. Ä.: Cerebrum animalis facultatis fons et principium, sensum voluntarium per nervos communicans ab se et dorsali medulla erratos universo corpori. Köln: 1539.

MADONICK, M. J., S. GILBERT, and W. Z. STERN: Partial agenesis of septum pellucidum with cave of septum pellucidum. Arch. Neurol. **11**, 324—329 (1964).

MÄURER, H.: Zur encephalographischen Diagnose des Balkenmangels. Nervenarzt **13**, 454 bis 460 (1940).

MAGRI, F.: Rapporti funzionali fra corpo calloso e corteccia cerebrale. Rass. Studi psichiat. **24**, 995—1053 (1936).

MAHOUDEAU, D.: Sur un nouveau cas de tumeur du splenium. Rev. Neurol. **73**, 432—449 (1941).

—, et S. DAUM: Deux cas de kyste du septum pellucidum. Rev. Neurol. **85**, 47—51 (1951).

MAI, H., und G. SCHAPER: Elektroencephalographische Untersuchungen an Frühgeborenen. Ann. paediat. **180**, 345—365 (1953).

MALMO, R. B.: Slowing of heart rate after septal self-stimulation in rats. Science **133**, 1128 to 1130 (1961).

MANAX, S. J., and G. W. STAVRAKY: Effect of section of the corpus callosum on decompression hypoxia and on pentylenetetrazol (metrazol) convulsions. Canad. J. Biochem. Physiol. **40**, 1477—1491 (1962).

MANGELSDORF: Beitrag zur Kasuistik der Balkendefekte. Inaug. Diss. Erlangen 1880.

MARBURG, O.: Mikroskopisch topographischer Atlas des menschlichen Zentralnervensystems. 3. Auflage. Leipzig-Wien: Deuticke 1927.

— Cyclopia, arrhinencephalia and callosal defect. J. Neurol. Dis. **107**, 430 (1948).

— Socalled agenesia of the corpus callosum (callosal defect). Anterior cerebral dysraphism. Arch. Neurol. Psychiat. **61**, 297—312 (1949).

MARCHAND, F.: Über die Entwicklung des menschlichen Balkens. Arch. mikr. Anat. **37**, 298—334 (1891).

— Über den Mangel des Balkens im menschlichen Gehirn. Berl. klin. Wschr. **36**, 182—183 (1899).

MARCHAND, F.: Über die normale Entwicklung und den Mangel des Balkens im menschlichen Gehirn. Abh. sächs. Ges. Wiss. math. Phil. Kl. **31**, 371 (1909).

MARCHAND, L.: Tumeurs du septum pellucidum. Ann. Anat. **8**, 882 (1930).

—, et P. SCHIEF: Tumeur du corps calleux à symptomatologie comitiale. Encéphale **20**, 512—520 (1925).

MARCHIAFAVA, E., e A. BIGNAMI: Sopra un' alterazione del corpo calloso osservato in soggetti alcoolisti. Riv. Pat. nerv. ment. **8**, 544 (1903).

— — und A. NAZARI: Über System-Degeneration der Kommissurbahnen des Gehirns bei chronischem Alkoholismus. Mschr. Psychiat. Neurol. **29**, 181—215 (1911).

MARIE, P.: Sur une lésion sclereuse limitée du splenium s'étendant à la couche sous-ependymaire de la corne occipitale du ventricule latéral. Rev. Neurol. **10**, 283—284 (1902).

MARSAN, C. A., and E. LASKOWSKI: Callosal effects and excitability changes in the human epileptic cortex. Electroencephal. clin. Neurophysiol. **14**, 305—319 (1962).

—, and A. MORILLO: Cortical control and callosal mechanisms in the visual system of cat. Electroenceph. clin. Neurophysiol. **13**, 553—563 (1961).

— — Callosal and specific response in the visual cortex of cat. Arch. ital. Biol. **101**, 1—29 (1963).

MARTIN, P.: Zur Entwicklung des Gehirnbalkens bei der Katze. Anat. Anz. **9**, 156—162 (1893).

— Bogenfurche und Balkenentwicklung bei der Katze. Jen. Z. Naturwissensch. **29**, 221—245 (1894).

— Le development du corps calleux chez le chat. Z. Naturwissensch. **39** (1895).

MASPES, P. E.: Le syndrome experimental chez l'homme de la section du splenium du corps calleux. Alexie visuelle pure hemianopsique. Rev. Neurol. **80**, 100—113 (1948).

MASSEBOEUF, A., R. ACQUAVIVA, J. P. KIRCHER, C. THEVENOT et S. BORNSTEIN: L'agénésie du corps calleux. Maroc. Med. **36**, 936—942 (1957).

MASSIMO, L.: Calcificazioni dei plessi coroidei in due bambini; associate in uno di essi ad agenesia del setto pellucido cecita, turbe neuropsichiche ed alterazioni de ricambio idrico. Minerva pediat. **10**, 28—31 (1958).

MATTHIAS: Röntgenologische und klinische Befunde bei erweitertem Cavum septi pellucidi. Zbl. ges. Neurol. Psychiat. **125**, 294 (1953).

MAWDSLEY, C., and F. R. FERGUSON: Neurological disease in boxers. Lancet **II**, 795—801 (1963).

MAWEN-CHAO: zit. nach F. BREMER, J. BRIHAYE et G. ANDRE-BALISAUX.

MAXWELL, H. P.: The incidence of interhemisheric extension of glioblastoma multiforme through the corpus callosum. J. Neurosurg. **3**, 54—57 (1946).

MAYER, CH., und CH. STUMPF: Die Physostigminwirkung auf die Hippocampustätigkeit nach Septumläsionen. Arch. exp. Path. Pharmakol. **234**, 490—500 (1958).

MCCRAIG, W., R. M. MILLER, and C. B. HOLMAN: Cysts of the septum pellucidum: Interesting case reports. Proc. Staff Meet. Mayo Clin. **28**, 330—335 (1953).

MCCULLOCH, W. S., and H. W. GAROL: Cortical origin and distribution of corpus callosum and anterior commissure in the monkey (Macaca mulatta). J. Neurophysiol. **4**, 555—563 (1941).

MCLEAN, A. D.: Paraphysal cysts. Arch. Neurol. **36**, 485—513 (1936).

MCTHOMPSON, J. D.: On the cavum septi pellucidi. J. Anat. **67**, 59—77 (1932).

MEIKLE, T. H., JR.: Role of corpus callosum in transfer of visual discriminations in the cat. Science **132**, 1496 (1960).

—, J. A. SECHZER, and E. STELLAR: Interhemispheric transfer of tactile conditioned responses in corpus callosum-sectioned cats. J. Neurophysiol. **25**, 530—543 (1962).

MERKEL, H.: Über partiellen Balkenmangel bei Cystenbildung des Gehirns. Beitr. path. Anat. **102**, 530—543 (1939).

— Zur Frage der Balkenlipome. Zugleich ein Beitrag zur Entwicklungsgeschichte des Balkens. Z. ges. Neurol. Psychiat. **171**, 269—277 (1941).

MERRITT, H., and H. M. MOORE: Tumors of the brain associated with marked pleocytosis of the cerebro-spinal fluid. J. Neurol. Psychopath. **13**, 118 (1932).

METTLER, F. A.: Corticifugal fiber connections of the cortex of macaca mulatta. The occipital region. J. comp. Neurol. **61**, 221—256 (1935).

METTLER, F. A.: Corticifugal fiber connections of the cortex of the macaca mulatta. The frontal region. J. comp. Neurol. **61**, 509—542 (1935).
— Corticifugal fiber connections of the cortex of macaca mulatta. The parietal region. J. comp. Neurol. **62**, 263—291 (1935).
— Corticifugal fiber connections of the cortex of macaca mulatta. The temporal region. J. comp. Neurol. **63**, 25—47 (1935/36).
— Corticifugal fiber connections of the cerebral cortex. Arch. Neurol. Psychiat. **35**, 1338 to 1344 (1936).
MEYER, A., and T. MCLARDY: Clinico-anatomical studies of frontal lobe function based on leucotomy material. J. ment. Sci. **95**, 403—417 (1949).
MEYER, E.: Kompletter Balkenmangel. Centralbl. allgem. Pathol. path. Anat. **35**, 267 (1924/25).
— Encephalographische Befunde aus dem neurologischen und psychiatrischen Gebiet. Arch. Psychiat. Nervenkr. **89**, 177—221 (1930).
— Die Erweiterung des Ventriculus septi pellucidi. Arch. Psychiat. Nervenkr. **91**, 9—36 (1930).
MEYNERT, T.: zit. nach G. MINGAZZINI.
MEYSSONIERIUS, L.: zit. nach B. REVESZ.
MICHAUX, L., D. J. DUCHE et M. FELD: Syndrome multi-malfortif avec agénésie du corps calleux et atrophie cérébrale diffuse par anoxie neonatale. Arch. franç. Pediat. **16**, 949 à 954 (1959).
MICHELSEN, J.: Ein neues Syndrom zur Diagnostik von Balkentumoren. Dtsch. Z. Nervenheilk. **137**, 152—176 (1935).
MIHALKOVICS, V. VON: Entwicklungsgeschichte des Gehirns. Leipzig: Wilh. Engelmann 1877.
MILANI: Patologia del corpo calloso. Rom: 1914.
MILLER, D.: Cyst of the fifth ventricle treated by intraventricular drainage. J. Neurosurg. **6**, 332—333 (1949).
MINGAZZINI, G.: Observation anatomique concernant le corps calleux et autres formations s'y rattachant. Trav. du Labor. d'anat. norm. Univ. Roy. Rome **6**, 1 (1897).
— Der Balken, eine anatomische, physiologische und klinische Studie. Monogr. Gesamtgeb. Neurol. Psychiat. Heft **28**. Berlin: Springer 1922.
— Über die Beziehungen der Balkenfasern zu der inneren Kapsel. XVI. Jahresvers. d. Ges. Dtsch. Nervenärzte, Düsseldorf 24.—26. IX. 1926. Ref. Zbl. ges. Neurol. Psychiat. **44**, 784—785 (1926).
MINGRINO, S., P. CONFORTI, and F. GALLIGIONI: Agenesis of the septum pellucidum. An angiographic sign. Neurochirurgia **7**, 1—8 (1964).
MINKOWSKI, M.: Prenatal neuropathologic changes leading to neurologic or mental disorders. Proc. First Int. Congr. Neuropath. Rom Bd. **2**, 51—55 (1952).
MIRTO: Sopra un cervello umano etc. Il Pisani **22**, Fasc. 3 (1901).
MOFFI, D.: Agenesis of the corpus callosum. Folia psychiat. (Amsterd.) **58**, 106—116 (1955).
MOLINVERNI: zit. nach G. MINGAZZINI.
MORIN, F., and S. GOLDRING: Roles of anterior commissure and thalamus in interhemispheric spread of after discharge in the opossum. J. comp. Neurol. **93**, 229—239 (1950).
MORSIER, G. DE: Contribution à l'étude anatomo-clinique de la fonction amnesique. Un cas de syndrome amnesique avec gliome du splenium du corps calleux. Schweiz. Arch. Neurol. **28**, 283—292 (1932).
— Un nouveau cas d'agénésie totale de la commissure calleuse. Essai sur la pathogenie de cette malformation. Schweiz. Arch. Neurol. Psychiat. **34**, 401—403 (1934).
— Etudes sur le dysraphies craniocéphaliques. III. Les syndromes vasculaires embryonaires dans les malformations cérébrales. I. Congr. Int. Istopat. Roma 1952.
— Etudes sur les dysraphies cranioencephaliques. I. Agénésie des lobes olfactifs (Telencéphaloschizis latéral) et des commissures calleuses et antérieures (telencephaloschizis median). La dysplasie olfactogéniale. Schweiz. Arch. Neurol. Psychiat. **74**, 309—361 (1954).
— Etudes sur les dysraphies craniocéphaliques: III. Agénésie du septum pellucidum avec malformation du tractes optique; la dysplasie septo-optique. Schweiz. Arch. Neurol. Psychiat. **77**, 267—293 (1956).

Morsier, G. de: Les kystes épendymaires colloides du septum lucidum et des ventricles latéraux. Schweiz. Arch. Neurol. Psychiat. **90**, 34—56 (1962).

—, et J. J. Mozer: Agénésie complete de la commissure calleuse et troubles du développement de l'hemisphère gauche avec hemiparésie droite et integrité mentale. Schweiz. Arch. Neurol. Psychiat. **35**, 317—352 (1935).

Moruzzi, G.: Contribution à l'électrophysiologie du cortex moteur: facilitation, after-discharge et epilepsies corticales. Arch. int. Physiol. **49**, 33—100 (1939).

— The physiologic mechanisms of the epileptic discharge. Acta psychiat. Neurol. scand. **27**, 317—328 (1952).

Mosberg, W. H., and W. Blackwood: Mucussecreting cells in colloid cysts of the third ventricle. J. Neuropathol. **13**, 417—426 (1954).

—, and H. C. Voris: An unusual congenital anomaly of the brain. Agenesis of the corpus callosum, absence of the septum pellucidum and fusion of the cerebral hemispheres. J. Neuropath. **13**, 369—377 (1954).

Mott, F. W.: Report on bilaterally associated movements, and on the functional relations of the corpus callosum to the motor cortex. Brit. med. J. **1**, 1124—1125 (1890).

—, and E. A. Schaefer: On movements resulting from faradic excitation of the corpus callosum in monkeys. Brain **13**, 174—177 (1890).

Müller-Limmroth, W., und H. Caspers: Theorien über den Entstehungsmechanismus der Spontanrhythmen im normalen Elektroencephalogramm (EEG). Klin. Wschr. **34**, 337 bis 346 (1956).

Mukawa, J., and O. J. Andy: Blood pressure changes and after-discharges following stimulation of the septum in the cat. Eastern Ass. of Electroencephalographers Dec. 1962, New York, N. Y.

Mullen, W. H., jr., and J. R. Hannan: Roentgen diagnosis of lipoma of the corpus callosum. Report of a case. Radiology **55**, 508—516 (1950).

Muralt, G. von: Cavum septi pellucidi mit operativer Bestätigung. Helvet. paediat. Acta **7**, 253—256 (1952).

Muratow: zit. nach G. Mingazzini.

Myers, R. E.: Interocular transfer of pattern discrimination in cats following section of crossed optic fibers. J. comp. Physiol. Psychol. **48**, 470—473 (1955).

— Function of corpus callosum in interocular transfer. Brain **79**, 358—363 (1956).

— Localization of function within the corpus callosum—visual gnostic transfer. Anat. Rec. **124**, 339 (1956).

— Corpus callosum and interhemispheric communication: Enduring memory effect. Fed. Proc. **16**, 1 (1957).

— Interhemisperic communication through corpus callosum: limitation under conditions of conflict. J. comp. Physiol. Psychol. **52**, 6—9 (1959).

— Interhemisperic interconnections between occipital poles of the monkey brain. Anat. Rec. **136**, 249 (1960).

— Corpus callosum and visual gnosis. In: A. Fessard, R. W. Gerard, J. Konorski, and J. F. Delafresnaye (eds.): Brain mechanisms and learning. Oxford: Blackwell 1961.

— Commissural connections between occipital lobes of the monkey. J. comp. Neurol. **118**, 1—16 (1962).

— The neocortical commissures and interhemispheric transmission of information. In: Ciba Foundation Study Group No. 20. Edited by E. G. Ettlinger, pp. 1—17. London: Churchill 1965.

—, and C. O. Henson: Role of corpus callosum in transfer of tactuokinesthetic learning in the chimpanzee. Arch. Neurol. **3**, 404—409 (1960).

—, and R. W. Seprry: Interocular transfer of a visual form discrimination habit in cats after section of the optic chiasma and corpus callosum. Anat. Rec. **115**, 351—352 (1953).

— — Interhemispheric communication through the corpus callosum. Arch. Neurol. Psychiat. **80**, 298—303 (1958).

— —, and N. M. McCurdy: Neural mechanisms in visual guidance of limb movement. Arch. Neurol. **7**, 195—202 (1962).

Nachtsheim, H.: Agenesie des Balkens. In: Erbleiden des Nervensystems bei Säugetieren. Handb. d. Erbbiologie des Menschen Bd. V/1. Erbneurologie u. Erbpsychologie. Berlin: Springer 1939.

Nägeli: Über eine mit Cyclopie verbundene Mißbildung des Zentralnervensystems. Arch. Entw.-Mech. **5**, 1 (1897).

Nagel, W., H. Gött und H. J. Colmant: Klinik, Elektroencephalogramm und Anatomie eines Falles von subakuter sklerosierender Leukoencephalitis (van Bogaert). Ann. Paediat. **193**, 194—225 (1959).

Naiman, J., and F. Frazer: Agenesis of the corpus callosum. A report of two cases in siblings. Arch. Neurol. **74**, 182—185 (1955).

Naumann, G. C.: zit. nach J. G. Wegener.

Nauta, W. J. E., and V. M. Bucher: Efferent connections of the striate cortex in the albino rat. J. comp. Neurol. **100**, 257—286 (1954).

Neff, W. D.: Neural mechanisms of hearing: some experimental studies of the auditory nervous system. Laryngoscope **61**, 289—295 (1951).

Neiding, M. M.: Diagnostizierte Balkengeschwulst. Mschr. Psychiat. **62**, 138—145 (1927).

Nelken, J.: Psychische Störungen bei Erkrankung des Balkens. Rocznik psychjatr. 1928, 26—43. Ref. Zbl. Neurol. **51**, 204 (1929).

Newman, B. L.: Behavioral effects of electrical self-stimulation of the septal area and related structures in the rat. J. comp. Physiol. Psychol. **54**, 340—346 (1961).

Nielsen, J. M.: Unilateral cerebral dominance as related to mind blindness. Minimal lesions capable of causing visual agnosia for objects. Arch. Neurol. Psychiat. **38**, 108—135 (1937).

— The cortical motor pattern apraxias. Ass. Res. nerv. ment. Dis. **27**, 565—581 (1948).

— Anterior cingulate gyrus and corpus callosum. Bull. Los Angeles neurol. Soc. **16**, 235 to 243 (1951).

—, and L. L. Jacobs: Bilateral lesions of the anterior cingulate gyri. Bull. Los Angeles neurol. Soc. **16**, 231—234 (1951).

Niemer, W. T., E. W. Powell, and E. F. Goodfellow: The subcortex and hypothalamic after-discharge in the cat. Electroenceph. clin. Neurophysiol. **12**, 345—358 (1960).

Niessl von Mayendorf: Quelques remarques sur l'anatomie et la pathologie du corps calleux. Rev. Neurol. **69**, 763—765 (1938).

Nobiling: Bildungsfehler des Gehirnbalkens. Bayer. ärztl. Intelligenzbl. 24 (1869).

Nordin, W. A., H. Thesluk, and R. K. Jones: Lipoma of the corpus callosum. Arch. Neurol. Psychiat. **74**, 300—307 (1955).

Obrador Alcalde, S.: Corpus callosum and epileptic fits. Bol. Labor. estud. med. mex. **1**, 29 (1942).

Oftedal, S.: Anomalies of the midline structures of the brain. Agenesis corporis callosi with a midline cyst in one case and a lipoma (?) in another. Acta psychiat (Kbh.) **34**, 451—463 (1959).

Olds, J., and P. Milner: Positive reinforcement produced by electrical stimulation of septal area and other regions of rat brain. J. comp. Physiol. Psychol. **47**, 419—427 (1957).

Omorokow, L.: Geschwulst des Corpus callosum mit Auftreten eines eigenartigen tibio-digitalen Reflexes. Sovet. Nevropat. **4**, 47 (1935).

Onufrowicz, W.: Das balkenlose Mikrocephalengehirn. Ein Beitrag zur pathologischen und normalen Anatomie des menschlichen Gehirns. Arch. Psychiat. **18**, 305—328 (1887).

Ortiz de Jarate, J. C.: Status verrucosus corticis y agenesia del septum pellucidum. Acta neuropsiquiat. argent. **2**, 353—361 (1956).

Orton, S. T.: Some studies in the language function. Localization of function in the cerebral cortex. Ass. Res. nerv. ment. Dis. **13**, 614—633 (1934).

Ostertag, B.: Über raumbeengende Neubildungen im Schädel (II. Teil). Neue Untersuchungen über anatomische Grundlagen des encephalographischen Röntgenbildes. Fortschr. Röntgenstr. **52**, 329 (1935).

— Hirngewächse. Stuttgart: Enke 1941.

— Die Spongioblastome und spongioblastischen Glioblastome des Hirnstammes und des Allocortex. Verh. dtsch. Ges. Path. **33**, 238 (1950).

— Die Mangelbildungen des Commissurensystems. Der sogenannte Balkenmangel. In: Hdb. d. spez. path. Anat. und Histol. XIII/4. Berlin-Göttingen-Heidelberg: Springer 1956.

Pache, H. D.: Das EEG des Kindes und die Indikation zu seiner Ableitung. Ärztl. Mitteil. 795—801 (1961).

— Mißbildungen d. Zentralnervensystems. In: Handb. d. Kinderheilk. VIII/1, S. 169—222. Redig. von F. Schmidt u. H. Asperger. Berlin-Heidelberg-New York: Springer (im Ersch.).

Paget, J.: Case in which the corpus callosum etc. Med. chir. trans. **29,** 55 (1846).

Palmgren, A., und S. Jonsell: Agenesie des Corpus callosum, durch Encephalographie diagnostiziert. Z. Kinderheilk. **63,** 318—327 (1942).

Paoli, G.: Di un caso raro di mancanza completto di corpo calloso. Riv. Pat. nerv. ment. **27,** 687—697 (1922).

Papez, J. W.: A proposed mechanism of emotion. Arch. Neurol. Psychiat. **38,** 725—743 (1927).

Parsons, F. H.: Eight cases of section of corpus callosum in individuals with a history of epileptic seizures: Psychological tests. J. gen. Psychiat. **29,** 227—241 (1943).

Pasik, T., and P. Pasik: Optokinetic nystagmus: an unlearned response altered by section of chiasma and corpus callosum in monkeys. Nature **203,** 609—611 (1964).

Pavlov, I. P.: Vorlesungen über die Arbeit der Großhirnhemisphären. Leningrad: 1932.

Peacock, S. M.: Activity of anterior suprasylvian gyrus in response to transcallosal afferent volleys. J. Neurophysiol. **20,** 140—155 (1957).

Pendergrass, E. P., and P. J. Hodes: Dilatation of the cavum septi pellucidi and cavum Vergae. Ann. Surg. **101,** 269—295 (1935).

Penfield, W., and O. R. Hyndman: Agenesis of the corpus callosum with discussion of ventriculograms in two living cases. Tr. Amer. neurol. Ass. **60,** 182—184 (1934).

—, J. P. Evans, and J. A. McMillan: Visual pathways in man, with particular reference to macular representation. Arch. Neurol. Psychiat. **33,** 816—834 (1935).

Pero, C., e S. Platania: Le cisti colloidee del terzo ventriculo. Riv. Pat. nerv. ment. **59,** 17—91 (1942).

Peters, G.: Spezielle Pathologie der Krankheiten des zentralen und peripheren Nervensystems. Stuttgart: Thieme 1951.

—, und O. E. Lund: Die Fehlbildungen des Zentralnervensystems. In: Lehrbuch d. spez. path. Anatomie. Herausgeg. v. E. Kaufmann u. M. Staemmler, III/1 343—426. Berlin: de Gruyter 1961.

Petsche, H., Ch. Stumpf, and G. Gogolak: The significance of the rabbit septum as a relay station between the midbrain and the hippocampus. I. The control of hippocampus arousal by the septum cells. Electroencephal. clin. Neurophysiol. **14,** 202—211 (1962).

Peyronie, F. de la: Beobachtungen, durch welche versucht wird, den Teil des Gehirns zu entdecken, in dem die Seele ihre Funktionen ausübt. Histoire de l'Acad. des Sciences, 199—218. Paris: Imp. Roy. 1741.

Pines, L. J., and R. M. Naiman: Cells of origin of fibers of corpus callosum. Experimental and pathologic observations. Arch. Neurol. **42,** 1076—1082 (1939).

Poljak, S.: An experimental study of the association, callosal, and projection fibers of the cerebral cortex of the cat. J. comp. Neurol. **44,** 197—258 (1927).

— The main afferent fiber systems of the cerebral cortex in primates. Univ. Calif. Publ. Anat. **2** (1932).

Pool, J. L., R. G. Heath, and J. J. Webster: Topectomy: Surgical indications and results. Bull. N. Y. Acad. Med. **25,** 335—345 (1959).

—, and J. Ransohoff: Autonomic effects on stimulating rostral portion of cingulate gyri in man. J. Neurophysiol. **12,** 385—392 (1949).

Pospiech, K. H.: Encephalographische und anatomische Befunde bei angeborenem Balkenmangel und bei Erweiterung des Cavum septi pellucidi. Z. ges. Neurol. Psychiat. **174,** 249—263 (1942).

Poterin-Dumontel: Absence congénitale du corps calleux sans troubles fonctionelles durant la vie. Gaz. Hôp. **36,** 47 (1863).

Prats Viñas, J., y M. Rovira: Malformaciones del encéfalo asociadas a hidrocefalia. Arch. Pediat. (Barcelona) **12,** 183—203 (1961).

Pribram, K. H., and L. Kruger: Functions of the "Olfactory brain". Ann. N. Y. Acad. Sci. **58,** 109—138 (1954).

Probst, M.: Über den Bau des vollständigen balkenlosen Großhirns sowie über Mikrogyrie und Heterotopie der grauen Substanz. Arch. Psychiat. **34,** 709—786 (1901).

PROCTOR, F.: The spread of epileptic activity from one hemisphere to the other. In: Ciba Foundation Study Group No. 20, pp. 121—127. Edited by E. G. ETTLINGER. London: Churchill 1965.

PUGLIESE: Contributo allo studio dei lipomi cerebrospinali. Rev. Sper. Freniatr. **21,** 678 (1895).

— zit. nach O. BALDUZZI.

PURPURA, D. P., and M. GIRADO: Synaptic mechanisms involved in transcallosal activation of corticospinal neurons. Arch. ital. Biol. **97,** 111—139 (1959).

PUTNAM, T. J.: Studies on the central visual connections: III. The general relationship between the external geniculate body, optic radiation and visual cortex in man. Arch. Neurol. Psychiat. **16,** 566—596 (1926).

PUUSEPP, L.: Anomalies of development and disease processes of the septum pellucidum. Psychiat. neurol. Bl. (Amst.) **30,** 203 (1926).

— Die Entwicklungsanomalien und Erkrankungen des Septum pellucidum. Zbl. Neurochir. **7,** 145—160 (1942).

RAMON Y CAJAL, S.: Histologie du système nerveux de l'homme et des vertébrés. Ed. Francaise par Azoulay. Paris: Maloine 1911.

RANDACCIO: D'un encefalo anomalo etc. Palermo 1874.

RANSON, S. W., H. KABAT, and H. W. MAGOUN: Autonomic responses to electrical stimulation of hypothalamus, preoptic region and septum. Arch. Neurol. Psychiat. **33,** 467—477 (1935).

RAU, R. K., and D. SIVASUBRAHMANIAM: Defective development of the septum pellucidum. J. Anat. **66,** 432—433 (1932).

RAYMOND, LAJONNE, et J. LHERMITTE: Tumeurs du corps calleux. Encéphale **1,** 533—565 (1906).

REBOLLO, M. A.: Un caso de ausencia del septum lucidum. Arch. Pediat. Urug. **25,** 138—143 (1954).

REDLICH, E.: Zur vergleichenden Anatomie der Associationssysteme des Gehirns der Säugetiere. I. Das Cingulum. Obersteiners Arb. Neurolog. Institut Wien **10,** 104—184 (1903).

REEVES, D. L.: Congenital defects of the cranial nerves: An associated porencephaly and agenesis of the corpus callosum diagnosed by ventriculography. Bull. Los Angeles neurol. Soc. **4,** 184—193 (1939).

— Congenital absence of the septum pellucidum. Bull. Johns Hopk. Hosp. **69,** 61 (1947).

—, and C. B. COURVILLE: Complete agenesis of the corpus callosum. Report of four cases. Bull. Los Angeles neurol. Soc. **3,** 169—181 (1938).

REGGIANI, R., and M. BUOSO: Agenesis and dysgenesis of septum pellucidum. Riv. sper. Freniatr. **85,** 332—373 (1961).

REGIRER, A.: Über zwei Fälle von Balkenlosigkeit am menschlichen Gehirn. Schweiz. Arch. Neurol. **36,** 306—328 (1935).

REGIUS, H.: zit. nach B. REVESZ.

REICHERT: zit. nach G. MINGAZZINI.

REICHL, W.: Eine sogenannte Agenesie des Septum pellucidum bei einer Katze (Felis domestica). Diss. München 1968.

REIL, J.: Mangel des mittleren und freyen Theils des Balkens im Menschengehirn. Arch. Physiol. **11,** 341—344 (1812).

RETZIUS, M. G.: Das Menschenhirn. Studien in der makroskopischen Morphologie. 2 vols. Stockholm: P. A. Norstedt 1896.

REVECZ, B.: Geschichte des Seelenbegriffes und der Seelenlokalisation. Stuttgart: Enke 1917.

REYNOLDS, F. E.: A study of the pathology of a case of glioma cerebri. Brain **52,** 436—441 (1929).

RICHTER, C. P., and M. HINES: The production of the "grasp-reflex" in adult macaques by experimental frontal lobe lesions. Res. Publ. Ass. nerv. ment. Dis. **13,** 211—224 (1934).

RIDDOCH, G.: Progressive Dementia without headache or changes in the optic discs, due to tumors of the third ventricle. Brain **59,** 225—233 (1936).

RIESE, M. W.: Lipome du corps calleux chez une femme âgée de 82 ans. Note suivie d'une interprétation des troubles mentaux survenant dans les tumeurs du corps calleux. Rev. Neurol. **81,** 227—229 (1949).

RINTZ: Beitrag zur Klinik der balkenlosen Gehirne. Diss. Berlin 1894.
RISAK, E.: Über die Balkensymptome. Wien. klin. Wschr. **45**, 1340—1374 (1926).
— Zur Diagnostik der Balkengeschwülste. Z. ges. Neurol. Psychiat. **130**, 346—356 (1930).
RISKAER, N.: Cysts and tumors of the septum pellucidum. Acta psychiat neurol. (Kbh.) **19**, 331—346 (1944).
ROGER, H., Y. POURSINES et J. ALLIEZ: Détérioration mentale progressive avec état confus terminal. Dégénérescence démyélinisante du corps calleux. Rev. Neurol. **86**, 268—269 (1952).
ROKITANSKY, C.: Lehrbuch der pathologischen Anatomie. Wien: Braunmüller 1856.
— Ärztl. Berichte d. Wiener Irrenanstalt pro 1853. Wien 1858.
ROSENTHAL-WISSKIRCHEN, E.: Pathologisch-anatomische und klinische Beobachtungen beim Balkenmangel mit besonderer Berücksichtigung der Balkenlängsbündel. Dtsch. Z. Nervenheilk. **192**, 1—45 (1967).
—, u. H. SPATZ: Über 8 Fälle von Balkenmangel und eine neue Interpretation der Balkenlängsbündel. Ref. Vereinig. dtsch. Neuropathol. u. Neuroanatomen, 13. Tag. Düsseldorf, 12. bis 14. 10. 1967. Zbl. ges. Neurol. Psychiat. **192**, 128 (1968).
ROSSI: Il cervello di un idiota. Ref. in: Allg. Ztschr. Psychiat. **48**, 71 (1892).
ROTHMANN, M.: Discussion de l'article de Liepmann. Berl. klin. Wschr. **44**, 757—758 (1907).
RUBINSTEIN, B. G.: Über einen Fall von unvollständig fehlendem und durch Fettgewebe ersetztem Balken. Frankf. Z. Path. **44**, 379—386 (1932).
RÜDINGER: Mitteilungen über einige mikroencephale Gehirne. Münch. med. Wschr. Nr. **10** bis **12** (1886).
RUSSELL, I. S., and S. OCHS: One trial interhemispheric transfer of a learning engram. Science **133**, 1077—1078 (1961).
RUSSELL, J. R., and R. M. REITAN: Psychological abnormalities in agenesis of the corpus callosum. J. nerv. ment. Dis. **121**, 205—214 (1955).
RUTLEDGE, L. T., and T. T. KENNEDY: Extracallosal delayed responses to cortical stimulation in chloralosed cat. J. Neurophysiol. **23**, 188—196 (1960).
RUYSCH, F.: Thesaurus anatomicus. Amstelaedami: J. Wolters 1701—1716.
RYNDIN, M. D.: L'agénésie de septi pellucidi. Vestn. Rentgenol. **23**, 267—270 (1939).
SAGER, O., et I. BAZGAN: Oligodendroblastome intéressant du corps calleux. Considération sur le syndrome du corps calleux. Rev. Neurol. **72**, 32—40 (1939/40).
SAKURAI, S.: Zur Kenntnis von Balken, Gewölbe und Septum pellucidum bei Japanern. Anat. Anz. **88**, 470—490 (1939).
SALLE-ARCHAMBAULT, LA: Contribution a l'anatomie et la pathogénie de la soidisant agénésie du corps calleux. Nouv. Iconog. de la Salpetrière **23**, 630 (1910).
SALTYKOW: zit. nach L. PUUSEPP.
SALUSTRI, E.: Rilievi anatomici in un caso di mancanza del corpo calloso. Arch. ital. Anat. **7**, 89—104 (1936).
SANDER, J.: Über Balkenmangel im menschlichen Gehirn. Arch. Psychiat. **1**, 128—142 (1868).
— Beschreibung zweier Mikrocephalengehirne mit einigen Bemerkungen. Arch. Psychiat. **1**, 229—307 (1868).
SANTA, K. VON: Ein Fall von Balkenblutung. Beitrag zur Frage des Verlaufes der Armfasern im Centrum semiovale. Arch. Psychiat. Nervenkr. **109**, 139—146 (1939).
SANTAGATI, F.: L'agenesia del corpo callosa. Atti Soc. lombarda Sci. med.-biol. **8**, 172 (1953).
SAUCEROTTE: Mém. sur des contre-coups dans des lésions de la tête. In: „Prix de l'Acad. de Chir.“. Paris **4** (1819).
SAVAIN, W. P.: Congenital absence of the septum pellucidum associated with internal hydrocephalus. Radiology **46**, 270—272 (1946).
SAVITZKY, E., and V. A. SPINELLI: Agenesis of corpus callosum in infancy: clinical and roentgenologic aspects. Amer. J. Dis. Child. **76**, 109—115 (1948).
SAWA: Functional interregulation of cerebral hemispheres mediated by corpus callosum in cat. Folia psychiat. jap. **2**, 221—248 (1948).
SCHALTENBRAND, G.: Lehrbuch der Neurologie (Die Nervenkrankheiten). Stuttgart: Thieme 1951.
— Über einen Fall von Persönlichkeitsspaltung infolge Balkentumor. Arch. Psych. Z. ges. Neurol. **204**, 521—530 (1963).
SCHEID, W.: Lehrbuch der Neurologie. Stuttgart: Thieme 1963.

SCHELLENBERG, K.: Über hochdifferenzierte Mißbildungen des Großhirns bei Haustieren. Arb. Hirnanat. Inst. Zürich 1909.

SCHEPERS: zit. nach F. BREMER, J. BRIHAYE u. G. ANDRE-BALISAUX.

SCHERER, H. J.: Vergleichende Pathologie des Nervensystems der Säugetiere. Stuttgart: Thieme 1944.

SCHIERSMANN, O.: Einführung in die Encephalographie (Pneumencephalographie). Stuttgart: Thieme 1952.

SCHLESINGER, B.: Gliomas involving the splenium of the corpus callosum. A roentgenologic study. J. Neurosurg. **7**, 357—363 (1950).

SCHMIDT, T.: Beiträge zur Entwicklungsgeschichte des Gehirns. Z. wissensch. Zool. **57** (1895).

SCHNEIDER, C. V.: Liber primus de catarrhis. Wittenbergae: T. Mevii et E. Schumacheri 1660.

SCHNÜRER, L. B., and L. ZETTERGREN: Lipom i corpus callosum. Nord. med. **61**, 602—612 (1959).

SCHOB, F.: Pathologische Anatomie der Idiotie. In: Hdb. d. Geisteskr. VII, Bd. XI, S. 779 bis 905. Berlin: Springer 1930.

SCHÖNENBERG, H.: Enzephalographische Befunde bei Bildungsfehlern des Septum pellucidum. Arch. Kinderheilk. **137**, 131—142 (1949).

— Zum enzephalographischen Bild der verschmolzenen Seitenventrikel. Z. Kinderheilk. **68**, 408 (1950).

— Klinische und encephalographische Befunde bei Verdacht auf Cavum Vergae. Z. Kinderheilk. **68**, 512—530 (1950).

SCHREINER, L., A. KLING, and R. GALAMBOS: Central nervous system lesions and aggressive behavior in cats. Fed. Proc. **11**, 142 (1952).

SCHRIER, A. M., and R. W. SPERRY: Visuomotor integration in splitbrained cats. Science **129**, 1275 (1959).

SCHROETER, R.: Fälle von abnorm kurzem Corpus callosum cerebri. Allg. Z. Psychiat. **44**, 408—423 (1888).

SCHUNK, H.: Congenital dilatations of the septum pellucidum. Radiology **81**, 610—618 (1963).

SCHUSTER, P., und J. CASPER: Zwangsgreifen und Stirnhirn (sowie einige Bemerkungen über das occipito-frontale Bündel). Z. ges. Neurol. Psychiat. **129**, 739—792 (1930).

SCHUYL, F.: zit. nach B. REVESZ.

SCHWALBE, E. P.: Morphologie der Mißbildungen. III. Teil 2, S. 67—252. Jena: Fischer 1906.

SCHWIDDE, J. T.: Incidence of cavum septi pellucidi and cavum Vergae in 1032 human brains. Arch. Neurol. Psychiat. **67**, 625—632 (1952).

SCOVILLE, W. B.: Selective cortical undercutting as a means of modifying and studying frontal lobe function in man. J. Neurosurg. **6**, 65—73 (1949).

SEGAL, M.: Agenesis of the corpus callosum in man. S. Afr. J. med. Sci. **1**, 65—74 (1935).

SELETZKY, W., und J. GILULA: Zur Frage der Funktionen des Balkens bei Tieren. Arch. Psychiat. Nervenkr. **86**, 57—73 (1929).

SEMMES, J., and M. MISHKIN: A search for the cortical substrate of tactual memories. In: Ciba Foundation Study Group No. 20, pp. 60—68. Edited by E. G. ETTLINGER. London: Churchill 1965.

SERCL, M.: Prisperek k Symptomatologii nadorn corporis callosi. Neurol. psychiat. čs. **11**, 177—189 (1948).

SFINTZESCU, S., and N. MIHAILESCU: Congenital absence of the septum pellucidum revealed by ventriculography. Bull. Soc. Radiol. méd. France **24**, 258—265 (1936).

SHAVER, M. R.: Colloid cysts of the third ventricle. Arch. Neurol. **43**, 510—523 (1940).

SHEINMEL, A., and L. R. LAWRENCE: Agenesis of the corpus callosum: Lipoma of the corpus callosum, their Roentgen recognition and differentiation. Radiology **57**, 15—24 (1951).

SHELDON, P., and A. PEYMAN: The radiological appearances of agenesis of the corpus callosum. J. Neurol. Neurosurg. Psychiat. **16**, 117—123 (1953).

SHRYOCK, E. H., J. F. BERNARD, and R. S. KNIGHTON: Agenesis of the corpus callosum associated with porencephaly: report of a case. Bull. Los Angeles neurol. Soc. **5**, 146—163 (1940).

—, and R. S. KNIGHTON: Arhinencephaly with associated agenesis of corpus callosum and other anomalies: report of two cases. Bull. Los Angeles neurol. Soc. **5**, 192—201 (1940).

SIEGRIST, A.: Sarkoma corporis callosi, einen Hypophysentumor vortäuschend. Z. Augenheilk. **52,** 375 (1924).

SILBERMAN, S. J.: So-called fifth and sixth cerebral ventricle: Clinical and roentgenographic study and case report. Amer. J. Roentgen. **54,** 503—511 (1945).

SIMONINI, G.: Contributo allo studio radio-neurologico dei tumori frontocallosi. Riv. otol. **17,** 243 (1940).

SJOVALL, E.: Über eine Ependymzyste embryonalen Charakters (Paraphyse?) im dritten Hirnventrikel mit tödlichem Ausgang. Beitr. pathol. Anat. **47,** 248—269 (1910).

SLAGER, U. S., A. M. KELLY, and J. A. WAGNER: Congenital absence of the corpus callosum: Report of a case and review of the literature. New Engl. J. Med. **256,** 1171—1176 (1957).

SMITH, C., and N. WEAVER: Lipoma of the corpus callosum. Amer. J. Roentgenol. **69,** 605 to 607 (1953).

SMITH, E.: zit. nach G. MINGAZZINI.

SMITH, G. E.: The morphology of the true "limbic lobe" corpus callosum, septum pellucidum and fornix. J. Anat. Physiol. **30,** 185—205 (1895).

— The origin of the corpus callosum. A comparative study of the hippocampal region of the cerebrum of Marsupialia and certain Cheiropteres. London: Transact. Linnean Soc. Series II. **7,** 47 (1897).

— On the morphology of the cerebral commissures in the vertebrata, with special reference to an absent commissure found in the forebrain of certain reptiles. Transact. Linnean Soc. (London) II. Series **8,** Zoology (1900—1903).

SMITH, K. U.: Learning and the associative pathways of the human cerebral cortex. Science **114,** 117—120 (1951).

— Experimental analysis of the associative mechanism of the human brain in learning functions. J. comp. Physiol. Psychol. **45,** 66—72 (1952).

—, and A. J. AKELAITIS: Studies on the corpus callosum. I. Lateral dominance in behavior and bilateral motor coordination in man before and after partial and complete section of the corpus callosum. Arch. Neurol. Psychiat. **47,** 519—543 (1942).

— — Studies on the corpus callosum. III. A contribution to the study of dyspraxia and apraxia, etc. Arch. Neurol. Psychiat. **47,** 971 (1942).

—, and CH. S. BRIDGMAN: Monocular and binocular fusion in movement and depth perception after section of the commissure of the cerebral cortex. Fed. Proc. **1,** 81—82 (1942).

SMITH, W. K.: The results of ablation of the cingular region of the cerebral cortex. Fed. Proc. **3,** 42—43 (1944).

— The functional significance of the rostral cingular cortex as revealed by its responses to electrical excitation. J. Neurophysiol. **8,** 241—255 (1945).

SPATZ, H.: Über eine besondere Reaktionsweise des unreifen Zentralnervengewebes. Z. ges. Neurol. Psychiat **53,** 363—394 (1920).

— Über Vorgänge nach experimenteller Rückenmarksdurchtrennung mit besonderer Berücksichtigung der Unterschiede der Reaktionsweise des reifen und des unreifen Gewebes. Histol. u. histopathologische Arbeiten über die Großhirnrinde. Ergänzungsband. Jena: Fischer 1921, S. 49—367.

— persönliche Mitteilungen (1967).

SPATZ, H., and G. J. STROESCU: Zur Anatomie und Pathologie der äußeren Liquorräume des Gehirns. Nervenarzt **7,** 425—437 (1934).

SPERRY, R. W.: Corpus callosum and interhemispheric transfer in the monkey, Macaca mulatta. Anat. Rec. **131,** 297 (1958).

—, N. MINER, and R. E. MYERS: Visual pattern perception following subpial slicing and tantalum wire implantations in the visual cortex. J. comp. Physiol. Psychol. **48,** 1 (1955).

—, J. S. STAMM, and N. M. MINER: Relearning tests for interocular transfer following division of optic chiasma and corpus callosum in cats. J. comp. Physiol. Psychol. **49,** 529 to 533 (1956).

SPIEGEL, E. A.: The central mechanism of generalized epileptic fits. Amer. J. Psychiat. **10,** 595—609 (1931).

—, und T. FALKIEWICZ: Experimentelle Untersuchungen über die Ausbreitung der Erregung im epileptischen Anfall. Klin. Wschr. **5,** 606—607 (1926).

SPIEGEL, E. A., H. R. MILLER, and M. J. OPPENHEIMER: Forebrain and rage reactions. J. Neurophysiol. **3**, 538—548 (1940).

—, und I. TAKAGI: Experimentalstudien am Nervensystem. Weitere Untersuchungen über die Ausbreitung der Erregung im epileptischen Anfall. (Versuche an Tieren mit Sagittalspaltung des Rautenhirns.) Z. ges. Neurol. Psychiat. **109**, 781—792 (1927).

SPILLANE, J. D.: Five boxers. Brit. med. J. **II**, 1205—1210 (1962).

SPITZKA, E. A.: A study of the brains of six eminent scientists. Tr. Amer. Philos. Soc. **21**, 175 (1907).

Staff of the Royal Aberdeen Hospital for sick children: Encephalography in the investigation of certain cerebral conditions in childhood. Arch. Dis. Childh. **11**, 97—126 (1936).

STAHL, L., et M. M. MORRIS: Etude radiologique et électroencéphalographique de 9 cas de malformations ventriculaires par agénésie des commissures interhémisphériques; considérations cliniques. Rev. Neurol. **80**, 701—705 (1948).

STAMM, J. S., and R. W. SPERRY: Function of the corpus callosum in contralateral transfer of somesthetic discrimination in cats. J. comp. Physiol. Psychol. **50**, 138—143 (1957).

STARCK, D.: Embryologie. Stuttgart: Thieme 1965.

STEIGERT, DE: Two cases of lipoma in the brain. J. ment. Sci. 48—64 (1902).

STEIN, L.: Secondary reinforcement established with subcortical stimulation. Science **127**, 466—467 (1958).

STENON, N.: Discours sur l'Anatomie du Cerveau. Paris: Robert de Ninvelle 1669. Dtsch. Übersetzung von G. SCHERZ: Niels Stensens Rede über die Anatomie des Gehirns. Copenhagen: Nyt Nordisk Förlag Arnold Busck 1965.

STEPHAN, H., and O. J. ANDY: The septum (A comparative study on its size in insectivores and primates). J. Hirnforsch. **5**, 229—243 (1962).

STERN, F.: Die psychischen Störungen der Hirntumoren und ihre Beziehungen zu den durch Tumorwirkung bedingten diffusen Hirnveränderungen. Arch. Psychiat. **54**, 565—663 (1914).

STERNBERG, H.: Zur formalen Genese der vorderen Hirnbrücke (Encephalomeningocele anterior). Wien. med. Wschr. **79**, 462—466 (1929).

STERZL: zit. nach G. MINGAZZINI.

ST. JOHN, J. R., and O. L. REEVES: Congenital absence of the septum pellucidum. A review of the literature with case report. Amer. J. Surg. **94**, 974—980 (1957).

STÖCKER, W.: Über Balkenmangel im menschlichen Gehirn. Arch. Psychiat. **1**, 534—554 (1868/1869).

STOOCKEY, B.: Intermittent obstruction of the Foramen Monroi by neuroepithelial cysts of .the third ventricle. Bull. neurol. Inst. N. Y. **3**, 446—500 (1934).

STUMPF, CH., H. PETSCHE, and G. GOGOLAK: The significance of the rabbit septum as a relay station between the midbrain and the hippocampus. II. The differential influence of drugs upon both the septal cells firing pattern and the hippocampus theta activity. Electroencephal. clin. Neurophysiol. **14**, 212—219 (1962).

SUNDERLAND, S.: The distribution of commissural fibres in the corpus callosum in the macaque monkey. J. Neurol. Psychiat. **3**, 9—18 (1940).

SURY, K. VON: Ein gemischtes Lipom der Oberfläche des hypoplastischen Balkens. Frankf. Z. Path. **1**, 484 (1907).

SUTTON, D.: The radiological diagnosis of the lipoma of the corpus callosum. Brit. J. Radiol. **22**, 534—539 (1949).

SVATY, J., and R. MASEK: Agenesia of corpus callosum and septum pellucidum with porencephaly of cerebellum. Čas. Lék. čes. **89**, 1171—1177 (1950).

SWEET, W. H.: Seeping intracranial aneurysm simulating neoplasm: syndrome of the corpus callosum. Arch. Neurol. Psychiat. **45**, 86—104 (1941).

TALAIRACH, J., M. DAVID, H. FISCHGOLD et J. METZGER: Radiographie, encéphalographie et angiographie d'un lipome du corps calleux. Rev. Neurol. **85**, 511—517 (1951).

TANAKA, K.: Rare intracranial tumors. Folia psychiat. jap. **5**, 167—180 (1951/52).

TANDLER, J.: Lehrbuch der systematischen Anatomie. Leipzig: Vogel 1923—1929.

TENCHINI, L.: Un caso di assenza completa del setto lucido in un bambino di anni due e mezzo colla integrita delle funzioni intellettuali. Boll. Sciat. **2**, 65 (1880).

— Contributo alla storia dei progresso dell' anatomia e della fisiologia del cervello nel secolo corrente con particolare riguardo alla dottrina di Gall. Naples: Detken 1880.

THIEFFRY, S., J. LEFEBVRE, J. LEPINTRE, C. FAURE et S. MASSELIN: Contribution à l'etude radiologique des malformations du plan sagittal interhémispherique à propos de 45 observations. Acta radiol. **50**, 242—252 (1958).

THOMAS, A., et J. GRUNER: Un cas de microcéphalie avec malformations complexes. Arhinencéphalie, agénésie du corps calleux et du trigone, hétérotopies, anomalie du cervelet, du tronc cérébral et de la moelle, malformations vasculo-mésenchymateuses. Ann. Méd. **52**, 5—31 (1951).

THOMAS, L.: A propos d'un cas d'absence congénitale du corps calleux sur un cerveau humain. Arch. Anat. **10**, 347—369 (1929).

THOMPSON, J.: On certain abnormal conditions of the septum pellucidum. Univ. Calif. Publ. Anat. **1**, 21—54 (1932).

THOMPSON, I. M.: On the Cavum Septi Pellucidi. J. Anat. (Lond.) **67**, 57—77 (1932).

TILNEY, F.: The hippocampus and its relationship to the corpus callosum. J. nerv. ment. Dis. **89**, 433—513 (1939).

TÖNDURY, G.: Zur Kenntnis der Embryopathien. Ciba Symposium 2, Heft 5, 1954.

TÖNNIS, W.: Kongenitale Zyste des Septum pellucidum. Zbl. Chir. **62**, 1018—1021 (1935).

—, P. BRANDT, and W. WALTER: The roentgenological diagnosis of tumors of the corpus callosum. J. Neurosurg. **17**, 183—196 (1960).

TOLOSA, E.: Glioma der Seitenventrikel. Acta neurochir. **3**, 369—388 (1954).

TOMMASI, M.: Degénérescene axiale du corps calleux (syndrome de Marchiafava-Bignami) au cours d'une psycho-polynévrite de Korsakoff. J. Méd. Lyon **38**, 289 (1957).

TOMASCH, G.: Size, distribution and number of fibers in human corpus callosum. Anat. Rec. **119**, 119—135 (1954).

TOVO, S.: Un caso di agenesia totale del corpo calloso. Riv. Neurol. (Bologna) **18**, 371—378 (1948).

TRAMONTANO-GUERRITORE, G.: Presentazione di un preparato di cervello fornito di doppio setto pellucido e considerazioni relative. Atté Accad. Fisiocr. Siena **15**, 241 (1924).

TRACY, W. H., and J. M. HARRISON: Aversive behavior following lesions of the septal region of the forebrain in the rat. Amer. J. Psychol. **69**, 433—447 (1956).

TREMBLY, B., and J. STUTIN: Septal projections to the dorsomedial thalamic nuclei in the cat. Electroenceph. clin. Neurophysiol. **13**, 880—888 (1961).

TRESCHER, J. H., and F. R. FORD: Colloid cyst of the third ventricle. Report of a case; operative removal with section of the posterior half of corpus callosum. Arch. Neurol. Psychiat. **37**, 959—973 (1937).

TRETIAKOFF, C., et S. BALESTRA: Absence congénitale du corps calleux sans troubles psychiques apparents chez une femme morte à l'âge de 32 ans. Bull. Mém. Soc. Clin. Méd. ment. **15**, 58 (1922).

TREVARTHEN, C.: Double visual learning in splitbrain monkeys. Science **136**, 258—259 (1962).

— Functional interactions between the cerebral hemispheres of the splitbrain monkey. In: Ciba Foundation Study Group No. 20, pp. 24—41. Edited by F. G. ETTLINGER. London: Churchill 1965.

TREVIRANUS: zit. nach VON KORANYI.

TUMBELAKA: Das Gehirn eines Affen ohne Balken. Folia neurobiol. **9**, 1 (1915).

TUNESTAM, N.: Agenesi av corpus callosum: två fall hos barn. Nord. med. **44**, 1287—1288 (1950).

TURHAM, B., L. KRAINER und R. ROSSLER: Über die Ausdehnung der Gliome des unteren vorderen Balkenhemisphäre-Winkels. Mschr. Psychiat. Neurol. **105**, 178—189 (1942).

TURNBULL, F.: Cyst of the septum pellucidum and epilepsy. Bull. Vancouver med. Ass. **15**, 183 (1939).

TURNER, W.: A human cerebrum imperfectly divided into two hemispheres. J. Anat. Physiol. **12**, 241—253 (1878).

TWIESSELMANN, F., P. JANSSEN et G. ANDRE-BALISAUX: Contribution au problème des variations raciales du corps calleux chez l'homme. Schweiz. Arch. Neurol. **77**, 363—367 (1956).

UDVARHELYI, J. B.: Über einen riesigen Tumor des Septum pellucidum mit ungewöhnlich kurzer Vorgeschichte. Zbl. Neurochir. **14**, 293—296 (1954).

Ulett, G., R. S. Dow jr., and O. Larsell: The inception of conducitvity in the corpus callosum and the cortico-ponto-cerebellar pathway of young rabbits with reference to myelinization. J. comp. Neurol. **80**, 1—10 (1944).

Ulrich, U.: Zur Frage des V. Ventrikels. Psychiat. Neurol. med. Psychol. **1**, 158 (1940).

Umbach, W.: Welche Rückschlüsse lassen sich aus den Tiefenableitungen und -reizungen für die Steuerung des EEG ziehen? In: Klin. Elektroencephalographie. Berlin-Göttingen-Heidelberg: Springer 1961.

Unverricht: zit. nach F. Bremer, J. Brihaye u. G. Andre-Balisaux.

Uras, A.: Effetts della sezione totale del corpo calloso sulla eccitabilità corticale e sulla stato di predisposizione del cane alle epilessia reflessa da eccitamenti afferenti di amantea. Acta neurol. (Napoli) **8**, 736—743 (1953).

Urquhart, A. R.: Case of congenital absence of the corpus callosum. Brain **3**, 408—412 (1880/81).

Urquiza, P., P. Albert y J. V. Anastasio: Un caso de agenesia de cuerpo calloso. Actas luso-esp. Neurol. **8**, 140—147 (1949).

Valkenburg, C. T. van: Zur Anatomie der Projektions- und Balkenstrahlung des Hinterhauptlappens sowie des Cingulums. Mschr. Psychiat. **24**, 320—339 (1908).

— Experimental and pathological researches on the corpus callosum. Brain **36**, 119—165 (1913/14).

Van Epps, E. F.: Agenesis of the corpus callosum with concomitant malformations, including atresia of the foramens of Luschkae and Magendie. Amer. J. Roentgenol. **70**, 47—60 (1953).

Van Wagenen, W. P., and R. B. Aird: Dilatations of the cavity of the septum pellucidum and cavum Vergae. Amer. J. Cancer **20**, 539—557 (1934).

—, and R. Y. Herren: The surgical division of association pathway in the corpus callosum and its relation to the spread of an epileptic attack. Arch. Neurol. Psychiat. **44**, 740—759 (1940).

Vasilev, N., and I. Georgiev: Agenesis of septum pellucidum and its significance in pathogenesis of epilepsy. Khirurgiya (Sofiya) **12**, 966—975 (1959).

Vercelli: zit. nach L. Puusepp.

Verga, A.: Sul ventriculo della volta a tre pilastri. Gazz. med. ital. Lomb. **2**, 225 (1851).

— zit. nach G. Mingazzini.

Verhaart, W. J. C.: Epidural hydrocephalus externus with microgyri, microencephaly and rupture of the corpus callosum. Psychiat. Bl. **40**, 17—23 (1936).

— Partial agenesis of the cerebellum and medulla and total agenesis of the corpus callosum in a goat. J. comp. Neurol. **77**, 49 (1942).

Verschuer, O. von: Erbpathologie. 3. Aufl. Dresden und Leipzig: Steinkopf 1945.

Verspreeuwen, R.: Agénésie du corps calleux diagnostiquée par la radiographie. Schweiz. Arch. Neurol. **77**, 431—433 (1956).

Vesalius, A.: De humani corporis fabrica libri septem. Basileae: Joannis Oporini 1543.

Villaverde, J. M. de: Beitrag zur Entwicklungsgeschichte des Balkens. Schweiz. Arch. Neurol. **4**, 45—87 (1918).

— Contribution à la connaissance du système commissural de l'écorce motrice de la chauvesouris. Trav. lab. Rech. biol. Univ. (Madrid) **28**, 75—101 (1932).

— Quelques détails sur la manière dont les fibres calleuses se distribuent dans l'écorce cérébrale. Trav. lab. Rech. biol. Univ. (Madrid) **27**, 275—297 (1931).

— Sur la terminaison des fibres calleuses dans l'écorce cérébrale. Trav. labor. Rech. biol. Univ. (Madrid) **27**, 345—375 (1931).

Vincent, Cl., M. David et P. Puech: Sur l'alexie; production du phénomène à la suite de l'exstirpation de la corne occipitale du ventricule latéral gauche. Rev. Neurol. **1**, 262 à 272 (1930).

Vinken, P. J., and A. Strackee-Kuijer: Two cases of absence of septum pellucidum in the pneumoencephalogram. Folia. psychiat. neerl. **60**, 226—234 (1957).

Virchow, H.: Über ein Gehirn mit Balkenmangel. S.-Ber. Berl. Ges. Psychiat. Neurol. Zbl. **6**, 263—264 (1887).

Vogt, H.: Über Balkenmangel im menschlichen Gehirn. J. Psychiat. Neurol. **5**, 1—17 (1905).

VOGT, O.: Über Fasersysteme in den mittleren und kaudalen Balkenabschnitten. Neurol. Cbl. 28—218 (1895).
VORIS, H. C., and A. W. ADSON: Tumors of the corpus callosum. A pathologic and clinical study. Arch. Neurol. Psychiat. **34**, 965—972 (1935).
VOTAW, C. L.: Study of septal stimulation and ablation in the macaque monkey. Neurology **10**, 202—209 (1960).
VRIES, DE: zit. nach O. HAHN u. H. KUHLENBECK.
WALTER, W. G., G. M. GRIFFITHS, and S. NEVINS: Electroencephalogram in case of pathologic sleep due to hypothalamic tumor. Brit. med. J. **1**, 107—109 (1939).
WALTHER-BÜEL, H.: Die Psychiatrie der Hirngeschwülste und die cerebralen Grundlagen psychischer Vorgänge. Acta neurochir. Suppl. **II**. Wien: Springer 1951.
WARD: Congenital absence etc. London Med. Gaz. 27. 3. 1846.
WARD, A. A., JR.: The cingular gyrus: area 24. J. Neurophysiol. **11**, 13—23 (1948).
— The anterior cingulate gyrus and personality. Res. Publ. nerv. ment. Dis. **27**, 438—445 (1948).
WARD, P. H.: Stimulus factors in septal self-stimulation. Amer. J. Physiol. **196**, 779—782 (1959).
WARREN, J.: The development of the paraphysis and pineal region in Mammalia. J. comp. Neurol. **28**, 75 (1917).
WATTS, J. W.: Ligation of the anterior cerebral artery in monkeys. J. nerv. ment. Dis. **79**, 153—158 (1934).
WAY, J. S.: An oscillographic study of afference connections to the hippocampus in the cat. Electroenceph. clin. Neurophysiol. **14**, 78—89 (1962).
— Septal hippocampal conduction mechanisms. Electroenceph. clin. Neurophysiol. **15**, 159 (1963).
WEGENER, J. G.: A note on auditory discrimination behaviour of the corpus callosum. In: Ciba Foundation Study Group No. 20, pp. 69—72. Edited by E. G. ETTLINGER. London: Churchill 1965.
WEICKMANN, F.: Zur Differentialdiagnose des Balkenmangels. Zbl. Neurochir. **15**, 38—46 (1955).
WEIDNER, W., P. J. JANNETTA, R. SAUL, and W. HANAFEE: The neuroradiology of tumors of the corpus callosum. Neurology **15**, 1071—1077 (1965).
WEITBRECHT, H. J.: Psychiatrie im Grundriß. Berlin-Heidelberg-New York: Springer 1963.
WERNICKE, C.: Lehrbuch der Gehirnkrankheiten. Kassel u. Berlin: Fischer 1881.
WERTKIN, J.: Über eine mit Hydro- und Porencephalie einhergehende Mißbildung des Großhirns. Frankf. Z. Path. **40**, 571 (1930).
WHITTERIDGE, D.: Area 18 and the vertical meridian of the visual field. In: Ciba Foundation Study Group No. 20, pp. 115—120. Edited by E. G. ETTLINGER. London: Churchill 1965.
WHITTY, C. W. M., J. E. DUFFIELD, P. M. TOW, and H. CAIRNS: Anterior cingulectomy in the treatment of mental disease. Lancet **262**, 475—481 (1952).
WILLIS, T.: Cerebri anatome: cui accessit nervorum descripto et usus. Londini: J. Flesher 1664.
— Opera omnia. 2 vols. Genevae: apud Samuelem de Tournes 1676—1680.
WILSON, S. A. K.: A contribution to the study of apraxia, with a review of the literature. Brain **31**, 164—216 (1908).
WOLF: zit. nach L. PUUSEPP.
WOLF, A., and T. E. BAMFORD: Cavum septi pellucidi and Cavum Vergae. Bull. neurol. Inst. N. Y. **4**, 294—309 (1935).
WOLFSON, J. J., G. W. SMITH, J. C. HANBERY, and C. N. LUTTRELL: Lipoma of the corpus callosum. Report of 4 cases, two with cerebral angiography. Stanford med. Bull. **15**, 274—282 (1957).
WÜRTH, A.: Ein Beitrag zur Histologie und Symptomatologie der Balkentumoren. Arch. Psychiat. **36**, 651—657 (1903).
YOUNG, A. W.: The comparative anatomy of the septum pellucidum. Psychiat. Neurol. Bl. (Amsterdam) **30**, 203—243 (1926).

ZAUNBAUER, W.: Über Verbreiterung des Septum pellucidum. Fortschr. Röntgenstr. **74**, 549 bis 555 (1951).

ZDRAHAL, L., und F. MIKULA: Agenesis septi pellucidi. Sborn. Praci Vla Jevp **4**, 151—160 (1956).

ZEITLIN, H., and B. W. LICHTENSTEIN: Cystic tumor of the third ventricle containing colloid material. Arch. Neurol. **38**, 268—287 (1937).

ZELLWEGER, H.: Krämpfe im Kindesalter. Basel: Schwabe 1948.

— Die Cisterna interventricularis und ihre klinische Bedeutung. Helvet. Paediat. Acta **6**, 484—503 (1951).

— Agenesia corporis callosi. Helvet. Paediat. Acta **7**, 136—155 (1952).

—, und G. v. MURALT: Zur Pathologie des Septum pellucidum im Pneumoencephalogramm. Helv. Paediat. Acta **7**, 229—252 (1952).

ZEMAN, W., and F. A. KING: Tumors of the septum pellucidum and adjacent structures with abnormal affective behavior: An anterior midline structure syndrome. J. nerv. ment. Dis. **127**, 490—502 (1958).

ZIEHEN: Das Zentralnervensystem der Monotremen und Marsupialer. Jena: Fischer 1897.

ZIETSCHMANN, O., und O. KRÖLLING: Lehrbuch der Entwicklungsgeschichte der Haustiere. 2. Auflage. Berlin-Hamburg: Paul Parey 1955.

ZIMMERMANN, H. M., and W. J. GERMAN: Colloid tumors of the third ventricle. Arch. Neurol. **30**, 309—325 (1933).

ZINGERLE, H.: Über die Bedeutung des Balkenmangels. Arch. Psychiat. **30**, 400—440 (1898).

— Zur Symptomatik der Geschwülste des Balkens. Jb. Psychiat. Neurol. **19/20**, 367—379 (1900).

ZINN, J. G.: zit. nach G. MINGAZZINI und B. REVESZ.

ZUCKERKANDL, E.: Entwicklung des Balkens und des Gewölbes. Sb. Kaiserl. Akad. Wiss., Math. Nat. Kl. **110**, 233 (1901).

— Zur Anatomie und Entwicklungsgeschichte des Indusium griseum corporis callosi. Arb. Neurol. Inst. Wien **15**, 17—51 (1905).

— Zur Entwicklung des Balkens. Arb. Neurol. Inst. Wien **17**, 373—409 (1909).

ZÜLCH, K. J.: Die Hirngeschwülste. 2. Auflage. Leipzig: Barth 1955.

— Biologie und Pathologie der raumbeengenden Prozesse. In: Hdb. d. Neurochir. Bd. III: Pathologische Anatomie der raumbeengenden intracraniellen Prozesse. Berlin-Göttingen-Heidelberg: Springer 1955.

ZWEYMÜLLER, E.: Agenesia corporis callosi bei Status Bonnevie-Ullrich bilateralis. Ein Beitrag zur Organisatorwirkung und Organisatorschädigung. Neue öst. Z. Kinderheilk. **1**, 273—294 (1956).

Namenverzeichnis

Die gewöhnlich gesetzten Ziffern weisen auf die entsprechende Stelle im Text und die *kursiven* Seitenzahlen auf das Literaturverzeichnis hin

Sachverzeichnis

Herstellung: Konrad Triltsch, Graphischer Betrieb, Würzburg